新しい食品加工学

食品の保存・加工・流通と栄養

改訂第3版

編集
髙村仁知・森山達哉

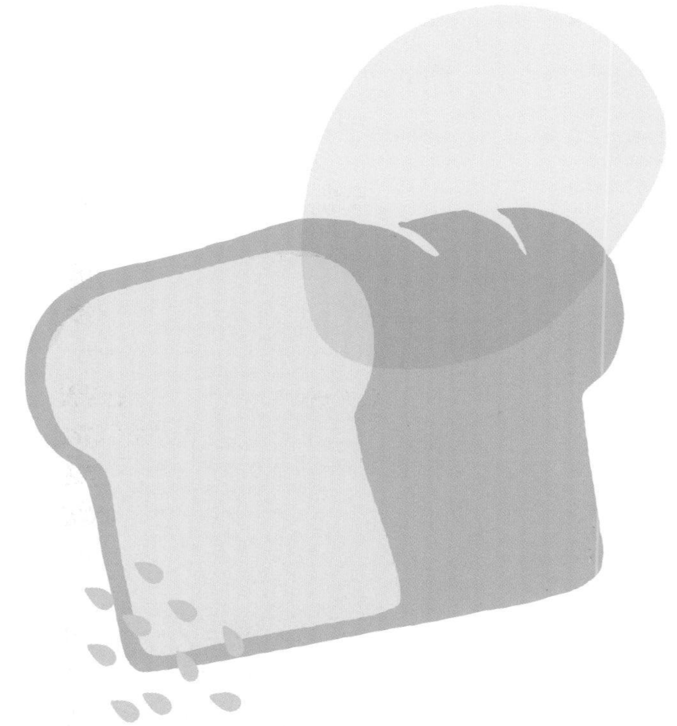

南江堂

執筆者一覧

氏名	よみ	所属
高村　仁知	たかむら　ひとし	奈良女子大学生活環境学部食物栄養学科教授
大倉　哲也	おおくら　てつや	元十文字学園女子大学人間生活学部食物栄養学科教援
森山　達哉	もりやま　たつや	近畿大学農学部応用生命化学科教授
露久保美夏	つゆくぼ　みか	東洋大学食環境科学部食環境科学科准教授
渡辺　純	わたなべ　じゅん	帯広畜産大学生命・食料科学研究部門教授
和田　律子	わだ　りつこ	水産研究・教育機構水産大学校食品科学科教授
八田　一	はった　はじめ	京都女子大学地域連携研究センター研究教授
安藤　正史	あんどう　まさし	近畿大学農学部水産学科教授
西村　公雄	にしむら　きみお	同志社女子大学生活科学部食物栄養科学科特別任用教授
島田　和子	しまだ　かずこ	山口県立大学名誉教授
北尾　悟	きたお　さとし	大阪樟蔭女子大学名誉教授
菊﨑　泰枝	きくざき　ひろえ	奈良女子大学生活環境学部教授
村田　容常	むらた　まさつね	東京農業大学応用生物科学部農芸化学科教授
川畑　球一	かわばた　きゅういち	甲南女子大学医療栄養学部准教授
平田　孝	ひらた　たかし	四條畷学園大学副学長

（掲載順）

改訂第3版の序

『新しい食品加工学　改訂第２版』が出版されてから，すでに４年が経過している．この間，社会や食に関連した領域において，様々なことが起こった．まず，2019年の冬頃に顕在化し始めた新型コロナウイルス感染症の世界的な大流行（パンデミック）という未曾有の問題が発生した．現時点ではいまだ終息の兆しはみえていない．その影響は広範囲に及び，食関連分野では，外食産業やその納入元が大きな損害を受けたほか，業務用酒類の需要が大きく減少した．これに対し，巣ごもり需要から，テイクアウトやデリバリーなどの中食が大きく伸びている．また，新型コロナウイルス感染症の影響で世界的な資源インフレが進行し，海外に大きく依存している食品原料や飼料・肥料などが値上がりしている．今後は，生鮮食品や加工食品の値上げが見込まれ，われわれの食生活に大きな影響をもたらすことが危惧される．しかし，このようなときこそ，安定した品質と価格で供給できる加工食品が真価を発揮できると考えられる．

また，３つの法律に分かれていた食品表示に関する規定を統合し，原則，すべての加工食品に栄養成分表示を義務付けた「食品表示法」が2015（平成27）年４月に施行されて以来，すでに７年が経ち，ここ数年でこの新しい食品表示も定着したといえる．このとき，同時に発足した「機能性表示食品」は，その数や認知度などはすでに「特定保健用食品」を超えて普及している．また，2021（令和3）年６月に発足した食品の自主回収（リコール）の届出制度，2022（令和４）年３月に経過措置が終了するすべての加工食品を対象とする原料原産地表示制度など，食品表示に関する規定の改正が進んでおり，まだまだ十分とはいえないものの消費者の食品選択に資することが期待される．日本食品標準成分表に関しても，５年ぶりに改訂され，2020年版（八訂）が公開されている．

食品の生産・加工技術などの領域でも，「フード・テック」とも呼ばれる革新的な技術の進展と相まって，ゲノム編集食品や培養肉，プラント・ミート，昆虫食，完全栄養食などの新しい食の息吹を感じさせる話題も増えてきた．

このように，食を取り巻く状況は変化し続けており，食品加工学の学問領域においても従前の知識をもとに新しい展開を目指す“温故知新”の必要性が改めて認識される状況となっている．そこで今回，本書においても改訂第３版の企画がなされ，このたび出版の運びとなった．

改訂第２版まで本書の編集にあたられてきた小川正先生，的場輝佳先生に代わって，髙村仁知，森山達哉の両名が編集の任にあたることになった．著者陣も新しい先生方にご参加いただき，これまで同様，管理栄養士を目指す学生だけではなく，農学・工学・生活科学の各分野で食品科学を学ぶ学生全般にも広く使えるよう，また，なるべく新しい情報を盛り込めるよう編集を進めてきた．加工食品に関する正しい知識を身に付けた，社会で活躍できる人材の養成につながれば幸いである．

本書を刊行するにあたり，多大なご尽力をいただいた南江堂の諸氏に心から感謝します．

2022年３月

編　者

初版の序

今日，わが国は，世界に類を見ないほど豊富な食材や食品が流通していて，欲しいと思えば何でも手に入る恵まれた食環境にある．しかし，一見，人々は飽食を謳歌して心身ともに健全な生活を営んでいるように見えるが，見逃すことのできない深刻な社会問題がある．その第一は，食生活の乱れに由来することで，若年層（特に，女性）が低栄養状態にあること，壮年層に肥満やメタボリックシンドロームなどをはじめ生活習慣病の発症増加が危惧されること，第二は，幼児や児童・生徒にみられる個食や孤食，偏食や欠食など，家庭で食卓を介した家族間のコミュニケーションが欠如し，子どもたちの健全な成長や人格形成に支障があること，さらに，食品の偽装表示やメディアの不確定な情報により助長される異常な食行動（フードファディズム）なども見受けられることである．

ライフスタイルの変化とともに，食生活を食品産業に依存する割合は高まっているのが明らかである．しかし，その問題点のために利便性に優れた今日の食生活を否定して昔に戻ることは意味がない．快適で豊かな食生活を実現するために，加工食品のサポートを生活文化や文明の自然な流れとして受け止めたい．それゆえに，多種多様な食品が登場し食情報が氾濫している中で，生産者のみならず生活者は，食に関する正しい知識をもつことが強く求められている．

このような背景を踏まえて，政府は，「食生活指針」や「健康日本21」の中で，栄養面だけでなく，自己管理，環境問題，生活文化の面まで言及し，わが国の風土や地域性を考慮した日本型食生活の見直しを求めるとともに，食事を通してコミュニケーションを図ることの大切さも指摘している．また，平成17（2005）年に「食育基本法」が施行されたことに伴い，子どもから高齢者までの食教育が国民的プログラムとして推進されている．

本書は，このような社会の要請に応えるため，〈栄養・健康科学シリーズ〉として平成3（1991）年に出版された好評書『食品加工学』の新版として，さらなる社会の変化や科学技術の進歩を加味して再編集された．管理栄養士・栄養士養成課程のテキストとして，国家試験ガイドラインを網羅しつつ，食品加工の原理等まで懇切な解説を加えた．また，製造工程など，統一感をもった豊富な図表で理解を助けるよう工夫した．さらに，国家試験の出題様式に準じた練習問題を加え学習効果の向上を図った．なお，食品の名称や成分の用語は原則として『五訂増補日本食品標準成分表』に準じた．本書は，管理栄養士・栄養士を目指す学生はもちろんのこと，農学・工学の分野で食品科学を学ぶ学生全般にも広く使えるよう編集されている．

本書を刊行するに当たり，多大なご尽力をいただいた南江堂の諸氏に心から感謝します．

2010年11月

編　者

目　次

3 食品加工の原理 …… (髙村仁知)…35

4 食品の加工 …… 49

5 包　装 ……(平田 孝)…175

6 加工食品の規格・表示と安全性 ……(高村仁知)…185

1 序論　食品加工の意義

人間は，食物なしには生きていくことができない．人間は雑食性であり，さまざまな動物や植物に由来する食物を食べている．しかし，他の動物とは異なり，火を利用することで加熱を行って食べることができるようになり，食物の安全性，栄養性，嗜好(しこう)性が向上した．また，採集・収穫した植物や捕獲・と殺した動物をすぐに食べるのではなく，保存を行い，いつでも食べられるようにしてきた．そして，生のままでは保存できない食料については，乾燥・加熱などの加工を行い，冷却技術が生まれてからは，冷蔵や冷凍などをも行うようになった．あるいは，自然に存在する微生物を利用してさまざまな発酵食品を作り出すなど，もとの食品素材とはまったく異なる形態の食品を作り出してきた．包装技術も，食品の保存流通に欠かせない．こうして，農耕・牧畜による食料の安定生産に加えて，食料を加工・貯蔵する技術を身に付けたことで，人間は食料を有効に利用できるようになり，文明を発展させ，養える人口を飛躍的に増やしてきたのである．

このように，**食品加工**（貯蔵を含む）は，食品素材をいかに長く保存し，遠くへ輸送し，多くの人々に分配するかという，人間の生存に関わる試行錯誤から生まれた経験的技術の蓄積である．食品加工はまた，家庭などにおける煩雑な調理操作を代替することで省力化し，大量生産によってむだを省き，食品素材の有効利用によってコストの低減化を図るとともに季節的な供給量の変動を軽減し，さらにはさまざまな技術で新たな食品を作り出すなどの経済活動でもある．これらの目的のため，食品加工は，

①**不要な部位の除去**とその有効利用（例：骨や皮からのゼラチンの製造，かんきつ類果皮からのペクチンの製造）

②人体に不都合な成分の除去や変質の防止による**安全性の賦与**（例：加熱による殺菌や有毒成分の不活性化）

③**嗜好性の向上**（例：加熱調理，調味）

④**栄養性・機能性の向上**（例：デンプンの糊化，組織の軟化による生体利用性の向上）

⑤**保存性の向上**（例：殺菌，乾燥食品）

⑥**利便性・簡便性の賦与**（例：パン，めん，缶詰，レトルト食品）

⑦**経済性の改善**（例：大量生産，需給調整）

といった付加価値を食品素材に対して賦与している（**図 1-1**）．また，食品加工によって，微生物の働きを利用した酒類，しょうゆ，みそ，食酢などの発酵食品，必要な成分を抽出したデンプン，食用油脂，砂糖などの成分抽出食品，食品の品質を維持向上するために，抽出，発酵，合成で得られた各種の添加物などが作られている．

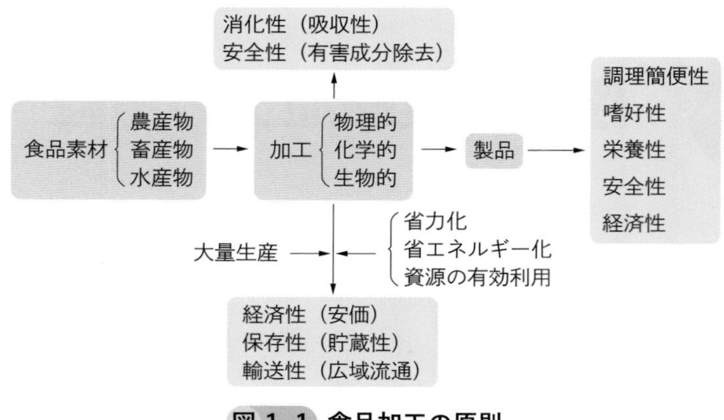

図1-1　食品加工の原則

その一方，天然のものが健康によく，多くの手が加えられた加工食品はよくない，あるいは添加物を多く用いて作られる「超加工食品」は健康に悪い，などといわれることもある．しかし，添加物については，安全性と有効性が確認されたものについて，使用基準に基づき使用が認められている．これに対し，天然のものは必ずしも安全とは限らないため，さまざまな対策が取られている．日常，食べられている動植物には有害物質を含むものも多く，切断，浸漬，加熱による失活などによる有害部位，成分の除去が行われる．天然に存在する微生物の生育，あるいはこれらによる毒素の生成は，加熱殺菌，包装，添加物の使用などによって抑制される．たとえば，ハムやソーセージの製造の際，発色剤である亜硝酸塩を加えるのは，もともとはボツリヌス食中毒を予防するためであった．

さて，加工食品がない食卓を考えてみよう．主食のこめは，食品表示基準では生鮮食品として扱われるが，白米は精米工程を経ているので食品学的には加工食品である．また，パンやめん類も加工食品である．副食の材料である，肉，魚，野菜，果物は加工食品ではない．ただし，これらが新鮮な状態で台所に届くのは，冷蔵・冷凍技術が発達したおかげである．また，調味料では，みそ，しょうゆ，食酢はもちろんのこと，食塩，砂糖，油脂も加工食品である．もちろん，酒や茶などの嗜好飲料も加工食品である．このように，現代の食生活において加工食品の利用は欠かすことができず，**加工食品なしでは大昔の味気ない食生活に逆戻りすることになる**ばかりか，十分な量の食料が行き渡らず多くの人が飢餓に苦しむことになるかもしれない．

しかし，さまざまな加工食品が出回る現代にあっては，加工食品の製造方法がよくわからない，あるいは使用されている原材料や添加物に不安がある，と感じる消費者も多い．こうしたことから，1970（昭和45）年にJAS法が改正されて品質表示が行われるようになった．その後食品衛生法や健康増進法による表示が加わった後，これらの表示に関する規定を統合した**食品表示法**が2015（平成27）年に施行され，**食品表示基準**に従って表示を行うこととなった．食品表示基準では，原材料名と添加物，原料原産地名，栄養成分などについて表示することが定められている．食品表示を見ることによって，どのような原材料と添加物を用いて作られたか，アレルギーを引き起こす原材料は含まれていないか，また，どのような栄養成分が含まれているかを知ることができ，食品の選択に活かすことができる．このように食品包装は，食品の保存流通のみならず，食品表示による食情報の伝達という役目も担っている．

さらに，食品の栄養性や機能性を積極的に表示する食品として，食品表示法で定められた**保健機能食品**がある．保健機能食品には，栄養成分に関する基準を満たすことで栄養成分の機能を表示する**栄養機能食品**，事前の届出を行うことで事業者の責任において科学的根拠に基づいた機能性を表示する**機能性表示食品**，食品の有効性や安全性について審査を受け，表示について国の許可を受けることで機能性を表示する**特定保健用食品**がある．

本書においては，食品加工の原点である食品素材の保存の原理を解説するとともに，加工の原理・手法や加工素材の特徴のみならず，製品の規格，包装，内容の表示などについても学ぶことを目的としている．これらの原理やその応用について理解をさらに深めるためには，食品化学，食品機能学，調理科学など，関連する「食べ物と健康」の分野において習得する基礎知識を十分活用することが望まれる．

column｜食糧，食料，食品，食物

食べ物を表す単語には，食糧，食料，食品，食物などがある．「食糧」は食の資源的な意味合いを持ち，エネルギー源となる穀類，油糧種子，家畜などを，狭い意味では主食となる穀類のみを指す．「食糧」はそのままでは食べられず，加工することで食べることができる食品であり，さらに調理することで食物になる．たとえば，食糧であるもみ米を脱穀・精米すると，食品である白米となり，炊飯すると食物である米飯となる．「食料」は，狭い意味では主食以外の食べ物を指すが，食糧や食品を広く含めて指すことが多い．なお「食品」について法的には，食品表示法第 2 条で「全ての飲食物（医薬品，医薬部外品，再生医療等製品を除き，添加物を含む）をいう」と定義されている．

column｜一次加工食品，二次加工食品，三次加工食品

加工食品は，農産物，畜産物，水産物などからなる食品素材を，物理的，化学的，生物的な加工法の組み合わせにより，加工したものである．食品表示基準第 2 条では，別表第 1 に加工食品が，別表第 2 に生鮮食品が示されている．また，法的な定義ではないが，食品素材から可食状態に加工されたものが一次加工食品，一次加工食品を加工したものが二次加工食品，さらに加工度を高めた三次加工食品に分類される．一次加工食品には，精米（食品表示基準では生鮮食品），小麦粉，砂糖，みそ，しょうゆ，植物油脂，ジュース，酒などが含まれる．二次加工食品には，パン，めん，ハム，マーガリン，マヨネーズなど，三次加工食品には，調理済み食品，菓子類などが含まれる．

2 食品保存（貯蔵）の原理

食品の保存は収穫物の季節的・地理的な制約を排除し，新鮮で安全な食品を安定して確保する目的で行われる．保存方法には冷蔵，冷凍，乾燥，塩蔵，糖蔵，酢漬け，殺菌，くん（燻，薫）煙などの伝統的な方法と，放射線，不活性ガス，食品添加物などを利用する新しい方法がある．

歴史的には，特に装置を必要としない乾燥が最も古くから利用されてきた．また，くん煙も古くから利用されている．製塩が行われるようになってからは塩蔵も行われるようになり，多くの塩蔵食品が作られている．これに対し，冷蔵は，19 世紀に天然の氷を採取して輸出する氷貿易の発達によって普及し，20 世紀に人工氷が安定して供給されることで一般的になった．現在では，電気式の冷蔵庫・冷凍庫を用いた保存・流通が私たちの食生活を支えている．

以下，これらの各種の保存方法の原理について述べる．

A 食品の劣化の原因

食品は，さまざまな要因で劣化し，安全性，栄養性，嗜好性が低下する．劣化は，**物理的劣化**，**化学的劣化**，**生化学的劣化**，**生物的劣化**に大別できる．劣化の進行は温度，水分活性，pH などによって大きく影響を受ける．食品の劣化と水分活性との関係を**図 2-1** に示す．微生物の中では，カビ＞酵母＞細菌の順に乾燥に強い．中間水分食品と呼ばれる水分活性 0.65 ～ 0.85 の領域では，細菌はほとんど生育できず，カビや酵母の生育もかなり抑えられる．一方，酵素作用はこの領域でも起こり，非酵素的褐変はむしろこの領域で最も起こりやすい．

食品の劣化と pH との関係を**図 2-2** に示す．一般的な細菌は中性付近で生育しやすく，pH 5 以下では生育が抑えられる．しかし，乳酸菌のように酸にやや強い菌も存在する．カビや酵母は弱酸性の pH 5 付近で生育しやすいものが多く，細菌が生育しない pH 4 以下でも生育可能である．いずれもアルカリ性には弱く，pH 9 以上ではほとんど生育しない．非酵素的褐変はアルカリ性で起こりやすく，中性でも起こる．これに対し，酵素的褐変は pH 4 以下ではほとんど起こらない．一方，デンプンの老化は pH 4 ～ 5 付近で最も起こりやすい．

❶ 物理的劣化

物理的劣化には，食品そのものが物理的衝撃を受けて傷つくことで生じる劣化と，たん

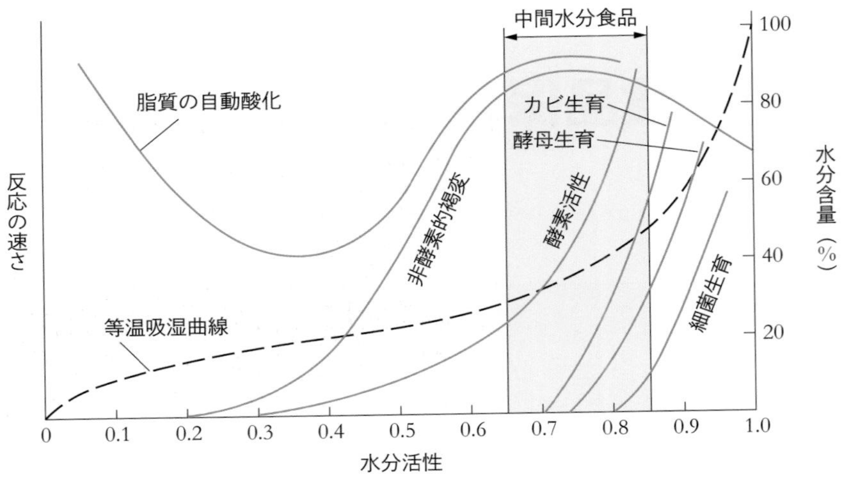

図 2-1　食品の劣化と水分活性の関係

［Labuza TP et al：Stability of intermediate moisture foods. 1. Lipid oxidation. J Food Sci **37**：154–159, 1972 を参考に著者作成］

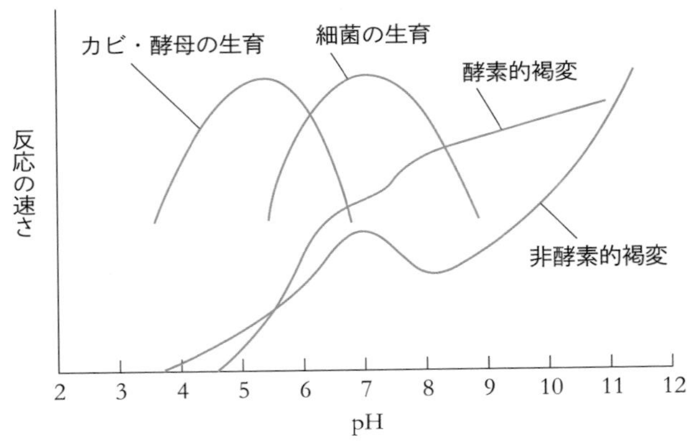

図 2-2　食品の劣化と pH の関係

ぱく質の熱変性・凍結変性やデンプンの老化のように，温度変化によって生じる食品成分の劣化がある．さらに水分の蒸発・吸着や香気成分の蒸散なども物理的劣化に含まれる．

a. たんぱく質の熱変性・凍結変性

たんぱく質は立体構造を保持している水素結合，イオン結合，疎水結合などが熱や凍結によって切れることで立体構造が変化し，形や性質が変わる．これを**たんぱく質の変性**という．たんぱく質の変性は，熱変性による凝固などが調理加工に広く利用されるが，意図しない変性は食品の劣化につながる．

b. デンプンの老化

生デンプンはミセル構造（結晶構造）を有し，水に溶けないため，消化性が悪く，食味も劣る．生デンプンに水を加えて加熱すると，水が浸入してデンプン分子が水和し，ミセ

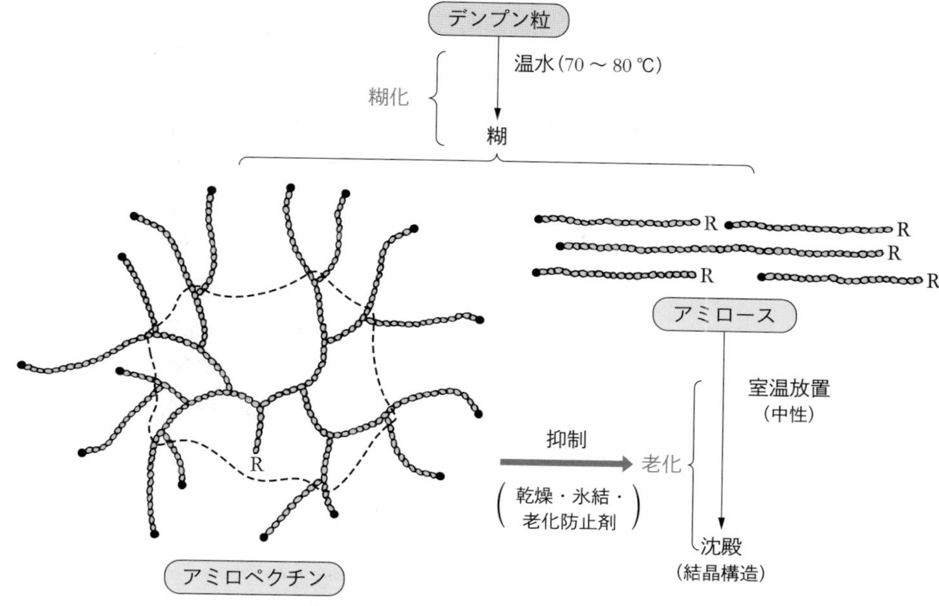

図 2-3 デンプンの糊化と老化
R:還元末端,●:非還元末端,--- 内は限界デキストリン

ル構造が崩壊して糊状(非晶質)になる.これを**糊化**(α 化)と呼ぶ.また,この状態のデンプンを糊化デンプン(α-デンプン)といい,消化性がよく,食味もよい.しかし,糊化デンプンを放置すると再びミセル構造を形成する.これをデンプンの**老化**(β 化)と呼ぶ(**図 2-3**).

老化デンプンは,生デンプンと同様に消化性が悪く,食味も劣る.デンプンの老化は温度 0 ~ 4 ℃,水分 30 ~ 60 %,pH 4 ~ 5 付近で起こりやすい.また,デンプンは**アミロース**と**アミロペクチン**からなるが,アミロペクチン含量が高いほど老化しにくい.砂糖,界面活性剤,糊料などアミロースと複合体を作る化合物は老化速度を遅らせるため,パンなどの加工時に老化防止剤として添加される.

c. 乾燥と吸湿

水分の蒸発による**乾燥**は,食品一般においてよくみられる現象である.また,冷凍食品の場合も氷の昇華により乾燥し,**冷凍やけ**の原因となる.逆に乾燥した食品では,空気中の水分を吸着する**吸湿**が問題となる.単に食味が低下するだけではなく,水分活性が上昇することにより微生物の繁殖が可能となり,腐敗・変敗の原因となる.

❷ 化学的劣化

化学的劣化として,たんぱく質の化学変性,脂質の酸化,糖などが関与する非酵素的褐変,ビタミンや香気成分などの分解などさまざまなものがある.一般に,化学反応は温度が 10 ℃上昇すると反応速度が 2 ~ 3 倍に増加する(**温度係数** Q_{10}=2 ~ 3)ため,温度上昇によって化学的劣化が促進される．また，光増感酸化やビタミン B_2 の分解のように，光によって促進されるものもある．

a. たんぱく質の化学変性と化学変化

たんぱく質を酸性やアルカリ性の環境下に置く，あるいは金属イオンを加えることで電荷の状態が変化する結果，立体構造が変化し変性が起こる．これを**化学変性**という．たとえば，牛乳に乳酸が作用して凝固することでヨーグルトになる．また，豆乳に Mg^{2+} や Ca^{2+} などの金属イオンを加えて加熱すると凝固して豆腐になる．熱変性の場合と同様，意図しない化学変性は劣化につながる．また，たんぱく質中のシステインやセリンがアルカリ処理によってデヒドロアラニンとなり，これがリシンの ε-アミノ基と結合することでリシノアラニンとなり，架橋構造を形成することで，栄養価が低下するなどの劣化も起こる．

b. 脂質の自動酸化

脂質を構成する不飽和脂肪酸に含まれる二重結合は，空気中の酸素によって容易に酸化され，**脂質過酸化物（ヒドロペルオキシド）**を生成する（自動酸化）．過酸化物はさらに分解・重合により酸化二次生成物へと変化する．自動酸化の経過を**図 2-4** に示す．酸化二次生成物の代表的なものが，過酸化物の分解によって生じるカルボニル化合物（アルデヒド，ケトン）である．これらは不快臭の原因となるだけではなく，毒性を有する場合もある．このように，脂質の酸化による食品の劣化は油脂を多く含む食品において大きな問題となる．

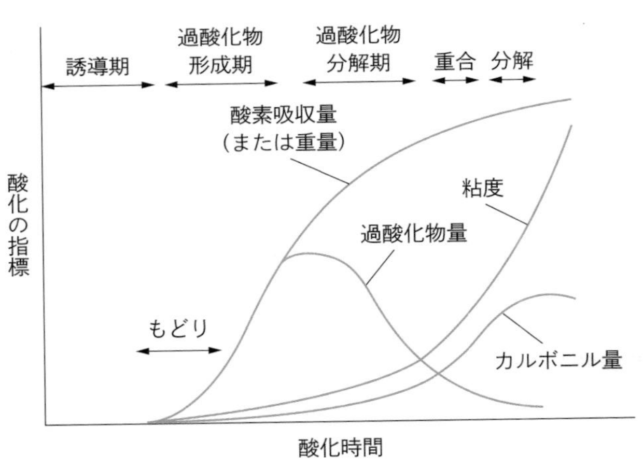

図 2-4　脂質の自動酸化の経過

c. 非酵素的褐変

非酵素的褐変は，主に**アミノカルボニル反応（メイラード反応）**と呼ばれる一連の反応によって生じる．また，糖を 100 ℃以上で加熱することで生じる**カラメル化反応**も非酵素的褐変を引き起こす．これらは食品に色や香りを付ける重要な反応であるが，意図しない褐変あるいは褐変の進行により，嗜好性が低下することもある．

肉や魚の赤身においては，ミオグロビンが酸化して褐色の**メトミオグロビン**となることで褐変する．この現象は冷凍中にも生じ，冷凍やけの原因となっている．

❸ 生化学的劣化

生化学的劣化として，酵素的褐変，酵素的酸化，低温障害，自己消化などがある．一般に，野菜や果物などの植物性食素材は収穫後も生きており，生命現象に伴う劣化，あるいは組織が破壊されることで基質と酵素が触れて酵素反応が起こることによる劣化が生じる．これに対し，肉や魚などの動物性食素材は死んでいるが，呼吸停止後に生じるさまざまな酵素反応が劣化の原因となる．食品の劣化に関与する主な酵素を**表 2-1** にあげる．

表 2-1 食品の劣化に関与する主な酵素

食品成分	酵　　素
炭水化物	アミラーゼ，ホスホリラーゼ，解糖系酵素群，ペクチン分解酵素
たんぱく質	プロテアーゼ
脂　質	リパーゼ，リポキシゲナーゼ
核　酸	ミオキナーゼ，ATP アーゼ，デアミナーゼ，キサンチンオキシダーゼ
ビタミン	チアミナーゼ，アスコルビン酸オキシダーゼ
フレーバー成分	ポリフェノールオキシダーゼ，カタラーゼ，ペルオキシダーゼ，クロロフィラーゼ，フレーバー酵素類

a. 酵素的褐変

酵素的褐変は，ポリフェノールオキシダーゼなどによって生じる．食品に含まれるフェノール性化合物，たとえば，カテキン類やクロロゲン酸などのポリフェノールは**ポリフェノールオキシダーゼ**によって，チロシンは**チロシナーゼ**によって酸化されて *o*-キノンとなる．*o*-キノンは反応性が高く，非酵素的に縮合，重合して褐色物質となる．多くの場合，ポリフェノールオキシダーゼによる酵素的褐変は食品の色調を褐色化し，嗜好性を低下させるが，中には紅茶の製造のように，茶葉に含まれるポリフェノールオキシダーゼの作用でカテキン類を酸化させ，テアフラビン（橙色）やテアルビジン（赤褐色）の色素を生成させる工程に利用されているものもある．

b. 酵素的酸化

食品の劣化に最も大きく関与する酸化酵素は，脂質過酸化酵素**リポキシゲナーゼ**である．脂質の酸化は非酵素的にも生じるが（②b. 脂質の自動酸化，前頁参照），植物や動物に広く存在するリポキシゲナーゼによっても生じる．たとえば，磨砕などによってだいずの組織が破壊されると，豊富に含まれるリノール酸にリポキシゲナーゼが作用してリノール酸13-ヒドロペルオキシドが生成する．これはヒドロペルオキシドリアーゼの作用によって開裂し，炭素数 6 の飽和アルデヒドであるヘキサナールが生成される．ヘキサナールは青臭い豆臭の原因物質であり，だいず製品の嗜好性を損なう．なお，野菜類に含まれる“緑の香り”もリポキシゲナーゼの作用により生成するものである．

その他，上述のポリフェノールオキシダーゼによるポリフェノールの酸化に伴う褐変や，

アスコルビン酸オキシダーゼによるアスコルビン酸の酸化に伴う栄養価の低下など，酵素的酸化によってさまざまな劣化が起こる．

c. 低温障害

植物は収穫後も生きており，植物体内に貯蔵している糖や有機酸などを呼吸により得た酸素で酸化してエネルギーを得ている．一般的には，温度が低下するほど呼吸および代謝が抑制されるため，保存には適しているが，一部の植物では低温状態で生理的異常が生じ，褐変，軟化，腐敗などの**低温障害**が起こる（**表2-2**）．これらの劣化は特に熱帯・亜熱帯原産の植物に起こりやすい．

表2-2 果実・野菜の低温障害を起こす温度とその症状

種　類	温度（℃）	症　　状
りんご（一部の品種）	2.2 ～ 3.3	内部褐変，やけ
バナナ	12.0 ～ 14.5	果肉褐変，追熟不良
いんげんまめ	8.0 ～ 10.0	水浸状ピッティング
きゅうり	7.2	ピッティング，水浸状軟化
な　す	7.2	ピッティング，やけ
グレープフルーツ	8.0 ～ 10.0	ピッティング
レモン（緑熟果）	11.0 ～ 14.5	ピッティング
マンゴー	7.0 ～ 11.0	灰色やけ，追熟不良
メロン（カンタロープ種）	2.5 ～ 4.5	ピッティング，果表面の腐敗
すいか	4.4	内部褐変，オフフレーバー
オリーブ	7.2	内部褐変
オレンジ	2.0 ～ 7.0	ピッティング，褐変
パパイア（熟果）	7.5 ～ 8.5	ピッティング，オフフレーバー
ピーマン	7.2	ピッティング，がくと種子の褐変
パインアップル	4.5 ～ 7.2	果芯部黒変，追熟不良
かぼちゃ	7.0 ～ 10.0	内部褐変，腐敗
さつまいも	10.0	内部褐変
トマト　熟果	7.2 ～ 10.0	水浸状軟化，腐敗
トマト　未熟果	12.0 ～ 13.5	追熟不良，腐敗

［邨田卓夫：青果物の低温流通と低温障害．コールドチェーン研究 **6**(2)：43，1980 を参考に著者作成］

d. 加水分解酵素と自己消化

と殺した動物の肉は死後しばらくすると硬くなる（**死後硬直**）．呼吸が停止し，酸素が供給されない条件下で，筋肉中のグリコーゲンが分解されて乳酸が生成することによりpHが低下する．pHの低下によりアデノシン三リン酸（ATP）が分解し，筋原線維を構成するアクチンとミオシンが結合したアクトミオシンが生成し，筋肉が収縮することにより死後硬直が始まる．

死後硬直した肉を低温で貯蔵すると，組織中の**プロテアーゼ**などの酵素の作用によりたんぱく質が徐々に分解され（自己消化），肉質が軟らかくなる（**解硬**）．これとともに，アミノ酸や核酸によるうま味が生じることで，食肉として供することができる（**熟成**）．しかし，自己消化がさらに進むと，肉が軟らかくなりすぎてしまい品質が劣化する．

魚の場合は，死後硬直中の硬いものがおいしく，自己消化が始まって軟らかくなったものは食感が低下する．植物の場合は，ペクチナーゼなどによって細胞壁を構成するペクチンが分解されて軟化する．軟化が進みすぎると過熟となり，嗜好性が低下する．

この他，脂質分解酵素のリパーゼにより脂肪が分解されて遊離脂肪酸が生成するが，遊離脂肪酸そのもの，あるいはその酸化生成物が風味低下の原因となる．

❹ 生物的劣化

生物的劣化として，微生物による腐敗・変敗，病原性微生物による汚染，さらに害虫による食害などがある．

a. 腐敗と変敗

腐敗とは食品中のたんぱく質が，変敗とは糖質や脂質が，それぞれ微生物によって分解され変質することを指す．腐敗をもたらす腐敗微生物には，細菌（**腐敗細菌**），酵母，カビなどがある．生鮮食品には，収穫された時点ですでにさまざまな腐敗微生物が付着しており，置かれた環境に適した微生物が増殖して腐敗をもたらす．腐敗によりアミンや硫黄化合物などが生成するため，独特の臭気を生じるほか，有機酸の生成により酸味が，多糖類の生成により「ねと（粘性物質）」が生じる．

b. 病原性微生物による汚染

病原性微生物で汚染された食品を摂取すると，食中毒を引き起こすことがある（第6章C. ⑤食中毒，p.200参照）．病原性微生物による汚染は，食品の“みた目”ではわからないが，健康を大きく損なうため，その防止が重要となる．

c. 害虫による食害

さまざまな害虫，特にチョウやガの幼虫が農作物を食害する．慣行栽培では農薬を散布して害虫を駆除するが，有機栽培では農薬の散布が一部を除き認められていない．また，こめなどの穀物や豆類はゾウムシなどによって食害を受ける．これらの害虫による食害により，可食部の減少や嗜好性の著しい低下が生じる．

B 温度の制御による保存

❶ 目　　的

食品を低温に保持することの目的は，食品の品質低下をもたらす物理的，化学的な作用，動植物の代謝作用や酵素作用，腐敗や食中毒を引き起こす微生物の増殖などを抑制し，品質保持期間の延長を図ることである．温度が10℃低下すると，一般の化学反応や生命反応は反応速度が約1/2～1/3に低下する（**温度係数** $Q_{10}=2～3$）．温度が低いほど，これらの反応速度が低下し，品質保持時間が延長されるため，食品を低温下で保存する方法は，新鮮さを保持する優れた保存方法である．

❷ 冷 蔵

冷蔵は 10 ℃以下の凍らない温度で保存する方法である．氷や冷蔵庫，あるいは保冷剤などによって低温が保持される．冷蔵は，ほとんどの食品を対象とできるが，呼吸などの生理作用を有する穀類や青果物，乾燥や冷凍により品質の低下する生鮮食品などの保存に適している．

表 2-3 に各種食品の**最適冷蔵条件**と**保存可能期間**の例を示す．商品価値を損なうことなく保存できる期間である保存可能期間は，食品の種類，品種，産地，季節，熟度，包装方法，鮮度などによって異なるが，青果物を適切な条件で冷蔵した場合，1 週間～ 1 ヵ月程度となることが多い．

表 2-3 各種食品の最適冷蔵条件と保存可能期間

種 類	保存温度（℃）	相対湿度（%）	保存可能期間
いちご	4 ～ 5	85 ～ 90	1 ～ 2 日
バナナ（黄色）	13 ～ 15.5	85 ～ 90	1 ～ 1.5 週
マスクメロン	0 ～ 1.1	75 ～ 78	7 ～ 10 日
パパイア	8.5 ～ 10	85 ～ 90	1 ～ 2 週
パインアップル（若熟）	11 ～ 13	85 ～ 90	3 ～ 4 週
トマト（完熟）	8 ～ 12	85 ～ 90	1 週
な す	7 ～ 10	90 ～ 95	1 週
ほうれんそう	0	90 ～ 95	1 ～ 2 週
きゅうり	7 ～ 9	95	1.5 ～ 2 週
アスパラガス	0 ～ 2	95	2 ～ 3 週
家 禽（新鮮）	0	80	1 週
豚 肉（新鮮）	0 ～ 1.1	85 ～ 90	3 ～ 7 日
牛 肉（新鮮）	0 ～ 1.1	88 ～ 92	1 ～ 6 週
鮮 魚	0.5 ～ 5	90 ～ 95	5 ～ 20 日
た ら	0	－	10 ～ 12 日

［ホシザキ電機ホームページ「生鮮食品貯蔵の目安」https://www.hoshizaki.co.jp/p/prefab/meyasu.html（最終アクセス 2021 年 10 月 13 日）］

a. 細菌の生育抑制

カビや酵母，あるいは病原性の細菌には，25 ～ 40 ℃に生育最適温度を持つ中温菌が多いため，冷蔵はこれらの生育抑制に有効である．しかし，食品の**腐敗**を引き起こす腐敗細菌には，20 ℃以下に最適温度を持つ低温菌が多い．また，食中毒を引き起こす細菌のうち，リステリア菌は低温で増殖が可能である．したがって，冷蔵の保存効果を過信した長期間の保存には十分注意をしなければならない．

b. 予 冷

植物は収穫した後も生きており，代謝作用により呼吸や蒸散が起こっている．呼吸による糖質の減少や蒸散による水分の減少によって品質が劣化する．代謝作用は品温が高いほど大きいので，収穫後，すみやかに品温を下げることが必要となる．ちなみに，朝採り野菜がおいしいとされるのも，品温が低く，代謝作用による劣化が小さいためであるとされる．

貯蔵や輸送に用いられる冷蔵システムは冷却能力が小さいため，予冷によって十分に品温を下げておく必要がある．予冷装置は，冷気を通風する通風式と，真空下で水分を蒸発させ気化熱を奪うことで冷却する真空式に大別される．

c. 低温障害

熱帯・亜熱帯原産の植物は，低温障害を起こすことが多い．低温障害は，これらの植物が低温に対する耐性を持っていないために起こる．症状としては，ピッティング（表面の小さな陥没），内部褐変，腐敗などがある．

❸ 冷　凍

冷凍は，**氷結点**（食品中の水分が凍り始める温度，通常−2 〜−0.5 ℃）以下で貯蔵する方法である．食品衛生法に基づいて定められた「食品，添加物等の規格基準」では，「冷凍食品は，これを−15 ℃以下で保存しなければならない」と定めている．**表 2-4** に各種冷凍食品の保存可能期間を示す．一般的な**冷凍食品**は−18 ℃以下で流通されているが，温度が低いほど保存期間が延びるため，劣化しやすいまぐろは，−70 〜−60 ℃で保存されている．

冷凍食品の流通には，生産・製造から販売・消費に至るまで，食品を適温に保持できる**コールドチェーン**（低温流通体系）が不可欠である．華氏温度（°F，0°F ≒−18 ℃）と

表 2-4 各種冷凍食品の保存可能期間

品目		保存可能期間（月）		
		−12 ℃	−18 ℃	−23 ℃
魚　類	多脂肪	4	6 〜 8	10 〜 12
	少脂肪	6	10 〜 12	14 〜 16
果実類	あんず	6 〜 8	18 〜 24	24
	もも（スライス）	6 〜 8	18 〜 24	24
	ラズベリー	8 〜 10	18	24
	いちご（スライス）	8 〜 10	18	24
肉　類	ローストビーフ	6 〜 8	16 〜 18	18 〜 24
	ラム肉	5 〜 7	14 〜 16	16 〜 18
	ローストポーク	4	8 〜 10	12 〜 15
	ソーセージ	2	4 〜 6	8 〜 10
鳥　肉	ロースト	4	8 〜 10	12 〜 15
野菜類	アスパラガス	4 〜 6	8 〜 12	16 〜 18
	さやいんげん	4 〜 6	8 〜 12	16 〜 18
	ブロッコリー	6 〜 8	14 〜 16	24 以上
	芽キャベツ	4 〜 6	8 〜 12	16 〜 18
	カリフラワー	6 〜 8	14 〜 16	24 以上
	軸つきコーン	4 〜 6	8 〜 10	12 〜 14
	カットコーン	12	24	36 以上
	にんじん	12	24	36 以上
	マッシュルーム	3 〜 4	8 〜 10	12 〜 14
	グリーンピース	6 〜 8	14 〜 16	24 以上
	ほうれんそう	6 〜 8	14 〜 16	24 以上

［日本冷凍食品協会（監）：冷凍食品事典，朝倉書店，p.531，1975 より引用］

経過時間の積が冷凍食品の品質に大きな影響を与えることから，コールドチェーンが確立されたことによって，冷凍食品の流通が可能になった．

a. 水の凍結

食品を氷結点以下に冷却すると，食品中の水が凝固して氷となる．このとき，1 g 当たり約 80 cal の凝固熱を放出し，体積は約 9 % 増加する．また，水だけが先に凍結し，溶質は凍結していない水に溶け込むため，**凍結濃縮**が起こる．氷結点に近い温度では生成する氷核の数が少なく，その周りに水分子が集まるため，大きな氷結晶が生成する．このような温度帯を**最大氷結晶生成帯**といい，一般に－5 ～－1 ℃である．**図 2-5** に凍結過程における食品の温度を模式的に示す．緩慢に凍結した場合，凝固熱によって温度の低下がゆるやかになり，最大氷結晶生成帯を通過する時間が長くなる．その結果，生成した大きな氷結晶が細胞や組織を傷害することで**ドリップ**が生じ，食品の品質が劣化する．これに対し，急速に凍結した場合，最大氷結晶生成帯を通過する時間が短くなり，生成する氷結晶が小さくなるため，細胞や組織の傷害が小さく，食品の品質劣化も小さくなる．

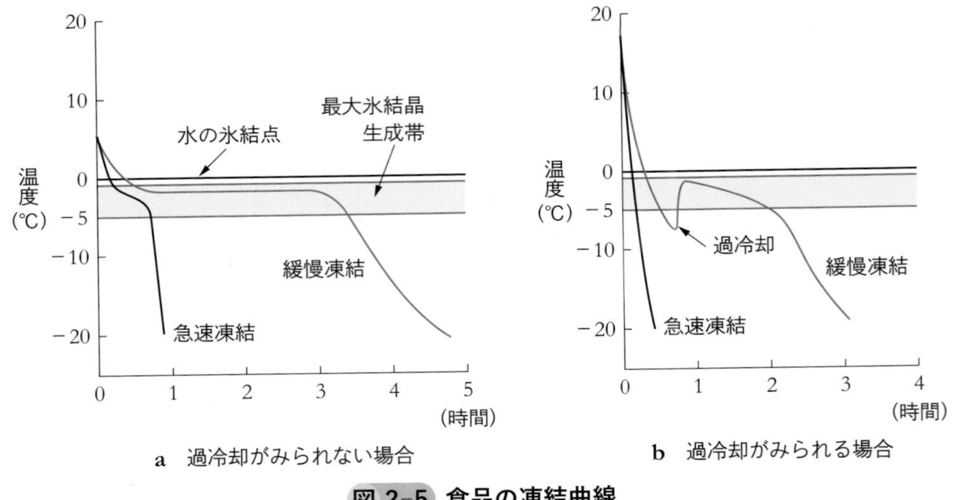

図 2-5　食品の凍結曲線

なお，液体が氷結点を下回っても凍結しない現象を**過冷却**という．急速凍結（急速冷凍）で過冷却が生じた場合，低温で一気に凍結するため氷結晶は微細であり，食品の品質劣化は非常に小さい．これに対し，緩慢凍結（緩慢冷凍）では凍結し始めた時点で凝固熱によって温度が上昇し，その状態で最大氷結晶生成帯に入るために，氷結晶が大きくなる．

b. 冷凍方法

食品に触れてその温度を下げる熱媒体として，空気，金属板，ブライン（不凍液，食塩水やエタノールなど），ドライアイス，液化二酸化炭素，液体窒素などが用いられる．**急速凍結**で多く用いられる方法として，冷たい空気を吹き付ける**強制送風凍結（エアブラスト）**がある．また，液体窒素は－196 ℃であり，最も凍結速度が大きい．

表 2-5 冷凍保存中における品質変化とその要因

変化	主たる食品例	原因となる変化			防止策
		物理的	化学的	酵素的	
乾燥	ほとんどの冷凍食品（特に水分の多いもの）	氷の昇華			グレーズ処理，気密性の高い包装，庫内空気循環のコントロール（空気に直接触れさせないこと）
油やけ	脂肪の多い水産・畜産品	同上	脂肪酸の酸化・分解	脂肪分解酵素の作用	同上
冷凍やけ	ほとんどの冷凍食品（特に水分の多いもの）	氷の昇華	たんぱく質の凍結変性，脂肪の変化	同上	同上
変色	畜肉，魚肉 魚肉，果実	氷の昇華 （光）	色彩の酸化 有色物の生成	色素の分解	同上のほかに，暗所の保存，事前処理（ブランチング，シュガリング）の徹底
たんぱく質変性	動物性食品	結合水の氷結分離 不凍部分の濃縮による塩析	たんぱく質の脱水型への変化		急速凍結 糖類または食塩添加後凍結
成分分解	ほとんどの冷凍食品	凍結による成分変化	分解作用	分解作用に関係する	事前処理（ブランチング） 急速凍結
肉質の損傷	肉質構造のある食品	氷結晶の生成による破壊			急速凍結 庫内温度変化のコントロール
風味ぬけ	ほとんどの冷凍食品	揮発成分の逸散	揮発成分の分解		同上
ドリップの発生	魚肉，食肉 野菜，果実	結合水の分離 肉質の損傷 塩濃度による塩析	たんぱく質の変性 解凍硬直	解凍硬直に関係する	肉の冷温熟成 急速凍結 糖類添加による保護

［日本冷凍食品協会（監）：冷凍食品の事典，朝倉書店，p.349，2000 より引用］

c. 冷凍保存中の品質変化

冷凍保存中，微生物はほとんど生育せず，寄生虫は死滅することが多い．しかし，氷点下でも水の蒸発は起こり，また，化学反応や酵素反応はゆっくりと進行する．**表 2-5** に，冷凍保存中における品質変化とその要因および防止策を示す．

d. グレーズ

水産物では，冷凍保存中に乾燥や酸化によって変色する**冷凍やけ**が起こりやすい．これを防ぐため，冷凍した食品を水に漬けるかスプレーして，表面に氷の被膜を作る．これを**グレーズ（氷衣）**という．グレーズによって食品が直接空気に触れることがなくなるので，水分の蒸発や成分の酸化が抑えられる．

e. ブランチング

生のまま冷凍した青果物では，酵素反応が冷凍保存中にゆっくりと進行し，解凍すると急速に進行する．その結果，品質の劣化が起こる．品質劣化を引き起こす酵素として，ポリフェノールオキシダーゼ（ポリフェノールの酸化とそれに続く重合による褐変）やリポキシゲナーゼ（脂質酸化とそれに続くカルボニル化合物の生成）などがある．これらを防ぐため，冷凍前に蒸気や熱湯によって酵素を失活させる**ブランチング（湯通し）**を行う．

f. 解凍方法

冷凍食品を解凍する方法として，冷蔵庫内や冷水中でゆっくりと解凍する緩慢解凍，室温で解凍する自然解凍，電子レンジ加熱や熱水中で解凍する急速解凍などがある．また，加熱調理と同時に解凍する方法もある．緩慢解凍では，氷結晶が融けて生じた水分が細胞に再吸収され，ドリップとして流出しにくいため，解凍時の劣化が少ない．また，加熱済み食品の場合は品質劣化が少ないため，急速解凍・自然解凍でも問題ない．

❹ 新温度帯保存

冷蔵では保存期間が短すぎ，また，冷凍では凍結障害が避けられない．そこで近年，−5～5℃の**新温度帯**が注目され，業務用としての利用だけではなく，一部の家庭用冷凍冷蔵庫にも採用されている．

a. チルド（chilled）

チルド温度帯は，1975（昭和50）年，農林省（現農林水産省）の食品低温流通推進協議会において，−5～5℃の領域とされた．国際的には，食肉の流通で品温を−1～1℃に保持するものがチルドとされる．5℃以下では多くの腐敗菌や病原菌の生育が抑制されるため，氷結しないよう，氷結点以上で温度制御を精密に行えば，冷蔵よりも鮮度保持効果は高い．

b. 氷温法

氷温は，0℃～氷結点（食品によって異なる）の温度帯を指す（「氷温」は，公益社団法人氷温協会の登録商標となっている）．0℃以下の凍結しない温度を精度よく維持することで，鮮度を維持することができるとされている．また，氷温で熟成，濃縮，乾燥を行う技術も利用されている．しかし，氷温の範囲は狭いので温度管理が厳しく，輸送には適していない．なお，塩類や糖類を添加して氷結点を降下させることで，より低温かつ非凍結の状態で保存することもできる．

c. パーシャルフリージング法

−3℃付近で半凍結状態を維持して保存する方法である．食品の種類によっては完全に凍結するよりもたんぱく質の変性が少なく，また，通常の冷蔵やチルドよりも低温であるため，保存期間も延長できる．しかし，たんぱく質が変性しやすい食品もある．また，温度管理が厳しく，輸送には適していない．

C 水分の制御による保存

❶ 目　的

食品中の水は，**自由水**と**結合水**に大別できる．自由水は自由に分子として運動し，溶媒として働き，微生物によって利用される．一方，結合水は，食品成分の親水性基と水素結合しており，溶媒として働かず，微生物によっても利用されない．したがって，自由水を減少させることにより，食品の保存性を高めることが水分の制御による保存の目的である．

❷ 水分含量と水分活性

食品の保存性に対する水分の影響を考える際，**水分活性**（**water activity，Aw**）が用いられる．水分活性は，純粋な水の水蒸気圧（P_0）に対する食品の示す水蒸気圧（P）の比，あるいは水のモル数（n_1）と溶質のモル数（n_2）の総和に対する水のモル数（n_1）の比で表される．

$$Aw = P/P_0 = n_1/(n_1 + n_2)$$

純粋な水ではすべてが自由水であり，$P = P_0$，あるいは $n_2 = 0$ なので，水分活性は 1 となる．水分活性が 1 に近いほど，自由水を多く含んでいることになる．**表 2-6** に各種食品の水分活性を示す．水分活性が 0.65 ～ 0.85，水分含量がおおむね 20 ～ 40 % の食品は**中間水分食品**と呼ばれる．これらの食品は長期間にわたって腐敗しにくい伝統的保存食品である．水分活性が 0.5 以下の食品は**乾燥食品**である．**図 2-1** に示すように，水分活性が低下すると食品中の酵素反応や非酵素的褐変反応が抑制される．しかし乾燥しすぎると，脂質の酸化は促進される．

表 2-6　各種食品の水分活性

Aw	食　品　名
0.9 以上	野菜，果実，食肉類，魚介類，水産練り製品，ハム，ソーセージ，チーズ，パン，卵
0.8～0.9	カステラ，サラミソーセージ，穀類，豆類，塩さけ，長期熟成チーズ
0.6～0.8	みそ，しょうゆ，つくだ煮，塩辛，魚の干物，乾燥果実，ジャム，マーマレード，ゼリー，デンプン
0.5～0.6	煮干し，干めん（水分 12 %），香辛料（水分 10 %），かつお節，キャラメル（水分 8 %），キャンディー
0.3～0.5	乾燥全卵（水分 5 %），ビスケット・ラスク・乾パン（水分 3 ～ 5 %）
0.2	粉乳（水分 2 ～ 3 %），乾燥野菜（水分 5 %），コーンフレーク（水分 5 %）

❸ 水分活性と微生物

図 2-1 に示すように，多くの微生物は水分活性 0.9 以上で生育しやすいため，水分活性が 0.9 以上の食品は保存性が劣る．一般に，カビ＞酵母＞細菌の順に，乾燥に対する抵抗性が強い（低い水分活性でも生育できる）．

❹ 乾燥方法と乾燥食品

乾燥は，食品中の水を気体として除去する操作である．これにより，食品中の自由水が減少して水分活性が低下するため，微生物が利用できる水が減少し，腐敗や食中毒を防ぐことができる．

a. 特　徴

乾燥食品の製造に際して，特に加熱乾燥を行う場合，他の加工食品よりも多くのエネルギーを必要とする．また，乾燥状態を保つため，密封包装や乾燥剤を必要とする．しかし，常温保存が可能な点で，冷蔵食品や冷凍食品よりも優れている．

b. 種　類

図2-6に乾燥方法別に乾燥食品の例を示す．乾燥方法は，自然乾燥と人工乾燥に大別される．自然乾燥は，伝統的な保存食品の製造に用いられてきた．これに対し，人工乾燥では，食品の性状に応じて送風や加熱あるいは霧状や皮膜状にして表面積を大きくする方法などで，水分の蒸発を促進している．また，凍結乾燥では，凍結した食品を真空下に置き氷を昇華して水蒸気とすることで，品質を損なうことなく，復元性の高い乾燥食品を作ることができる．

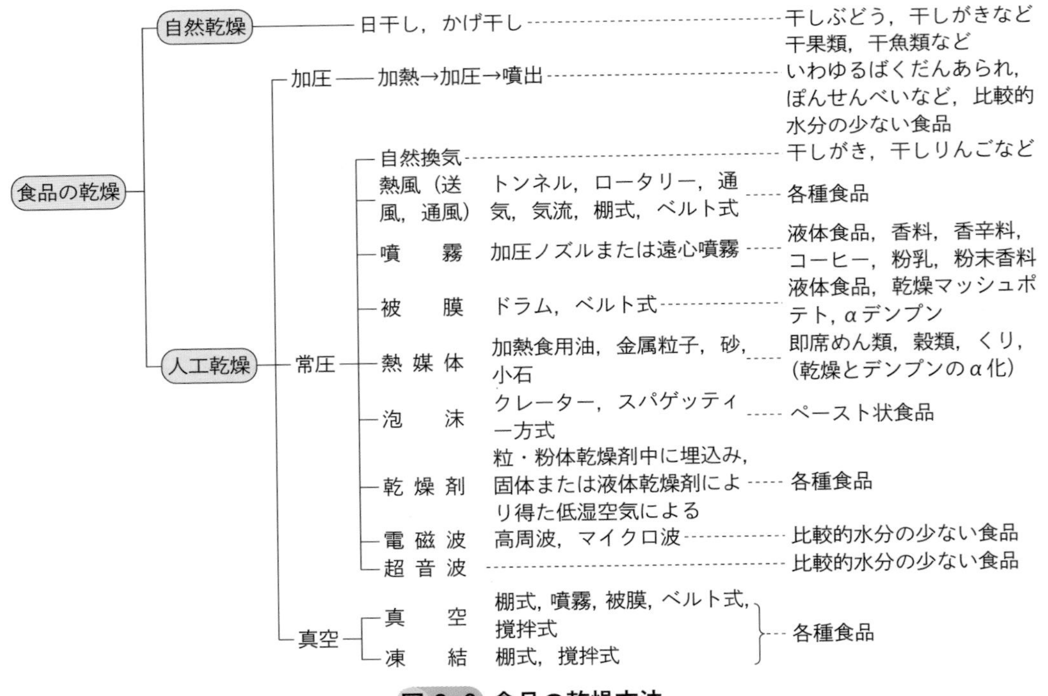

図2-6 食品の乾燥方法

［木村　進（編）:乾燥食品事典，朝倉書店，p.28，1984より引用］

D 浸透圧を利用した保存

❶ 目　的

生物の細胞は，半透膜である細胞膜で覆われており，植物ではその外側が全透膜である細胞壁で覆われている．細胞内液は 0.85 % の食塩水と等しい浸透圧を示す．これより高い浸透圧を示す調味液，あるいは塩や砂糖などをふりかけると，浸透圧の差によって細胞内の水が細胞膜を通って細胞外に引き出され，脱水される．このようにして，食品中の水分活性を低下させて保存性を高めることが，浸透圧を利用した保存の目的である．

浸透圧は，溶質（分子やイオン）のモル濃度に比例する．浸透圧が高くなると水分活性は低下する．同一のパーセント濃度で食塩（式量 58.44，ナトリウムイオンと塩素イオンに解離）と砂糖（ショ糖，式量 342）を比較すると，食塩のほうが 10 倍以上モル濃度が高くなり，浸透圧は高くなり，水分活性は低くなる．

❷ 塩　蔵

食塩水は，きわめて強い浸透圧を有している．塩蔵は浸透作用，脱水作用の強い食塩水を用いて食品の水分活性を低下させるだけでなく，塩素イオンによる防腐作用や酵素活性の阻害，溶存酸素の減少による好気性微生物の繁殖抑制作用などもある．

しかし微生物の中には，高濃度の食塩の存在下で生育する**好塩細菌**や，高濃度の食塩に耐える**耐塩細菌**などがいる．これらの微生物は 20 % 以上の食塩濃度でも生育し，古くから塩蔵品の赤変や腸炎の原因となることが知られている．

塩蔵の方法には，食塩水に浸漬する**立て塩法**と，食塩を材料にふりかける**ふり塩法**がある．

a. 塩蔵品の特徴

塩蔵品は，古くからの優れた保存食品であるが，最近では日本人の食塩の過剰摂取が大きな問題となり，減塩志向となっているため，冷蔵保存が必要な塩蔵品が多く出回っている．

b. 塩蔵品の種類

表 2-7 に塩蔵品の例を示す．**塩辛**は，生の魚介類の筋肉や内臓に多量の塩を加えて腐敗を防ぎながら，水分の多い状態で熟成し，主として内臓の酵素による自己消化によって独特の風味を醸成したものである．また**つくだ煮**は，江戸時代に現在の東京都中央区の佃島で作られるようになった保存食品であり，本来は，しょうゆや食塩を主体とした調味液を用いて煮詰めたものであるが，現在では砂糖や水あめなども加えた甘辛いものが標準的である．

食肉類の保存も，古くは乾燥と塩蔵のみであったが，現在では，ハム・ソーセージの製造過程の一部として塩漬が行われている．

表 2-7 塩蔵品

種 類	食塩濃度	食 品 例
魚類塩蔵品	5～8％ 10～22％	新巻さけ，塩さけ，塩さば，塩だら，塩ます，塩いわしなど すきみだら，にしん，くらげ，さんま，ほっけなど
魚卵塩蔵品	7～18％	いくら（さけ，ますの卵粒の塩漬け），キャビア（チョウザメの卵の塩漬け），塩かずのこ（にしん卵巣の塩漬け），すじこ（さけ，ますの卵巣の塩漬け），たらこ（すけとうだらの卵巣の塩漬け）など
塩 辛	10～15％	いか（胴，足，肝臓），うに（卵巣，精巣），かつお（内臓），うるか（あゆの内臓），このわた（なまこの腸），めふん（しろざけの腎臓）など
野菜類の塩蔵品（漬物）	10～21％ 4～8％	梅干し，ザーサイ，だいこんおよびやまごぼうのみそ漬けなど 塩蔵しなちく（めんま），だいこんの福神漬け，なすのしば漬け，たくあん漬け，しろうりの奈良漬け，たかな漬け，オリーブのピクルス，はくさいのキムチなど
つくだ煮	5～10％	あさりつくだ煮，こんぶつくだ煮，のりつくだ煮，はぜつくだ煮，はまぐりのつくだ煮，ふな甘露煮など

❸ 糖 蔵

砂糖（ショ糖）は親水性が高いため，デンプンの老化を抑制するなどの効果を有する．しかし，食塩と比べて浸透圧を高める効果が小さく，微生物の生育を抑制するためには糖濃度 50％が必要である．しかし，酵母やカビの中には好浸透圧性（好塩性，好糖性）のものがあり，糖濃度 50％以上でも生育して，糖を分解して品質を劣化させることがある．

a．糖蔵品の特徴

砂糖の防腐力や保水力を利用した糖蔵品は，甘味が強いことから菓子に近い保存食品である．糖濃度は 65％以上ないと保存性は低くなる．

b．糖蔵品の種類

1）ジャム類

高糖度ジャムは，ショ糖の飽和濃度である糖濃度 65～70％で製造されている．高メトキシルペクチンのゲル化には高糖度が必要である．一方，糖濃度の低い低糖度ジャムは低メトキシルペクチンを用いて製造されるが，防腐効果はなく，冷蔵保存が必要となる．ジャム類については第４章 食品の加工に詳述されている．

2）砂糖漬け

飽和量以上のショ糖を添加して製造するため，ショ糖の結晶が表面に浮き出ている．いも類，野菜類，果実類などが砂糖漬けとされる．**糖果**は，果実を濃厚なシラップに漬け込み，糖度を高めて貯蔵性を付与したものをいう（中国語ではキャンディーの意味である）．表面にショ糖の結晶が出ている**クリスタル**（クリスタルチェリーなど）と，なめらかな**グラッセ**（マロングラッセなど）がある．

E　水素イオン濃度（pH）の調節による保存

❶ 目　　的

図 2-2 に示す通り，一般に，細菌は pH 7 付近で，酵母やカビは pH 5 付近でよく生育する．したがって，食品に酢酸などの有機酸を加えて pH 4.5 以下にすることにより食中毒菌や腐敗微生物の生育を防止できることが，pH 調節による保存の目的である．微生物の生育に対する酸の阻止効果は，無機酸よりも有機酸のほうが強く，有機酸の中では酢酸＞クエン酸＞乳酸の順で強いとされる．また，酵素反応の最適 pH からずらすことで，酵素による劣化を防ぐこともできる．

❷ 酢漬け食品

酢漬け食品は，酢酸によって pH を低下させ，腐敗菌の生育を抑制することで保存性を高めた食品である．野菜類や魚介類が酢漬け食品とされる．また，乳酸発酵させたザワークラウトやピクルスなども同様の効果が期待される．これらの例を**表 2-8** に示す．腐敗菌の生育抑制には酢酸濃度 2 % 以上を必要とするが，現在，市販されている酢漬け食品の多くは 1 ～ 1.5 % 程度であるため，冷蔵保存が必要である．

表 2-8　酢漬け食品

野菜類	調味料を加えた酢に漬けたもの	らっきょうの酢漬け・甘酢漬け，はじかみ漬け，はりはり漬け，しょうがの酢漬け，梅酢漬け，かぶの千枚漬け，ピクルス（きゅうり，カリフラワー，たまねぎ，キャベツ）など
	乳酸発酵させたもの	ザワークラウト（乳酸として 1.5 ～ 2 %），ピクルスなど
魚介類		あじ・あゆ・いわし・小だい・このしろ・たこなどの酢漬け，いわし・あじなどの南蛮漬けなど

❸ 酸味料と pH 調整剤

酸味料は，酸味を付与するとともに，食品を酸性にすることによって微生物の生育を抑制し，食品の保存性を高める添加物である．また，pH 調整剤も，pH を酸性に調整することで保存性を高めたり，発色を安定させたりする効果がある．酸味料として酢酸，クエン酸，リンゴ酸，酒石酸，グルコン酸，リン酸などが，pH 調整剤として酸味料とそのナトリウム塩，カリウム塩などが用いられる．

F　殺菌による保存

❶ 目　　的

食品の原材料となる動植物は，加工・保存の前に，すでに微生物によって汚染されていることが多い．また，加工や流通の過程でも汚染を受ける．そこで，腐敗や食中毒を引き起こす微生物を除去し，再汚染を防止することで，食品の保存性を高めることが殺菌による保存の目的である．

微生物による食品の劣化は，食品の保存中において最も起こりやすい．腐敗やカビの繁殖など食品の外観を損ない，異臭や酸味を生じる場合は劣化がわかりやすく，誤って摂取することも少ないが，食中毒，経口感染症，カビ毒の原因となる病原性微生物による汚染では，食品の外観や味・匂いの変化がほとんどなく，誤って摂取する危険性が高い．

これらの微生物による劣化を防止するために，滅菌，殺菌，静菌などの方法が用いられる．**滅菌**は，すべての微生物を完全に殺すか，ろ過などで除くことで，完全に無菌状態にする方法である．**殺菌**は，病原性や有害性を有する微生物を殺すことである．**静菌**は，微生物の増殖を抑制する方法である．殺菌方法は加熱殺菌と冷殺菌に大別されるが，食品の加工や保存に用いられるのはほとんどが加熱殺菌である．

❷ 商業的殺菌

食品加工において，過度の加熱は食品の品質劣化につながるため，その食品に生育する腐敗菌やボツリヌス菌の耐熱芽胞などを対象として，殺菌条件が選ばれる．これを商業的殺菌という．常温下での流通，販売，保存中は，腐敗菌などは生存していない状態にあるので，食品の変質や腐敗は起こらない．

❸ 加熱殺菌法

a．低温殺菌

低温殺菌は，大気圧下における水の沸点である100℃以下の殺菌を指す．発明者のルイ・パスツールの名にちなんだ**パスツリゼーション**（パスチャライゼーション）と呼ばれる方法は，1866年にワインの殺菌法として導入され，62～65℃，30分の加熱を行うものである．ただし，わが国においては，16世紀頃から日本酒の「火入れ」として，低温殺菌が行われてきている．牛乳の殺菌においても用いられているが，62℃ではQ熱感染の危険性があるため，63℃，30分加熱殺菌する方法（**低温長時間殺菌（LTLT）法**）としている．牛乳では75℃，15秒加熱殺菌する方法も用いられ，この方法はLTLT法に対して**高温短時間殺菌（HTST）法**と呼ばれる．これらの牛乳では耐熱性の高い菌が残存しているため，消費期限は短く設定されている．

酒類や牛乳以外にも，調味料，果汁飲料，果実の缶詰・びん詰など，塩分や酸度の高い食品は強い殺菌条件を必要としないため，100℃以下で殺菌が行われている．

b．高温殺菌

高温殺菌は，100℃以上の殺菌を指す．高圧釜（**レトルト**）を用い，加圧熱水により加熱殺菌を行う．105～115℃のセミレトルト，120℃のレトルト，130～150℃のハイレトルト（HTST）などがある（HTSTは通常のレトルトよりも高温短時間であることを示す）．容器包装詰加圧加熱殺菌食品の規格基準では，pHが4.6を超え，水分活性が0.94を超える場合，中心部の温度を 120 ℃で 4 分加熱するか，これと同等以上の効力を有する加熱を行うことが定められている．この基準は**ボツリヌス菌**の芽胞が死滅する条件である．実際には，中心部の温度が上がるまで時間がかかるので，静置法の場合，120 ℃，30 分程度の加熱を行う．一方，容器を回転させる回転法では加熱時間を短縮でき，水産物，畜産物，野菜類の缶詰やレトルトパウチ食品の殺菌に用いられている．これらの方法によって商業的な無菌状態になり，常温で長期保存が可能である．

たとえば魚の水煮では，骨付きの身を調味液と一緒に生のまま缶に詰め，高温殺菌を行うことで骨まで軟らかくなり，調理と殺菌を兼ねることができる．しかし，食品によっては含硫アミノ酸の分解に由来するレトルト臭が生成し，品質が低下するものもある．

c. 超高温殺菌・滅菌

超高温（ultra high temperature，**UHT**）殺菌・滅菌は 130 ～ 150 ℃の超高温で短時間（1 ～数秒）処理することで，熱による変質を抑えつつ，殺菌もしくは滅菌を行う方法である．UHT 滅菌と無菌充填を併用することで **LL 牛乳（ロングライフミルク）**が製造されるようになり，他の飲料や液状食品にも利用されている．

d. 微生物の熱特性値

微生物を一定温度で加熱したときの死滅が一次反応に従う（加熱時間と生菌数の対数値が直線関係にある）ことから，加熱殺菌条件を設定する際には，微生物の熱特性値として D 値，Z 値，F 値などを用いる．

D 値（decimal reduction time）は微生物の耐熱性を示すもので，一定温度で生菌数が 1/10 となる（90 % 死滅させる）のに必要な加熱時間を示す．63 ℃，3 分で生菌数が 1/10 となる場合，$D_{63℃}=3$（分）と表す．加熱致死曲線（thermal death time，TDT）は，温度に対して D 値の対数値をプロットした曲線で，一般的には直線となる．**Z 値**は D 値を 1/10 に短縮するのに必要な温度差をいい，加熱致死曲線の傾きの逆数となる．一般細菌では 5 ～ 8 ℃，耐熱性の芽胞細菌では 7 ～ 11 ℃とされる．**F 値**は，一定濃度の菌が一定温度で死滅するのに要する加熱時間を加熱致死曲線から求めた値である．

たとえば $D_{63℃}=3$ であれば，63 ℃，30 分で菌数は元の菌数の 10^{-10} 倍になる．他の温度で同様の殺菌効果を得るために必要な時間は Z 値を用いて求めることができる．$Z=6$ とすると，75 ℃における D 値は $D_{75℃}=0.03$ となり，75 ℃，0.3 分（18 秒）で菌数は元の菌数の 10^{-10} 倍になる．

e. その他の加熱殺菌法

1）マイクロ波殺菌法

マイクロ波による内部発熱作用を利用した殺菌法（第 3 章 A. ① a. 電磁波加熱，p.36 参照）である．昇温時間が短く温度制御が簡単であるが，コストや加熱むらが欠点となる．

2）ジュール加熱殺菌法

食品に電流を流し，電気抵抗による発熱を利用して殺菌を行う．食品を自己発熱させるので，均一かつ迅速な加熱が可能である．

3）蒸気殺菌法

水蒸気や過熱水蒸気を用いる殺菌法である．香辛料など，粉状食品の殺菌に利用される．過熱水蒸気は熱エネルギーが大きく，高温短時間で加熱できるため，耐熱性菌も殺菌でき，品質変化も小さい．

4）赤外線殺菌法

赤外線を照射し，食品表面で熱に変換させて殺菌を行う．赤外線はある程度は食品内部に浸透する．

❹ 冷殺菌法

加熱によらない殺菌を冷殺菌という．

a. 放射線殺菌

H. 放射線の利用による保存（p.28）を参照.

b. 紫外線殺菌

紫外線のエネルギーにより，微生物のDNAや核たんぱく質を破壊し，殺菌する方法である．一般細菌に対する効果は大きいが，芽胞菌，酵母，カビには効果が小さい．内部への浸透性がないため，食品表面のみ殺菌可能である．

c. 化学的殺菌

食品添加物の殺菌料（次亜塩素酸ナトリウム，過酸化水素，オゾンなど）を使用する殺菌法である．食品工場で使用する水や野菜などの殺菌には次亜塩素酸ナトリウムが，包装材料の殺菌には過酸化水素やオゾンが利用される．これらの殺菌料は，最終製品には残存しない（加工助剤）．

d. 超高圧殺菌

数千気圧の超高圧を利用して殺菌を行う（第3章A.⑦高圧加工，p.42参照）．

e. ろ過除菌

高分子膜などを用いた精密ろ過により，食品の品質を変化させずに微生物をろ過することが，生ビールなど各種の液体食品に利用されている．

❺ 缶詰，びん詰食品

a. 特　徴

缶詰，びん詰食品は，原材料を前処理して不可食部を除き，必要に応じて調理を行った後，耐熱性の容器に入れ密封後，加熱殺菌を行った保存食品である．長期間の保存が可能で，保存中の品質低下が少ない．ガラスびんは化学反応を起こさないため，腐食や缶臭は生じないが，光を遮断できない，機械的強度が弱い，熱伝導性が低く，温度の急変に弱い

表 2-9 缶詰，びん詰食品例と賞味期限（開封前常温保存）の目安

種類		食品例	賞味期限
果実類	シラップ漬け缶詰	みかん類 もも，りんご，なし，パインアップル，おうとうなど	2～3年 6ヵ月～1年
	ジャム類のびん詰	いちご，りんご，なつみかん，うんしゅうみかん，いちじく，あんず，もも，すもも，ぶどうなど	6ヵ月～1年程度
	マーマレードのびん詰	みかん，オレンジなど	1年程度
野菜類	水煮缶詰	アスパラガス，えのきだけ，グリーンピース，スイートコーン，たけのこ，トマト，なめこ，ふき，マッシュルーム，わらびなど	2～3年
	ピクルスの缶詰	ピクルスの缶詰類	2～3年
	ケチャップびん詰	トマトケチャップなど	2年程度
魚類	水煮缶詰 トマトソース煮 オイル漬缶詰	いわし，さけ，まぐろ，さば，ますなど いわし，さんま，あじ，さばなど いわし，まぐろ，かつおなど	1ヵ月経過後3年 3ヵ月経過後3年 6ヵ月経過後3年
食肉類	水煮缶詰 大和煮缶詰	牛肉 牛肉 鶏肉	6ヵ月経過後3年 2～3ヵ月経過後3年 6ヵ月経過後3年

などの欠点がある．

b. 種類と賞味期限

表 2-9 に，缶詰，びん詰食品と賞味期限の例を示す．賞味期限はびん詰のほうがやや短い．魚類や食肉類では，原料と調味液がよくなじむまで数ヵ月程度経過したほうが美味とされる．

❻ レトルトパウチ食品

a. 特 徴

耐熱性の**複合フィルムの袋（パウチ）**に調理済みの食品を入れ，ヒートシールで密封し，**高圧釜（レトルト）**で高温殺菌した食品である．複合フィルムの内面層（食品側）にはヒートシール性と耐熱性に優れた無延伸ポリプロピレン（OPP）など，中間層には遮光性とガスバリア性が高い素材（アルミニウムなど），表面層には強度，耐熱性，印刷性に優れたポリエチレンテレフタレート（PET）などを積層した複合フィルムが用いられる．アルミニウムを用いたレトルトパウチ食品は，容器のまま電子レンジ加熱を行うことができない．これに対し，酸化アルミニウムや酸化ケイ素を蒸着させた透明なフィルムを用いた容器で包装した食品では，電子レンジ加熱も可能である．ただし，遮光性のない容器を用いた場合，食品表示基準ではレトルトパウチ食品ではなく，**容器包装詰加圧加熱殺菌食品**として取り扱われる．

b. 種 類

調理済み食品がほとんどである．日本缶詰びん詰レトルト食品協会の統計（2019（令和元）年）では，生産量（内容重量）の多い順に，カレー，つゆ・たれ，料理用調味ソース，パスタソース，食肉野菜混合煮，スープ類，飯類，かまめしの素，の順となっており，カレーが 40 % 以上を占める．

❼ 無菌包装食品

a. 特　徴

あらかじめ滅菌した食品を無菌状態で包装・充填した食品である．缶詰やレトルトパウチ食品では，容器に充填・密封後，滅菌操作を行うが，無菌包装食品では，食品の滅菌から容器への充填・密封までの工程を無菌で行う．

b. 種　類

牛乳，乳飲料，清涼飲料水，スープなどや液体食品のほか，米飯のような固体食品も，無菌包装食品として製造されている．LL 牛乳の場合，過酸化水素水で滅菌した後，乾燥させた紙パックに UHT 滅菌した牛乳を無菌充填し，ヒートシールを行って製造されている．無菌包装米飯では，無菌室内で滅菌後に炊飯した米飯を気密性の高い滅菌容器に入れて密封している．レトルト米飯の場合，炊飯・包装後に熱処理を行うためレトルト臭が発生し米粒も軟化するが，無菌包装米飯では熱処理を行わないため，炊きたてのご飯の風味や食感が保たれる．

G くん煙の利用による保存

❶ 目　　的

食品を煙でいぶすこと（くん煙）によって，くん煙に含まれる抗菌性や抗酸化性を有する物質の作用や乾燥によって保存性を高めるとともに，独特の香味を付与することを目的としている．

❷ く ん 材

樹脂分の少ない，ブナ，カシ，クルミ，サクラ，クヌギ，ミズナラ，クリなどの硬木を不完全燃焼させてくん煙を発生させる．くん煙に含まれる有効成分として，**アルコール類**，**アルデヒド類**，**ケトン類**，**フェノール類**，**有機酸類**，**エステル類**などがある．また，くん煙の成分を捕集して得られた液体をくん液といい，既存添加物として液くん法によるくん製の製造に用いられる．

❸ くん煙法の種類

a. 冷くん法

塩味の強い原料肉を用いて，肉のたんぱく質が熱凝固を起こさない 15 ～ 30 ℃程度の低温で3～5週間かけて，ゆっくりと乾燥とくん煙を行う．スモークサーモンや生ハムなどがある．

b. 温くん法

塩味の弱い原料を用いて，30～80℃で肉のたんぱく質を熱凝固させながら，3～8時間の短時間でくん煙処理を行う．最も一般的なくん煙法で，高温でいぶすため水分が減少しており，保存性もある．ハム，ベーコンなどがある．

c. 熱くん法

80℃以上の高温で短時間くん煙を行う．風味付けに用いられるが，保存性には欠ける．

d. 液くん法

くん液に浸漬した後，乾燥することで，風味付けを行う方法．大量生産に適している．

e. 焙乾法

かつお節などの節類は，魚をおろした後，煮熟，蒸煮して硬木を焚いた焙乾炉で焙乾（くん製）とあん蒸（休止）を繰り返し，荒節とすることで製造する．荒節の表面のタールを削り取った裸節はそのまま，あるいはかび付けを行って枯節として出荷される．

❹ くん製品

a. 特　徴

くん製品は，肉や魚の保存のために古くから利用されてきた．しかし，冷蔵・冷凍保存が一般化したため，くん製品独特の風味を付与することが目的となってきている．

b. 種　類

表 2-10 にくん製品の例を示す．ほとんどが水産物と畜産物である．

表 2-10 くん製品

種　類		食品例
水産物	魚類	いわし，うなぎ，かれい，こい，さけ（べにざけ，ますのすけ），さば，さめ，さんま，ししゃも，すけとうだら，にしん，ひらめ，ぶり，ます，べにほっけなど
	貝類	ほたて貝の貝柱，かき，あさりなど
	その他	えび，くじら（うねす）など
畜産物	肉類	ハム，ベーコン，ソーセージなど
	乳製品	チーズ
	卵製品	鶏，うずらなどのくん製卵
調味くん製品	珍味	いか，たこなど
	その他	かまぼこなど
缶詰食品	くん製油漬け	あさり，あわび，かき，さざえ，ぶりなど
焙乾製品	かつお節類	かつお節，かつおなまり節，そうだかつお節
	その他の節類	いわし，さば，むろあじ，めじまぐろ，さんまなどの節類

H 放射線の利用による保存

❶ 目　　的

放射線を食品に照射することによって，食品に付着している微生物を殺菌し，害虫を駆除するほか，農産物の発芽や発根の抑制，熟度の調節などを行うことで食品の保存期間を延長することが目的である．

❷ 放射線処理の特徴

放射線は，α 線，β 線，陽子線，電子線などの粒子放射線と，γ 線や X 線などの電磁放射線に大別される．これらのうち，**電子線**，γ **線**，**X 線**が医療機器や食品の滅菌などの目的で用いられる．放射線照射は食品の温度がほとんど上昇しない**冷殺菌**であり，また，殺菌料などの化学薬品とは異なり，残存性もない．γ 線や X 線は透過力が大きく金属も透過できるため，缶詰のような包装食品でも均一に殺菌できる．安全性についても，放射線照射食品の健全性に関する FAO／WHO／IAEA 合同専門家委員会（1980 年）で，10 kGy

表 2-11 放射線の食品への利用※

照射目的	使用線量（kGy）	対象食品例
生育抑制		
1. 発芽・発根抑制	0.05 ～ 0.15	じゃがいも，たまねぎ，にんにく
2. 熟成遅延	0.2 ～ 0.8	バナナ，パパイア，トマト
3. 熟成促進	～ 1	もも，かき
4. 開傘防止	0.2 ～ 0.5	マッシュルーム，まつたけ
5. 特定成分の蓄積	～ 5	とうがらしのカロテノイド
殺虫		
1. 貯穀害虫の殺滅	0.1 ～ 0.3	こめ，こむぎ，雑穀
2. フルーツフライの殺滅	～ 0.25	オレンジ，マンゴー，パパイア
3. 乾燥食品の殺ダニ	0.5 ～ 0.7	香辛料，乾燥野菜
4. 寄生虫の殺滅	0.5	豚肉（せん毛虫の殺虫）
殺菌*		
1. 不完全殺菌（ラズリゼーション）	1 ～ 3	家禽類，魚介類，果実，野菜，畜肉，魚肉加工品
2. 食中毒細菌の殺滅（ラジシデーション）	5 ～ 8	畜肉・卵のサルモネラ菌の殺滅
3. 完全殺菌（ラドアパチゼーション）	30 ～ 50	畜肉・魚肉加工品，発酵原料，飼料，病人食
照射改質		
1. 食品組織の改質	～ 10	乾燥食品の復水性の促進
2. 食品の品質改良	～ 50	ウイスキーの熟成
3. 加工適正の向上	～ 50	小麦粉の製パン性の向上
4. 高分子物質の変性	～ 100	デンプン，たんぱく質，ペクチン
5. 酵素分解性の向上	～ 100	発酵原料，飼料

*ラズリゼーション：腐敗微生物の一部を殺菌し，保存期間の延長を目的とする処理．
ラジシデーション：胞子を作らない病原性微生物を殺滅．
ラドアパチゼーション：ウイルス以外の微生物を完全に殺滅．
※注：わが国では一部しか利用されていない．

程度の食品照射では危険性や栄養学的な問題はみられないことが報告されている．しかし，食品によっては照射臭が生成することがある．

❸ 照射食品の現状

わが国では，食品，添加物等の規格基準において，食品への放射線照射は原則禁止されており，**ばれいしょの発芽防止**のための照射（コバルト 60 の γ 線，0.15 kGy）だけが例外として認められている．なお，食品表示基準で，放射線を照射した食品には「放射線を照射した旨」の表示義務がある．これに対し海外では，香辛料の殺菌を中心に広く行われている．利用例を**表 2-11** に示す．

I 環境ガスの調節による保存

❶ 目　　的

貯蔵庫や容器包装内の温度，湿度，ガス組成を調整することによって，植物の呼吸や蒸散による損耗を軽減するとともに，脂質の酸化や微生物による劣化を抑制することで，保存期間を延長することを目的としている．

❷ CA 貯蔵

呼吸に必要な酸素を減らし二酸化炭素を増やすことによって，呼吸を抑制し，栄養成分の損失を防ぎ，長期間保存する方法を **CA（controlled atmosphere）貯蔵**という．無酸素状態では嫌気的呼吸（アルコール発酵）が生じるため，ガス組成や温度は厳密に制御する必要がある．**表 2-12** に，果実や野菜の CA 貯蔵条件と貯蔵期間の例を示す．りんごでは，CA 貯蔵を利用することで，年間を通して新鮮な果実を供給することが可能となっている．

表 2-12 野菜，果実の最適 CA 貯蔵条件と貯蔵期間

食品名		温度 (℃)	湿度 (%)	ガス組成		貯蔵期間	
				CO_2 (%)	O_2 (%)	CA 貯蔵	普通冷蔵
果実	りんご（紅玉）	0	90 ～ 95	3	3	6 ～ 7（月）	4（月）
	りんご（スターキング）	2	90 ～ 95	2	3 ～ 4	7 ～ 8（月）	5（月）
	なし（二十世紀）	0	85 ～ 95	3 ～ 4	4 ～ 5	6 ～ 7（月）	3 ～ 4（月）
	かき（富有）	0	90 ～ 95	7 ～ 8	2 ～ 3	5 ～ 6（月）	2（月）
	く　り	0	80 ～ 90	5 ～ 7	2 ～ 4	8 ～ 9（月）	5 ～ 6（月）
野菜	じゃがいも（男爵）	3	85 ～ 90	2 ～ 3	3 ～ 5	8 ～ 10（月）	6（月）
	じゃがいも（メークイン）	3	85 ～ 90	3 ～ 5	3 ～ 5	7 ～ 8（月）	4 ～ 5（月）
	ながいも	3 ～ 5	90 ～ 95	2 ～ 4	4 ～ 7	8 ～ 10（月）	4（月）
	にんにく	0	85 ～ 90	5 ～ 8	2 ～ 4	10 ～ 12（月）	4 ～ 5（月）
	トマト	6 ～ 8	—	5 ～ 9	3 ～ 10	5（週）	3 ～ 4（週）
	レタス	0	95 ～ 100	4	10	2 ～ 3（月）	2 ～ 3（週）

［緒方連安：コールドチェーンにおける青果物の品質保持に関する諸問題．コールドチェーン研究 **1**(2)：11，1975，椎名武夫：野菜の品質保持技術について．野菜情報 **9**(45)：49，2016 を参考に著者作成］

❸ MA 包装

青果物によっては，ポリエチレンなどの適度な気体透過性を持つフィルムの袋に密閉すると，青果物自身の呼吸によって袋内が適度な低酸素，高二酸化炭素条件となり，CA 貯蔵に準じた効果を発揮する．このような包装を **MA（modified atmosphere）包装**と呼び，青果物の特性に応じた酸素，二酸化炭素，水蒸気の透過性を有するフィルムが開発されている．

❹ ガス貯蔵

油脂を含む食品では，空気中の酸素によって，脂肪酸の二重結合が酸化される**自動酸化**によって過酸化脂質が生成し，これが分解・重合することで，アルデヒド，ケトン，重合物といった酸化二次生成物が生じる．アルデヒドやケトンは不快臭を有するだけではなく，毒性を持つものもある．また，酸素が存在すると害虫による食害が発生したり，好気性微生物による品質劣化が生じることがある．

ガス貯蔵では，保存容器内の空気を窒素や二酸化炭素などの不活性ガスと置換することで，酸化防止，食害防止，好気性微生物による品質劣化防止などの効果がある．

❺ 脱酸素剤や鮮度保持剤の使用

容器内を無酸素状態にして酸素による食品の劣化を防止するためには，不活性ガスによる置換や真空包装よりも**脱酸素剤**の使用が簡便であり，汎用されている．脱酸素剤として，鉄粉の酸化反応を利用したものが多く利用されているが，金属探知機に反応する欠点を有するため，アスコルビン酸ナトリウムなどを用いた有機系の脱酸素剤も利用される．

また，植物ホルモンのエチレンは植物の追熟や老化を促進するため，エチレンガス吸収作用を持つ活性炭や過マンガン酸カリウムなどを利用した**鮮度保持剤**が利用される．

J　食品添加物による保存

❶ 目　的

食品流通の拡大，保存期間の長期化などにより，食中毒を予防し，食品を安全に流通させ，保存することがますます重要となっている．食品添加物による保存の目的は，有害微生物の生育阻止（**静菌**），食品成分の化学的劣化の防止などによって，食品の品質劣化を防ぐことである．食品添加物については，第6章 加工食品の規格・表示と安全性も参照されたい．

❷ 保 存 料

保存料は，食品中の有害微生物の生育を阻止する静菌作用を有する添加物であり，微生物を殺菌する殺菌料と比較して，作用は弱い．保存料として使用される添加物の例を**表 2-13** に示す．

表 2-13 保存料として使用される添加物の例

指定添加物	既存添加物
安息香酸，安息香酸ナトリウム，ソルビン酸，ソルビン酸カリウム，デヒドロ酢酸ナトリウム，パラオキシ安息香酸エチル，プロピオン酸など	カワラヨモギ抽出物，しらこたん白抽出物，ツヤプリシン，ペクチン分解物，ε-ポリリシン

❸ 防カビ剤（防ばい剤）

カビを意味する漢字「黴」は音読みで「ばい」と読み，日常生活では「黴菌（ばいきん）」という言葉が用いられる．防カビ剤は，カビを殺すのではなく，増殖を抑制する添加物である．防カビ剤は果実類を対象に用いられるが，海外ではポストハーベスト（収穫後）農薬として扱われる．防カビ剤として使用される添加物の例を**表 2-14** に示す．

表 2-14 防カビ剤として使用される添加物の例

指定添加物
イマザリル，オルトフェニルフェノール，ジフェニル，ジフェノコナゾール，チアベンダゾール，フルジオキソニルなど

❹ 日もち向上剤

保存性の低い食品の保存性を数時間～数日延長する効果を有する添加物で，保存料よりも効果は弱い．酢酸，酢酸ナトリウム，グリシン，グリセリン脂肪酸エステル，リゾチームなどが用いられる．食品表示では，用途名は併記せず物質名のみを表記する．

❺ 酸化防止剤

油脂の酸化を防止する目的で用いられる添加物である．油脂の脂肪酸に含まれる二重結合の代わりに酸化防止剤が先に酸化されることによって，酸化を防止している．したがっ

表 2-15 酸化防止剤として使用される添加物の例

指定添加物	既存添加物
L-アスコルビン酸，L-アスコルビン酸ナトリウム，エチレンジアミン四酢酸二ナトリウム，エリソルビン酸，エリソルビン酸ナトリウム，ジブチルヒドロキシトルエン（BHT），dl-α-トコフェロール（ビタミンE），ブチルヒドロキシアニソール（BHA），没食子酸プロピルなど	グアヤク脂，クエルセチン，クローブ抽出物，酵素処理イソクエルシトリン，酵素分解リンゴ抽出物，ゴマ油不けん化物，コメヌカ油抽出物，セイヨウワサビ抽出物，セージ抽出物，チャ抽出物，トコトリエノール，d-α-トコフェロール，フェルラ酸，ブドウ種子抽出物，没食子酸，ルチン抽出物，ローズマリー抽出物など

て，酸化防止剤が消費されてしまうと，それ以上酸化を防止することはできない．酸化防止剤として使用される添加物の例を**表 2–15** に示す．

練習問題

(1) デンプンの老化に関する記述である．正しいのはどれか．1つ選べ．
① アミロースは，アミロペクチンより老化が進みにくい．
② 室温（20 ～ 25 °C）では，低温（0 ～ 4 °C）より老化が進みやすい．
③ 砂糖の添加は，老化に対して遅延効果がある．
④ 水分含量が 70 ～ 80 % のときに，老化が最も進みやすい．
⑤ 酸性のほうが中性よりも老化が進みやすい．

(2) 食品の劣化に関する記述である．正しいのはどれか．1つ選べ．
① たんぱく質は加熱によって変性するが，pH が変化しても変性しない．
② 脂質の酸化により生じるカルボニル化合物は不快臭の原因となる．
③ 酵素的褐変はアスコルビン酸オキシダーゼの作用により生じる．
④ さつまいもは低温障害を起こさない．
⑤ 腐敗は微生物によって，変敗は微生物以外の要因によって起こる．

(3) 冷蔵と冷凍に関する記述である．正しいのはどれか．1つ選べ．
① 温度が 10 °C低下すると，一般の化学反応や生命反応は反応速度が 1/10 に低下する．
② 10 °C以下では，腐敗細菌は増殖しない．
③ 食品中の水分は，0 °Cで氷結する．
④ 食品の冷凍では，緩慢凍結より急速凍結のほうが品質が高くなる．
⑤ 青果物は，収穫後，すみやかに冷凍するほうが品質が高くなる．

(4) 水分の制御による保存に関する記述である．正しいのはどれか．1つ選べ．
① 水分活性 Aw は水と溶質の全モル数に対する溶質のモル数である．
② 水分活性が 0.75 以下の食品は乾燥食品である．
③ 水分活性が 0.75 ～ 0.85 くらいの食品を中間水分食品という．
④ つくだ煮やジャムは中間水分食品である．
⑤ 結合水は 0 °Cで凍結する．

(5) 浸透圧を利用した保存に関する記述である．正しいのはどれか．1つ選べ．
① 生物の細胞膜は，水を透過させる半透膜である．
② 食塩濃度が 20 % 以上の塩蔵品では，微生物による品質劣化は起こらない．
③ 微生物の生育は糖濃度 50 % で阻止される．
④ 酢漬けの場合，食塩，アルコール，香辛料などが添加されると保存効果は減少する．
⑤ 同一パーセント濃度で食塩とショ糖を比較すると，式量の小さい食塩のほうがモル数が大きくなり，浸透圧は高く，水分活性が高くなる．

(6) 殺菌に関する記述である．正しいのはどれか．1つ選べ．
① 殺菌はすべての微生物を殺し，滅菌は完全には殺さない．
② 酸性食品は，中性の食品よりも強い殺菌条件が必要である．

③ 高温殺菌は，缶詰やレトルト食品の殺菌に用いられる．
④ 高温殺菌で，ロングライフミルクが製造される．
⑤ 無菌包装では，殺菌料の次亜塩素酸ナトリウムが用いられる．

(7) 環境ガスの調節による保存に関する記述である．正しいのはどれか．1つ選べ．
① CA貯蔵では，無酸素状態にすることで野菜・果実の長期間保存が可能である．
② MA包装は，密封フィルムを用いることで青果物の保存期間を延長する．
③ ガス貯蔵では，空気を窒素やアルゴンと置換して，酸素による酸化や害虫の食害などを防ぐ．
④ 脱酸素剤は容器内を無酸素状態にし，酸素が存在することによる食品の劣化を防ぐ．
⑤ 脱酸素剤は，あらゆる細菌の増殖抑制に有効である．

3 食品加工の原理

食品加工は，農産物，畜産物，水産物を原材料として，品質の劣化と変質を抑えながら，嗜好性，栄養性，安全性，経済性などに優れた製品に変換し，あわせて家庭における調理作業の簡便化を図るために行う．食品加工の基本操作は，物理的・化学的・生物的操作に大別される（**表 3-1**）．

表 3-1 食品加工の基本操作の分類

物理的操作	加熱，冷却・凍結，乾燥，粉砕，混練（混捏），擂潰，剥皮，搗精，抽出，ろ過，遠心分離，濃縮，混合，成型，加圧，乳化，ゲル化，くん煙，塩蔵，糖蔵 〔新加工技術〕 膜処理（精密ろ過，限外ろ過，逆浸透，電気透析），超臨界流体抽出，凍結粉砕，凍結濃縮，マイクロ波加熱，エクストルーダー，高圧加工
化学的操作	〔化学反応〕 加水分解，pH の移動，酸化，還元，合成，成分間相互反応 〔酵素反応〕 たんぱく質・糖質・油脂の加水分解，糖の異性化反応
生物的操作	微生物利用→発酵，動・植物体のまま→熟成，発芽 〔バイオテクノロジー〕 遺伝子操作，細胞融合，固定化菌体

物理的操作は主に可食部の分離分画，混合，成型などを機械的処理によって行い，また，加熱や冷却によって殺菌，濃縮，食品成分の機能特性の変換を行う．設備の規模や作業操作の面で大きな部分を占める．また，原料からの非栄養成分や有害成分の除去，栄養成分の消化性の向上などにも有効である．**化学的操作**は，**酵素**的および非酵素的な**化学反応**によって食品成分を化学変化（酸化，還元，加水分解，合成など）させ，付加価値の高い食品素材に変換するために行う．**生物的操作**は，本来，生き物である食品原料の生命現象をそのまま活用する操作（**熟成**，**追熟**など）と，微生物の生命機能を活用する**発酵**とがある．これらはいずれも生物の巧妙な**酵素反応**を食品加工に適用したものにほかならない．最近では，バイオテクノロジーなどの最先端の技術も，食品加工に適用されようとしている．

本章では，代表的な加工操作の原理について，新しい加工技術を中心に解説する．これらが実際にどのように食品加工に適用されているかについては，第 4 章 食品の加工に述べる．

A　物理的操作

❶ 加　　熱

ヒト（現生人類以外を含む）による火の利用（調理，暖房など）が始まったのは，170万～20万年前とされており，これによって，ヒトの文化的，社会的な進化が早まったとされる．火による食品の加熱は，食品の保存性を高めるとともに嗜好性の向上に寄与している．特に微生物の殺菌・滅菌に加熱操作が果たす役割は大きい．さらに，生鮮食品（野菜，果実，茶など）に存在する酵素を失活させて酵素反応による品質変化を防ぐ効果もある．たとえば，冷凍前に行う加熱処理（**ブランチング**，湯通し）によって，ポリフェノールオキシダーゼ，アスコルビン酸オキシダーゼ，リポキシゲナーゼを失活させて褐変や酸化を防止する．また，発酵食品の製造過程で微生物の作用を停止するために，加熱処理（**火入れ**）を行う．**蒸発**や**濃縮**なども加熱を伴う操作である．蒸留酒，食塩，砂糖などの製造工程で適用されている．

食品をおいしくするために行う加熱操作も重要である．デンプンの糊化やたんぱく質の凝固などによる物性の賦与，アミノカルボニル反応などの食品成分間反応による風味や色調の賦与などがこれに当たる．これらは食材の加熱調理の技術が食品加工に適用された操作である．しかし，加熱は酸化など好ましくない反応も引き起こすので，注意を要する．

なお，水は1気圧では100℃で沸騰する．水を用いて100℃以上で加熱する場合は，加圧加熱を行う．圧力釜による加熱調理やレトルト（高圧釜）による高温殺菌などがある．逆に，100℃以下で水を蒸発させたい場合は圧力を下げる．食塩や砂糖の精製では，真空蒸発缶を用いて濃縮，結晶化を行う．また，凍結乾燥では真空にすることで水分を昇華させて除去する．

a. 電磁波加熱

電磁波のエネルギーを利用した加熱方法である．

マイクロ波加熱は，食品を**マイクロ波**の電場に置くと，水などの低分子物質の**極性分子**（**双極子**）が電場に配向しようとして激しく回転・振動して**摩擦熱**が発生し，食品の内部が発熱することを利用して加熱する操作である（**図3-1**）．マイクロ波（周波数300 MHz～3 THz，波長100 cm～0.1 mmの電磁波）の使用は電波法の規制を受けるが，**2,450 MHz**（波長12.2 cm）付近の帯域がISMバンド（産業医療科学帯域）として認められ，マイクロ波加熱などに用いられる（アメリカ大陸では915 MHz付近も認められている）．家庭用，

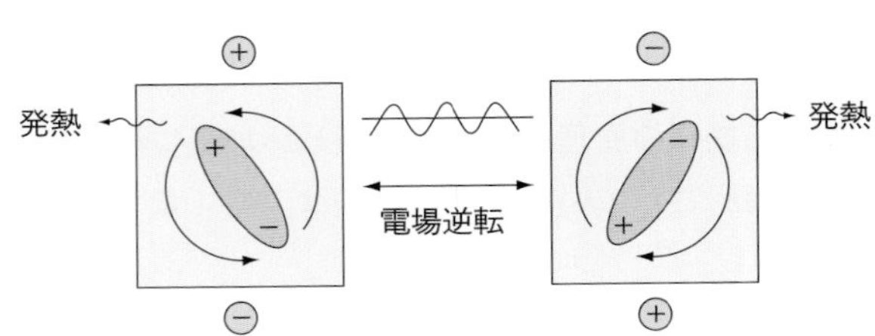

図3-1　マイクロ波電場内における極性分子の回転運動

業務用の**電子レンジ**（英語では microwave oven）が本加熱操作に当たる．食品の形状や寸法に制約を受けないこと，食品の表面と内部から同時に均一な加熱を行うことができるなどの長所がある．食品原料の殺菌や酵素の不活性化を始め，各種素材の膨化乾燥加工，フライ食品の最終乾燥，凍結乾燥の加熱促進，冷凍食品の急速解凍などにも用いられている．

水に 2,450 MHz のマイクロ波を照射した場合，電力半減深度は 25 ℃で 15 mm とされる．これは，表面から 15 mm までの部分でマイクロ波のエネルギーの 1/2 が吸収されて加熱されることを意味する．食塩水のような電解質を含む溶液ではマイクロ波が吸収されやすく，油や氷では吸収されにくい．したがって，食塩を含む食品では表面が加熱されやすく，冷凍品では氷が溶けて水になった部分が加熱されやすいことになるため，加熱むらに注意する必要がある．

また，金属のような電波を反射する素材を含む容器には使用できない．ガラスや多くのプラスチックはマイクロ波を透過するため加熱されず，容器として適しているが，ポリスチレンのように耐熱温度が低いものは使用できない．また，油が多い食品では部分的に 100 ℃を超えることがあり，注意する必要がある．なお，メラミン樹脂はマイクロ波を吸収して加熱されるため，避けたほうがよい．紙食器では，プラスチックがコーティングされていることが多いため，表示にしたがって使用する．

遠赤外線（波長 4 μm ～ 1 mm）加熱は，ニクロム線とセラミック管で覆ったセラミックヒーターで加熱する方法である．食品の表面加熱に優れており，表面にほどよく焦げ目がついた時点で内部にも火が通り，水分も保持されて軟らかく仕上がる．菓子やちくわなどの食品の焙焼・焙煎，野菜や魚の乾燥に用いる．最近では殺菌にも使用されている．

近赤外線（波長 0.9 ～ 2 μm）加熱は，ハロゲンヒーターで加熱する方法で，ガスコンロのように用いられる．

b. 誘導加熱

磁力発生コイルに高周波電流を流して磁力線を発生させ，磁力線が金属の鍋底を通過する際に渦電流が流れ，電気抵抗により発熱することを利用して加熱を行う方法を**誘導加熱**（**induction heating，IH**）といい，これを応用した調理器が IH 調理器である．炎や排ガスが出ないので安全性が高い．また，鍋などの加熱容器が発熱するため，ガスコンロや電気コンロによる加熱より熱効率が高い．

❷ 乾　燥

乾燥操作は，水分を蒸発除去して食品の**水分活性**（**Aw**）を低下させることによって，保存性を高めることが第一の目的である（B. 化学的操作，p.43 参照）．また，流通の面からいえば，商品の重量や容積を軽減化させ**輸送性**を高めることにも有効である．乾燥効率を高めるためには水分の蒸発速度を上げればよい．そのためには，①温度を上げること，②表面積を大きくすること，③空気の湿度および圧力を低下させること，などの方法がある．

a. 自然乾燥（天日乾燥）

自然の太陽熱および風力を利用した古典的な乾燥法で，水産物の干物など伝統的な乾燥食品に適用されている．操作が簡便で，省エネルギーという利点はあるが，時間，労力，場所を必要とし，自然条件に左右され，品質管理が困難なのが欠点である．今日では**人工乾燥**（加熱，通気）に置き換えられる場合が多くなってきている．しかし，消費者の天然志向もあって昔ながらの風味が残ることから，手づくり感のある付加価値の高い食品となることがある．

b. 熱風乾燥

熱風を食品に吹き付け，水分を蒸発させて除去する．あらゆる形状の食品を簡便に乾燥することができる．欠点は加熱により品質変化を受けることである．

c. 噴霧乾燥（スプレードライ）

液状の食品を加圧してノズルから常圧の熱風中に霧状に噴出させ，連続的に水分を除去する方法で，液状食品の粉末化に有効である．粉乳，インスタントコーヒー，分離大豆たんぱく質の製造などに適用されている．

d. 皮膜乾燥（ドラム乾燥）

粘度の高いペースト状の食品を加熱した**回転ドラム**の表面に薄く塗布し，表面積を大きくして連続的に乾燥する方法である．ドラムが約3/4周する間に乾燥される．

e. 泡沫乾燥

粘性の高い液状食品に，乳化安定剤や不活性ガスを加えて**泡沫状**にした後，多孔質の乾燥板状にして熱風乾燥する方法である．皮膜の形成によって表面積が大きくなり，毛細現象により水分の蒸発が促進されるので，温度が低くても容易に乾燥される．

f. 減圧（真空）乾燥

減圧下（0.03～0.06気圧）で水分の蒸発を促進させ，比較的低温（0～70℃）で乾燥する方法である．蒸発効率が高い反面，低沸点化合物（**芳香成分**など）が失われる欠点がある．

g. 凍結乾燥（真空凍結乾燥）

食品を急速凍結（－40～－30℃）し，細かい氷結晶とした水分を，減圧下において**昇華**により気化させて乾燥する方法である．低温で乾燥を行うので，高温下で起こりやすい食品の物理的・化学的な品質変化が少ない．したがって，乾燥による変色や変形（収縮）が少なく，芳香成分も失われず，**復水性**の高い品質のよい食品を製造することができる．高級インスタントコーヒー，即席めんの具，風味調味料，宇宙食などの製造に用いられている．青果物では前処理としてブランチング（加熱処理）を行い酵素を失活させる必要がある．

なお，真空を用いない伝統的な凍結乾燥食品として，凍り豆腐（高野豆腐）や寒天がある．これらは寒い冬の時期に，屋外で自然凍結，自然解凍を繰り返して脱水することで製造されていた．

❸ 抽　出

溶媒に対する溶解性の差を利用して，食品中の特定成分を溶出分離する方法である．

a. 液体抽出法

水抽出が最も広く行われる．この場合，pH，塩濃度を調節すると抽出性が高くなる．油糧種子の搾油は**有機溶媒**（ヘキサン）による油脂の抽出である．液体抽出法では，抽出操作後，抽出に用いた溶媒（水もしくは有機溶媒）の除去・回収が必要となる．

b. 超臨界流体抽出法

超臨界流体を抽出媒体とする抽出法である．超臨界流体は，気相–液相間の相転移が起こりうる限界（**臨界点：臨界温度**，**臨界圧力**）を超えた状態で存在していて，気体に近い性質を持ち，液体に近い密度を持つ流体のことである．本法の利点は，媒体の物質への浸透性が高いので液体に比べて抽出効率が高く，しかも圧力を下げることで媒体を気体として容易に除去できることである．特定成分の抽出には，超臨界状態で圧力・温度を調節して，特定成分に対する溶解性の差を利用する．**二酸化炭素**（臨界温度 31.1 ℃，臨界圧力 73.0 気圧）が比較的低温で容易に超臨界状態にすることができ，しかも安価で無公害性なので，広く利用されている．

本法は液体抽出に比べて温和な処理であることから，天然物の芳香を失うことなしに化学的に不安定な成分を分離する方法として優れており，コーヒーの脱カフェインやホップからのエキス抽出が実用化されている．しかし，高圧下の操作であるため，装置やランニングコストの面で経済的であるとはいえない．したがって，現在のところ付加価値の高い成分の抽出に限定されている．

❹ ろ過・濃縮

ろ過は，**ろ過膜**（層）の孔隙に流体を通して，**ふるい分け効果**によって異なった粒子サイズの成分を分離する操作である．古くからろ布や珪藻土，セラミック層などのろ過膜（層）などが広く用いられているが，近年，孔径精度の高い機能性高分子膜が開発され，新しい膜処理技術（**精密ろ過法**，**限外ろ過法**，**逆浸透法**，**電気透析法**）がろ過操作に適用されている（**図 3–2**）．

このうち限外ろ過法，逆浸透法，電気透析法は液体中の特定の成分の濃縮操作にも有効である．通常の濃縮操作は加熱蒸発によって行うので，**相変化**（液体→気体）に伴うエネルギー（気化熱）の損失が生じるが，膜技術による濃縮は加圧して水分を除去するので，相変化に伴うエネルギー消費がない．さらに，加熱を行わないので香気，色調，栄養性，機能性などの変化が少ないことが特徴である．

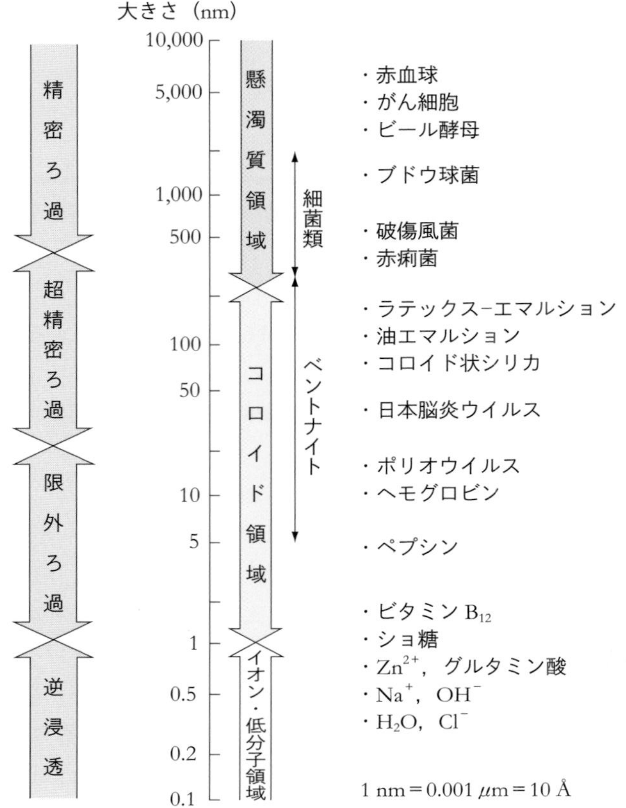

図 3-2　膜の孔径と対象物質の関係

a. 精密ろ過法

従来のろ布，珪藻土などをろ材にした清澄ろ過法をさらに高度にした，高分子膜によるろ過法である．**コロイド粒子**，**懸濁質**，**微生物**などを排除分離することができる．生ビール，ワイン，生しょうゆの無菌ろ過や，ブドウ糖（グルコース）や異性化糖の製造工程における懸濁超微粒子の除去などに適用されている．

b. 限外ろ過法

溶液中の低分子量の成分を膜透過させて，高分子量の成分を濃縮する方法である．通常，分子量が数千～数十万の成分を対象とし，膜の孔径によって透過する成分の分子量領域が異なる．低分子成分は透過するので浸透圧の影響はほとんどなく，3 ～ 10 kg/cm^2 の圧力で操作される．牛乳ホエーからの乳糖とホエーたんぱく質の分離，清酒のたんぱく混濁の除去，果汁の清澄化（ペクチン質の除去），呈味物質の分別などに適用されている．

c. 逆浸透法

溶液の**浸透圧**を逆に利用して，水のみを膜透過させて濃縮する方法である（**図 3-3**）．溶液側に 50 ～ 100 kg/cm^2 の圧力を加えて操作される．乳成分，糖類，果汁，天然調味料などの濃縮のみならず，廃液からの有機物の回収や排水処理などにも適用されている．

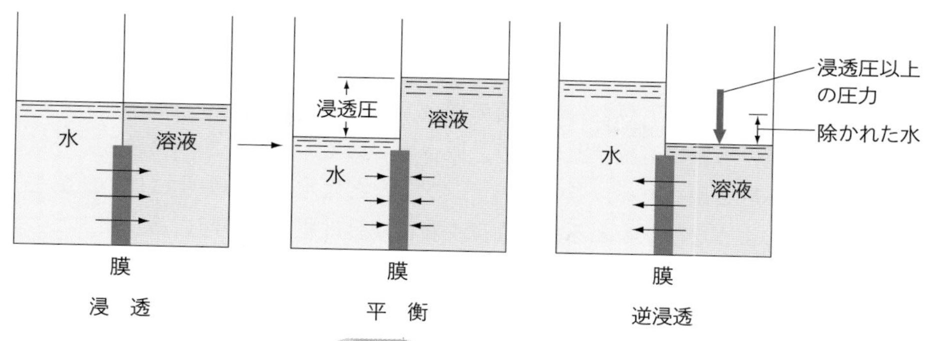

図 3-3 逆浸透法の原理

d. 電気透析法

陽イオンのみを通過させる陽イオン交換膜と，陰イオンのみを通過させる陰イオン交換膜を交互に並べて，両端に電圧をかけて溶液を流し，選択的にイオンを除去する方法である．溶液の**脱塩処理**に用いられるほか，海水からの食塩の製造にはこの方法が適用されている（**図 4・6-6**，p.139 参照）．

実際の食品加工では，膜技術を利用した濃縮・分離分画操作は多種類の膜操作を組み合わせて総合的なプラントとして稼働している．

❺ エクストルーダー加工（エクストルージョンクッキング）

エクストルーダーは押し出し成型機の一種で，加熱，混練（混捏），混合，破砕，剪断，加圧，成型，膨化，乾燥などの加工操作を 1 台の装置で行う機能を有する．本装置は大型の肉ひき機のようなもので，大砲の砲身のような筒の中に螺旋(らせん)状のスクリューが組み込まれたものである（**図 3-4**）．スクリューの数によって一軸型と二軸型があるが，機能において二軸型が優れている．大別して 5 つの構造部分（フィーダー，スクリュー，バレル，ダイ(金型)，カッター）からなる．種々の食品加工には，スクリューの長さや形，回転数，

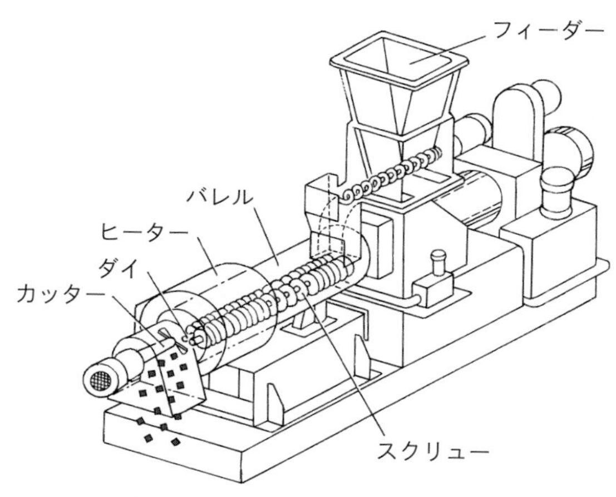

図 3-4 二軸型エクストルーダーの構造

バレル温度，ダイの型などを任意に組み替えて制御する．

フィーダー部から投入された原料は内部で種々の加工操作を受け，ダイ部の直前で最も高温高圧（組織状大豆たんぱく質の場合，140 ～ 160 ℃，30 ～ 50 kg/cm^2）になる．この部分では，原料は**溶融状態**になり，吐き出し口であるダイ部を通過して一気に常温・常圧の外部へ吐き出される．この際，デンプンなどは水蒸気の気化に伴い急膨張・乾燥し，ポン菓子のような形状をとる．たんぱく質の場合は組織化が起こる．加工に供する原料の種類は特に制限はなく，水分が 5 ～ 95 % のものを処理することができる．各種スナック菓子や組織状植物性たんぱく質の製造やドウ（生地）の形成などに広く適用されている．

本装置は高温短時間処理の能力に優れているので，化学反応器やバイオリアクターとしての利用法もある．

❻ 凍結加工

生鮮食品や冷凍食品などの貯蔵・輸送を目的とした凍結操作以外に，近年，凍結を利用した加工操作が実用化されている．

a. 凍結粉砕

凍結すると食品が**脆化**（ぜいか）する（もろくなる）性質を利用して，従来の方法では粉砕しにくい水分や油分の多い食品を容易に粉砕する操作である．**液体窒素**による凍結粉砕では超低温（−196 ℃）で処理するので，風味や色調の変化が小さく，香辛料，天然調味料，天然着色料などの粉末化に適用されている．

b. 凍結濃縮

溶液の溶媒（水）部分が凍結すると，溶質（食品成分）は氷の部分に取り込まれずに溶液部分に残る性質を利用した濃縮操作である．通常の加熱や減圧下での蒸発濃縮法に比べて，相変化に対する潜熱（水の気化熱 539 cal/g に対して凝固熱 80 cal/g）が低いので省エネルギー的な濃縮法である．また，低温濃縮であるため，香気の消失や品質変化が少ない．果汁やコーヒーなどの濃縮に適用されている．

❼ 高圧加工

高圧加工は，水を圧力媒体として食素材を **200 ～ 600 MPa（2,000 ～ 6,000 気圧）**に加圧して，食品加工を行う技術である．加熱処理を行わずに，多糖類のゲル化や糊化，およびたんぱく質の変性やゲル化を起こすことができる．また，食品の殺菌や酵素反応の制御も行える．一般に，食品の調理・加工・殺菌に用いられている加熱処理は，栄養素の崩壊，有害物質の生成，風味の消失などの欠点がある．高圧処理は，これらの欠点を補える可能性があるので，新しい食品加工技術として期待されている．現在のところ，加圧装置や生産コストなどの点で課題を残しているが，ジャム，ジュース，生ハム，炊飯米などの加工に実用化されている．

B 化学的操作

❶ 化学反応

酸による加水分解として，高分子であるデンプンのグリコシド結合を加水分解して低分子の水あめやブドウ糖（グルコース）を製造する操作がある．**還元反応**には，不飽和脂肪酸の二重結合に水素添加を行い飽和度を上げる硬化油の製造や，還元糖のカルボニル基を還元する糖アルコールの製造などがある．カルボキシメチルデンプン（CMS）やカルボキシメチルセルロース（CMC）は，デンプンやセルロースの水酸基にカルボキシルメチル基を**エーテル結合**させたもので，アイスクリームの増粘剤や乳化安定剤として利用されている．エステル化デンプンは，水酸基に酸無水物でエステル化反応を行ったもので，製パン性の改良に有効である．ショ糖脂肪酸エステル（シュガーエステル）は，ショ糖の水酸基に脂肪酸をエステル結合させたもので，乳化剤として用いられる．油脂（トリアシルグリセロール）のエステル交換は，トリアシルグリセロールに結合している脂肪酸を入れ換えることによって，融点などを制御した油脂を製造することができる．

その他，食品の漂白も化学的加工操作の 1 つといえる．また，加熱処理によって必然的に起こる**成分間相互反応**（風味・色調の変化など）も，嗜好性の向上に寄与する化学的加工操作である．特に，アミノカルボニル反応は，菓子類の焦げ目や風味付け，あるいは，みそやしょうゆの褐色化や香りの形成に重要である．

❷ 酵素反応

酵素反応の最大の特徴は，穏和な条件下で，特定の成分に作用して，特定の化学反応のみを選択的に行うことができることである．市販されている多種類の**酵素製剤**（プロテアーゼ，アミラーゼなど）を利用して，食品加工の広い分野で酵素反応が適用されている．**表 3-2** に適用例をまとめた．化学反応の項で述べたデンプンの加水分解はアミラーゼ，グルコアミラーゼによって，油脂のエステル交換反応はリパーゼによっても行われる．近年，咀嚼・嚥下困難者用のソフト食品の製造に，プロテアーゼ（肉の軟化）やペクチナーゼ（野菜の軟化）が用いられ，対象者が好む食材の形状を保持した食品（料理）が開発されている．また，トランスグルタミナーゼは，たんぱく質間にグルタミンとリシンの架橋構造を作ることで食肉や水産物のたんぱく質を結着する酵素であり，成型肉の製造や水産練り製品の食感改善などに利用されている．

C 生物的操作

❶ 微生物による加工

微生物は食品の腐敗をもたらすとともに，発酵によって食品の加工に寄与している．一般に，**腐敗**とは微生物の作用で有害物質が生じることで，**発酵**とは有用物質を生産することを指す．発酵微生物として**カビ**，**酵母**，**細菌**が用いられる．代表的な適用例を**表 3-3**

表 3-2　食品加工における酵素の利用

食　品	酵素（起源）	作　用	効　果
パ　ン	α-アミラーゼ（カビ） プロテアーゼ（カビ，細菌）	デンプンの分解 小麦グルテンの分解	パン生地粘度の調節，発酵の促進，生地体積の増加，鮮度・軟らかさの保持 パン生地伸展性の増強，混捏時間の減少，生地体積の増加，焼き上がり色調の改善
ビール	パパイン（パパイア） プロテアーゼ（カビ，細菌） β-グルカナーゼ（カビ，細菌）	たんぱく質の分解 β-グルカンの分解	ビール中の冷却凝固物（たんぱく質-タンニン複合体）の沈殿防止 麦芽由来β-グルカンの分解によるろ過の目詰まりの防止
清　酒	アミラーゼ（カビ） プロテアーゼ（カビ，細菌）	デンプンの分解 たんぱく質の凝集	四段掛けにおける蒸米の糖化とエキスの増加 たんぱく質性沈殿（白ボケ）の沈降促進
み　そ	プロテアーゼ（カビ，細菌）	たんぱく質の分解	大豆たんぱく質の分解促進
しょうゆ	プロテアーゼ（カビ，細菌）	たんぱく質の分解	たんぱく質分解の促進による速醸
チーズ	レンニン（キモシン）（子牛の第4胃，カビ，細菌，酵母） リパーゼ（カビ，膵臓） カタラーゼ（カビ）	カゼインの部分分解 脂肪の分解 過酸化水素の分解	カードの生成 脂肪酸の生成によるチーズフレーバーの改良 牛乳の殺菌に用いた過酸化水素の除去
果　汁	ペクチナーゼ（カビ） ナリンギナーゼ（カビ） ヘスペリジナーゼ（カビ） アントシアナーゼ（カビ）	ペクチンの分解 ナリンギンの分解 ヘスペリジンの分解 アントシアンの分解	果汁混濁の原因物質ペクチンの分解，搾汁効果の増強，果皮分解物の除去 かんきつ類苦味成分の分解除去 みかん缶詰の白濁原因物質の分解 過剰色素を含むジャム・果汁の脱色
果糖濃縮液	グルコースイソメラーゼ（放線菌）	グルコースの異性化	果糖・異性化糖の製造
転化糖	インベルターゼ（酵母）	ショ糖の分解	転化糖の製造，食品の糖の晶析防止
アイスクリーム	ラクターゼ（酵母）	乳糖の分解	乳糖の晶析防止，牛乳の乳糖除去
肉	パパイン（パパイア） プロテアーゼ（カビ，細菌）	たんぱく質の分解	調理前または缶詰前の肉の軟化，自己消化の促進

［河合弘康：食生活と加工食品，日本家政学会（編），朝倉書店，p.51，1989 を参考に著者作成］

表 3-3　食品加工における微生物の利用

カ　ビ	清酒，みそ，しょうゆ（麹（こうじ）として利用），かつお節，チーズ
酵　母	清酒，ワイン，焼酎，ウイスキー，ブランデー，ビール，みそ，しょうゆ，パン
細　菌	酢，納豆，チーズ，ヨーグルト，発酵乳飲料，調味料（アミノ酸，ヌクレオチド）

にまとめた．わが国の伝統的な加工食品には，**発酵食品**がきわめて多い（**表 3-4**）．なお，和食を特徴付ける発酵食品の多くに，コウジカビ（麹菌，*Aspergillus* 属）による穀類・豆類の麹が利用されている．昔から日本でのみ使われてきたコウジカビを，2006（平成16）年に日本醸造学会は国菌と認定した．

❷ 物理的・化学的操作との融合

あらかじめ化学的操作で発酵用の原料を大量に製造し，微生物の作用によって付加価値

表 3-4 主な発酵食品と微生物の関係

発酵食品	原 料	主な微生物		
		細 菌	カ ビ	酵 母
清 酒	こめ，米麹		*Aspergillus* 属（コウジカビ）	*Saccharomyces* 属（清酒酵母）
ビール	おおむぎ，麦芽			*Saccharomyces* 属（ビール酵母）
ワイン	ぶどう			*Saccharomyces* 属（ワイン酵母）
ウイスキー	おおむぎ，麦芽			*Saccharomyces* 属（ウイスキー酵母）
焼 酎	こめ，おおむぎ，そば，さつまいも，米麹		*Aspergillus* 属（コウジカビ）	*Saccharomyces* 属（清酒酵母）
しょうゆ	こむぎ，だいず，小麦・大豆混合麹		*Aspergillus* 属（コウジカビ）	*Saccharomyces* 属（しょうゆ酵母）
み そ	だいず，むぎ，こめ，米麹，麦麹		*Aspergillus* 属（コウジカビ）	*Saccharomyces* 属（みそ酵母）
みりん	こめ，アルコール		*Aspergillus* 属（コウジカビ）	
酢	アルコール	*Acetobacter* 属（酢酸菌）		
納 豆	だいず	*Bacillus* 属（納豆菌）		
チーズ	乳	*Streptococcus* 属 *Lactobacillus* 属（乳酸菌）	*Penicillium* 属（青カビ）	
ヨーグルト	乳	*Streptococcus* 属 *Lactobacillus* 属 *Leuconostoc* 属（乳酸菌）		
漬 物	野菜	*Leuconostoc* 属 *Lactobacillus* 属 *Pediococcus* 属（乳酸菌）		
パ ン	こむぎ			*Saccharomyces* 属（パン酵母）

の高い食品に変換する技術がある．たとえば，グルタミン酸などのアミノ酸の発酵生産では，キャッサバやとうもろこしのデンプンを酵素や酸で加水分解して得たグルコース（ブドウ糖）を原料にしている．同様に，サトウキビの搾汁を濃縮して砂糖を結晶化させた後に残る廃糖蜜は，アルコールやアミノ酸などの発酵生産に用いられる．

❸ 素材となる動植物の生命現象を応用した加工

動物の場合，と殺により呼吸を停止し組織や細胞への酸素供給が絶たれる．しかし，その後も酵素反応は引き続き進行し，結果として，死後硬直，熟成を経て筋肉が食肉へと変換される（第 4 章 2. A. 畜肉類，p.74 参照）．植物の場合は，収穫後も呼吸や代謝は進行し，未熟の果実が追熟により食用に適した熟度となる．また紅茶では，茶葉に含まれるポリフェノールオキシダーゼによってカテキンが酸化重合して，紅茶の色素であるテアフラビンなどが生じる（第4章6. E. 嗜好飲料類，p.142参照）．

❹ バイオテクノロジー

バイオテクノロジー（biotechnology）とは，「生命の（bio-）」持つ複雑で精巧な生命現象の機能（生体内酵素反応）を，工学（technology）的に利用して物質変換を行う先端的技術のことである．伝統的な発酵技術はバイオテクノロジーの原点といえる．具体的には**遺伝子操作**，**細胞融合**，**バイオリアクター**などの技術がこれに当たる（**図3-5**）．外来遺伝子を導入した**遺伝子組換え作物**として，除草剤に強いだいず・とうもろこし・なたね，害虫に強いとうもろこし・ばれいしょなどが市場に流通している．また，外来遺伝子の導入を伴わない**ゲノム編集**によって品種改良を行う技術も開発されており，外来遺伝子を導入しない場合は，国に事前相談と届出を行うことで安全性を確認し，市販することができる（2021年現在）．

これらの中で，バイオリアクター（**固定化酵素**，**固定化菌体**）の技術は，デンプンの高度利用に広く適用されている．デンプンからの糖の製造，グルコース（ブドウ糖）からの異性化糖（**ブドウ糖果糖液糖**）製造，あるいは機能性食品として利用される種々の**オリゴ糖**（第4章7. 新規加工食品，p.163参照）の製造などがその例である．

column｜遺伝子組換え（GM）食品

遺伝子組換え（genetically modified，GM）農産物を原料にして製造された食品である．除草剤に強いだいず・とうもろこし・なたね，害虫に強いとうもろこし・ばれいしょなどがあり，わが国には1996（平成8）年から輸入されている．栽培時の労力削減や農薬の使用削減につながるなど，生産者には大きなメリットがあるが，安全性に対する消費者の疑問の根は深い．

現在は，食品表示法で遺伝子組換え農産物およびそれを原料とした食品に表示義務を課している．しかし，しょうゆ，食用油脂，液糖などは，加工工程で“遺伝子組換えで生じたDNAやたんぱく質が除去･分解されている”との理由から表示義務はない（第6章B. ① a. 6）遺伝子組換え食品，p.191参照）．

❺ その他（新技術）

食品の製造工程にIT（information technology）技術が導入され，製造作業や品質検査の自動化が進んでいる．菓子や飲料などの大手業界では以前からロボット技術が導入されていたが，近年，生鮮食品や惣菜類の加工にも導入され，すし，玉子焼き，てんぷら，焼きとりなどの大量生産に使われている．また，徹底した衛生管理のもとで加熱調理した食品（料理）を急速冷凍してパックに詰め，チルド保存して配送するクックチル方式も普及しており，大手病院などの食事サービスで活用されている．

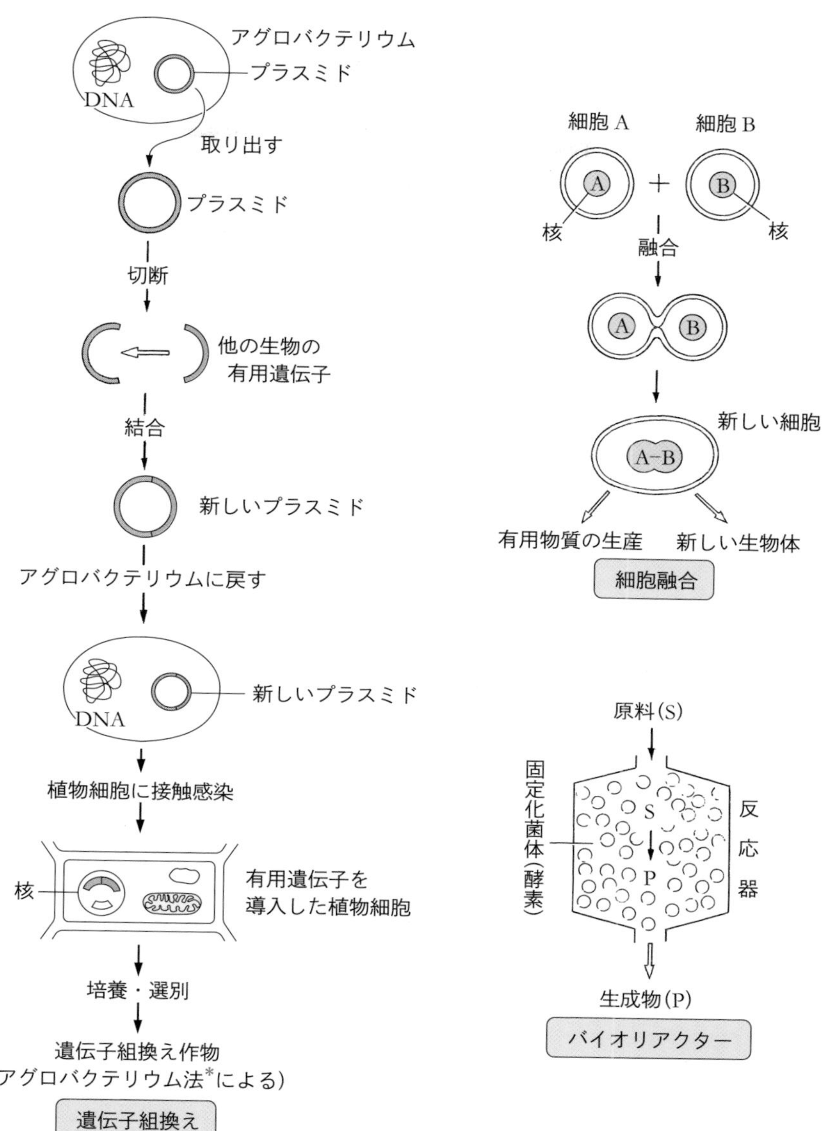

図 3-5 バイオテクノロジー技術の概略図

*有用遺伝子を含むプラスミドを物理的な方法（高圧ガス，火薬など）で植物細胞に直接打ち込む方法（パーティクルガン法）もある.

ゼラチンやゼインなどのたんぱく質，プルランなどの多糖類，あるいは硬化油などの油脂の膜で被覆された**マイクロカプセル**（微量容器：数 μm ～ 1 mm）に，油脂，香料，匂いや味の強い成分，不安定な成分などを閉じ込めた粉末状の材料が開発されている．この技術は，加工・保存中の劣化防止，摂食時の不快感の防止などを目的としている．また，粉末油脂をてんぷらの衣に混ぜておくと，揚げ調理を行わなくても，加熱するだけでてんぷらに仕上がる．今後も，さらなる新技術の開発が見込まれる．

練習問題

(1) 微生物を利用した食品加工について，原料—微生物—製品の関係を示した組み合わせである．正しいのはどれか．１つ選べ．

① 小麦粉—細菌—パン
② だいず—カビ—納豆
③ こめ—細菌・酵母—清酒
④ ぶどう—酵母—ワイン
⑤ だいこん—酵母—たくあん

(2) 食品加工における酵素の利用（酵素名—所在—利用）に関する組み合わせである．正しいのはどれか．１つ選べ．

① アミラーゼ—酵母—デンプンの分解
② パパイン—キウイフルーツ—食肉の軟化
③ リパーゼ—酵母—アミノ酸の製造
④ ナリンギナーゼ—みかん—果皮の分解
⑤ レンニン—子牛の第４胃・カビなど—チーズの製造

(3) 食品加工における物理操作についての記述である．正しいのはどれか．１つ選べ．

① 熱風乾燥は，短時間で乾燥ができるので食品の品質変化は少ない．
② 凍結乾燥は，鮮度を保つことができるので生野菜の乾燥に適している．
③ 逆浸透法による濃縮は，低分子の成分を膜浸透させて高分子の成分を濃縮する技術である．
④ マイクロ波加熱は，マイクロ波を照射して食品の表面から加熱する技術である．
⑤ エクストルーダー加工は，押し出し成型機の一種で，スナック菓子や組織状植物たんぱく質の製造に用いられている．

4 食品の加工

1 農産物加工

A 穀　　類

穀類には，**こめ**，**こむぎ**，**とうもろこし**，**おおむぎ**，**あわ**，**きび**，**ひえ**，**はとむぎ**，**ライ麦**，などイネ科植物種子のほか，**そば**（タデ科），**アマランサス**（ヒユ科）などがあり，日本食品標準成分表2020年版（以下，成分表）には205食品が収載されている．穀類は胚乳部にデンプンを多く含み，たんぱく質も含有していることから，世界中で主食となっている．こめ，こむぎ，とうもろこしの三大主要穀物は，国連食糧農業機関（FAO）の2018年度統計によれば，こめ（7億7千万トン），こむぎ（7億3千万トン），とうもろこし（11億5千万トン）が生産されている．栄養面から，アミノ酸スコア（2007年FAO/世界保健機関（WHO）/国連大学（UNU））によって穀類のたんぱく質栄養価を評価すると，精白米82，こむぎ56，そば粉100，とうもろこし44である．

a. うるち種ともち種

穀類には，長いアミロース鎖を含む**うるち種**と，長いアミロースをほとんど含まず，アミロペクチンを構成する短いアミロース鎖のみを持つ**もち種**がある．もち種の存在する穀類には，こめ，とうもろこし，おおむぎ，あわ，ひえなどがあり，waxy遺伝子座がうるち（遺伝的に顕性）種か，もち種かを決めている．こむぎについては2003年にもち性品種がわが国で登録されている．

b. 穀類の利用

穀類の利用法は，一般に粒の形で利用する**粒食**と，粉にして粉を加工してから食べる**粉食**と，その他に大別される．穀類の構造を比較すると，こめは外皮が外れやすく胚乳部が硬いのに対し，こむぎやそばは外皮が硬く壊れにくく胚乳部がもろい，という特徴がある．これらの構造上の違いから，こめは精白後粒食で食され，こむぎやそばは，製粉後胚乳部分を集めて粉食する食文化ができたものと考えられている．粒食には，油や塩分を使って小麦粉のように生地を作らずに，粒をそのまま調理できる長所がある．

❶ こ　め

こめは日本人の主食として，縄文の昔から食されてきた大切な食糧である．粒形から日本型（短粒種；ジャポニカ），インド型（長粒種；インディカ），中間型（ジャバニカ）に分類される．インディカ米は，デンプン中のアミロース含量が高く，炊飯したときに弾性が大きく粘性・付着性が少ないため，油で調理するピラフのようなご飯ものや，ビーフンなどのめんに加工されて食される．ジャポニカ種のうるち米は，国内では 14 ～ 25 % のアミロース含量のこめが用途別（低アミロース米はおにぎり用，18 % 以上の高アミロース米は米粉加工用）に栽培されている．アミロース含量が 15 ～ 17 % のこめは，大部分が炊飯用に用いられており，1 割から 1 割 5 分程度が酒造用，菓子用などに用いられる．

a. 精　米

こめは搗精（とうせい）して，精白米として主に粒食の形で利用される．稲の種子の断面図は**図 4・1–1** の通りである．籾（もみ）から籾殻（重量比で約 20 %）を除くと**玄米**となる．玄米は，外皮（果皮，種皮と糊粉層からなるぬか層），胚芽，胚乳からなっている．玄米から**ぬか層**と**胚芽**を除いたものを**精白米**といい，搗精歩留まりは精白米で 90 ～ 92 % である．胚芽中には**ビタミン B_1** が多く含まれているため，それを除いた精白米 100 g 中のビタミン B_1 含量は 0.08 mg となる．一方，ぬか層と胚芽の約 70 % を除去したものを七分づき精米，50 % 除いたものを五分づき精米といい，歩留まりは，七分づきで 93 ～ 94 %，五分づきで 95 ～ 96 % になるが，ビタミン B_1 含量は，精米 100 g 中 0.24 ～ 0.30 mg と高くなる．胚芽を搗精中に除去しないように工夫されたのが胚芽米であり，精白米の 3 倍量のビタミン B_1 が含まれている．

精米の工程を**図 4・1–2** に示す．最初にふるいの目の大きさで，未熟粒やごみ・異物を除いた後，精米機により搗精を行う．精米機はその原理から横型円筒摩擦式精米機，縦型研削式精米機，摩擦噴風式精米機に分けられ，研削式精米機では，打抜き鉄板と砥石（ダイヤモンドなどを塗布）の間で圧力をかけながら搗精される．玄米組織の中でぬか層の占める割合は約 6 % であるが，精白米に付着するぬかの脂質が古米臭の原因となるため，

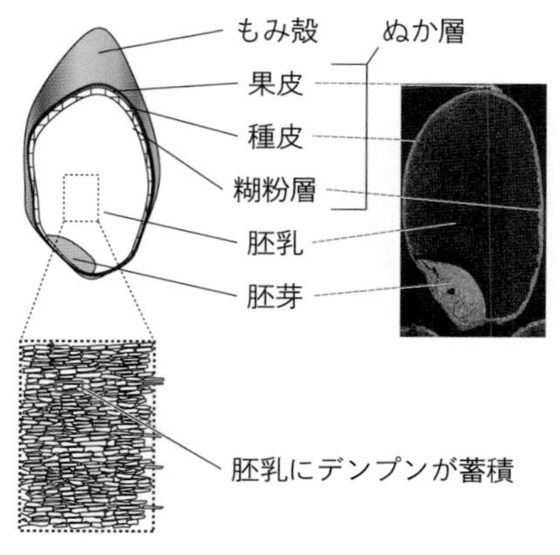

図 4・1–1　もみと白米の断面図

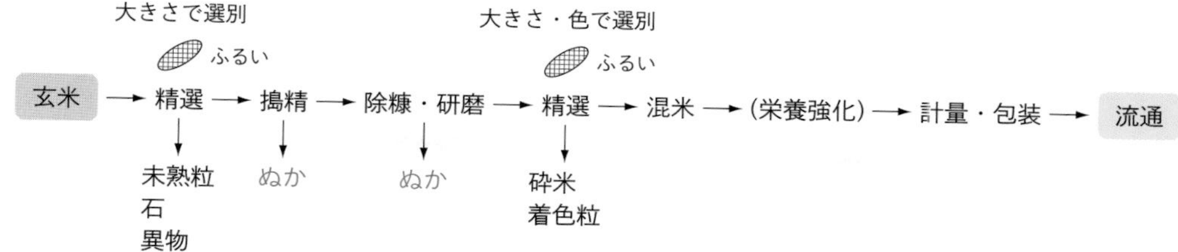

図 4・1-2 こめの精米工程

搗精後，ぬかを除去する操作が行われることもある．搗精後のぬかは，(ホスホ) リパーゼ活性が高く酸化されやすいため，ただちに溶媒抽出により米ぬか油が製造される (4. 油脂，p.105 参照).

酒造米の場合は，さらに 35 ～ 70 % 以下まで搗精する．本醸造・純米酒で 70 % 以下，吟醸酒では 60 % 以下，大吟醸では 35 ～ 50 % である．酒造米では精白の進行に伴い，ぬかの色が茶色から白色へと変わり，赤糠，白糠と呼ばれ，油・飼肥料やせんべいなどに利用されている．

b. こめの加工

こめは粉食の形でも**表 4・1-1** に示すように広く利用されている．

1）白玉粉

もち米を精白し，水を加えながら石臼などで磨砕し，沈殿させた粉をふるいに通した後，賽(さい)の目切りにして乾燥させた粉のことである．

2）もち粉，求肥(ぎゅうひ)粉

精白したもち米を，水洗いして水切りし，乾燥後，粉砕したものである．白玉粉よりは粒度が粗く，砂糖と水を加えて練り上げて，求肥(ぎゅうひ)などを作るのに用いられる．

3）上新粉

精白したうるち米を水洗いして水切りし，風乾して水分を調整した後，製粉した米

表 4・1-1 米粉の種類と主な用途

米粉	米粉原料	名称	製造方法	主な用途
生粉製品（β型）	もち	白玉粉	浸漬後，水挽き，圧搾脱水．賽の目に切断後，乾燥	白玉だんご，大福もち，しるこ
		もち粉（求肥粉）	精白したもち米を浸漬後，圧搾脱水，乾燥させてから製粉（白玉粉より粗い）	ぎゅうひ，大福もち，しるこ
	うるち	上新粉	洗米・水切り後，水分 18 ～ 19 % にして製粉・篩別	だんご，かしわもち，ういろう
糊化製品（α化型）	もち	道明寺粉	精白したもち米を浸漬・蒸煮後，乾燥し，荒く粉砕	さくらもち，おはぎもち
		寒梅粉	もち米を浸漬・蒸煮後もちに調整し，白焼き・製粉	押菓子，豆菓子，製菓用
		みじん粉	もち米を蒸煮後，乾燥・焙煎した焼もちを粉砕	和菓子，あられ，おこし
	うるち	みじん粉	うるち米を蒸煮後，乾燥・焙煎した焼もちを粉砕	和菓子など
		乳児粉	うるち米を熱加工して製粉	乳児食，重湯用

日本食品成分表 2020（八訂），一部 2015（七訂）に準拠

粉である．うるち米であるため，歯切れがよく，くしだんごやかしわもち，ういろうに用いられる．

4）道明寺粉

精白したもち米を蒸して乾燥したもの（干し飯）を，2つや3つ割りに粉砕したものを道明寺粉という．関西では桜餅（さくらもち）の原料となる．

5）その他の米粉

その他の米粉は，**表4・1-1**に示すものや，高アミロース米を湿式粉砕した米粉パン・米粉めん用の米粉，もち米を胴搗（どうづき）粉砕して蒸した最中種などがある．

column　新しいこめ品種

国立研究開発法人や公立研究機関を中心として，新しい調理加工特性や機能性などを有するこめ品種が開発され，利用されている．米粉パン用品種「ミズホチカラ」，玄米食用向け「金のいぶき」，リゾット向け品種「和みリゾット」，飼料米品種「モミロマン」，倒伏しにくい酒米品種「吟のさと」，低グルテリン品種「春陽」などがある．

c. その他の米加工品

1）包装米飯

精白米を炊飯し加圧加熱殺菌した後，フィルムシールした米飯加工品である．炊飯後に無菌室で充填を行う無菌包装米飯もある．

2）無洗米

米ぬかを糠洗式，高速回転法，タピオカデンプン吸着法などにより除去したものが無洗米である．米を研がずにすぐに炊け，排水により河川等の生物化学的酸素要求量（BOD）を上げないメリットがある．

3）α 化米

精白米を水に浸漬し，炊飯もしくは蒸してデンプンを α 化させ，熱風や凍結乾燥で水分が5％程度になるまで乾燥させた米である．インスタント飯類，携帯食として用いられる．またその粘る特性を活かし，米粉パン用米粉に配合して，100％米粉パンが膨らむことに利用されている．

4）発芽玄米

玄米を吸水させ，0.5～1 mmほど発芽させ，水分15％未満に乾燥した製品である．発芽玄米の栄養価は，玄米とほぼ同じである．また発芽時にGABA（γ-アミノ酪酸）が増加することから，「血圧が高めな方に適した食品」として機能性を表示する製品もある．

5）パーボイルドライス

もみ米を水に浸漬後，蒸気で加熱し，乾燥，搗精する．この加工操作でぬかに含まれているビタミン類が胚乳に移行し，精白米の栄養価が高まる．主にインド，パキスタン，バングラデシュ，ナイジェリア，EUで食され，2023年以降に世界で2.2億トン消費されるという予測もある．

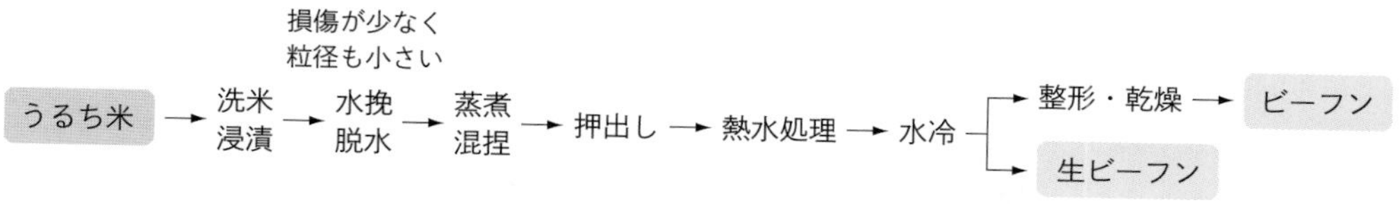

損傷が少なく
粒径も小さい
うるち米
洗米
浸漬
水挽
脱水
蒸煮
混捏
押出し
熱水処理
水冷
整形・乾燥
ビーフン
生ビーフン

図 4・1-3 ビーフンの製造工程

6）レトルト米飯，冷凍米飯

白米，赤飯，混ぜご飯などを積層プラスチックフィルムや，レトルトパウチに充填・密封し，120 ℃，4 分の高温加熱殺菌を行ったもので，緊急時用，携帯用，非常食用に利用されている．

調理加工した米飯類（ピラフ，チャーハン，焼きおにぎり，おこわなど）を－40 ℃以下で急速凍結し，－18 ℃以下で保存したものが冷凍米飯である．JAS 規格では pH 調整剤としてクエン酸，炭酸ナトリウム，酢酸ナトリウムの使用が認められている．

7）ビーフン

インディカのうるち精白米（中国南部，台湾産）を原料として，**図 4・1-3** のような工程で作る押出しめんである．日本企業がベトナム産のこめで現地製造したものも輸入されている．うるち米のみで作った伝統的なビーフンは，デンプンを混捏したビーフンとは食味が違うといわれている．

8）包装もち

こめを粉にしてもちを作った後，無菌包装したもので，広く利用されている．

❷ こ む ぎ

a. こむぎの構造

こむぎ粒の縦と横の断面を**図 4・1-4** に示す．外皮は全体の約 14 % で，ふすまになる部分である．外皮に包まれている内側は，胚乳で約 84 % を占め，デンプン組織と糊粉層（アリューロン層）からなる重要な成分である．デンプン貯蔵組織の内部にはデンプンやたんぱく質などが含まれている．

のぎ
外皮
（ふすま）
外皮
胚乳
糊粉層
胚芽
粒溝
色素繊糸
縦断面
横断面

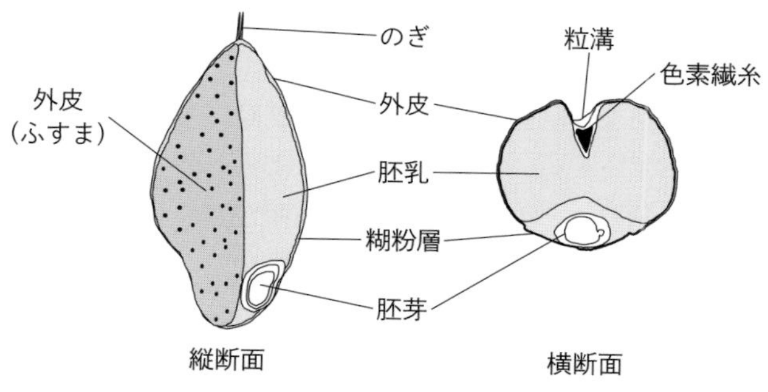

図 4・1-4 こむぎの断面図

表4・1-2　小麦粉の種類と主な用途

種類	等級	灰分（%）	たんぱく質（%）	主な用途
強力粉	1等粉	0.4	11.8	食パン，コッペパン，フランスパン
	2等粉	0.5	12.6	菓子パン，パン粉
	全粒粉	1.6	12.8	食パンなど
中力粉	1等粉	0.4	9.0	うどん，乾麺
	2等粉	0.5	9.7	タルト，クラッカー
薄力粉	1等粉	0.4	8.3	カステラ，クッキー，ケーキ，てんぷら
	2等粉	0.5	9.3	菓子，ハードビスケット
デュラムセモリナ		0.8	12.2	マカロニ，スパゲッティ

日本食品成分表2020（八訂），一部2015（七訂）に準拠
［製粉振興会「小麦粉の加工と製品」を参考に著者作成］

b．こむぎの種類

現在栽培されている主要なこむぎは，分類学的にはパン小麦（*Triticum aestivum* L.）とデュラム小麦（*Triticum durum*）であるが，播種時期，粒の性状，色，硬さなどのさまざまな要因で分類されている．製パン用には，カナダのカナダ・ウェスタン・レッド春小麦，アメリカのハードレッド春小麦が使用され，中華めん用にはアメリカのハードレッド冬小麦が，うどん用にはオーストラリアン・スタンダード・ホワイト（ASW）小麦が使われている．菓子用には，アメリカ産のたんぱく質含量が低いソフト・ホワイト小麦とホワイト・クラブ小麦（*Triticum compactum*）の混合物が用いられている．

c．こむぎの製粉

こむぎは硬い外皮が胚乳部と密着しているため，砕いて軟らかい胚乳部を粉にしてから，砕けにくい外皮を除いたほうが利用しやすい．こむぎの製粉は，水分を加えて調湿後，①外皮はなるべく砕かずに，歯立てロールや滑面ロールといった各種ローラーミルで粒を粗く砕いて（破砕工程）ふるい分けを行い，②風力で外皮を吹き飛ばして，胚乳部を分離（純化工程）し，③できるだけ純粋な胚乳粒をローラーミルで細かく粉砕（リダクション工程）して製粉される．こむぎは，その灰分量を測定することによって品質（等級）が判定されている．**表4・1-2**に小麦粉の種類と用途を示す．デュラムセモリナはデュラム小麦を粗く粉砕したものである．このほか，ふすまや胚芽を除去せずに製粉した全粒粉もある．

こむぎのたんぱく質には，グルテリンに分類されるグルテニンとプロラミンに分類されるグリアジンとが含まれており，水を加えて混捏した生地（ドウ）の内部では，グルテニンとグリアジンの分子が結合することで，**グルテン**と呼ばれる高分子量のたんぱく質が形成される．グルテンは粘性，弾性，結着性が高いため，これを利用した多彩な小麦加工品が製造されている．一方，グルテン摂取によるセリアック病の発生が欧米では問題となっており，米粉・雑穀などのグルテンフリー食が関心を集めている．

d．こむぎの加工

こむぎに含まれるグルテンに特有な粘弾性を利用して，パンやめんなどのこむぎ加工品が製造されている．小麦粉からパンを作るのには，グルテンを構成する特定成分（高分子

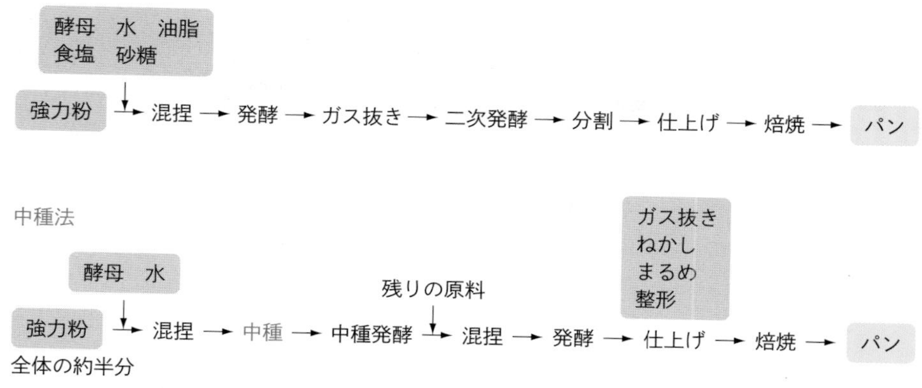

図 4・1–5 **代表的製パン法の工程の概要**

量および低分子量グルテニンの特定成分）が製パン性と密接な関係にあることが明らかになってきたことから，製パン性の高い品種改良が進められている（国内ではゆめかおり，ゆめちから，ミナミノカオリなど）．

パンやめん（パスタ類を除く）を製造する際は食塩を添加する．そのためこれらの食品は食塩含量（ゆで汁も含む）が高いという特徴があるため，血圧が高めの人の食事に用いる場合は，食塩含有量に留意する．

1）パ　ン

パンは，小麦粉に水と食塩を加えた生地を作り，酵母の発生する二酸化炭素で膨化させて，焼成した加工品である．パンの主原料は，小麦粉，水，酵母，食塩であり，これらに砂糖，油脂（ショートニング）などを配合する．

パンの製法（**図 4・1–5**）には，**直捏ね法**（じかごね）（直接生地法もしくはストレート法），**中種法**（なかだね）（中種生地法もしくはスポンジ法）などがある．直捏ね法では，すべての原料を一緒に混捏，発酵，焼成するため，温度管理や生地の取り扱いがむずかしい．中種法は，手間はかかるが温度管理が楽なため，機械による大量生産に向いている．このほか，**中**（ちゅう）**めん生地法**，**液種**（えきだね）**生地法**などがある．

2）め　ん

パンやケーキに比べて配合材料が簡単で，小麦粉，水，食塩でめん帯を作り，それを長い線状に成型することでめんができる．**図 4・1–6** に代表的なめんの製造工程を示す．うどんやそうめんには中力粉，中華めんには強力粉というように，めんのコシの強さに応じてたんぱく質含量の異なるものが用いられる．

ｉ）うどん　うどんには中力粉が用いられる（**図 4・1–6 ｉ**）．帯状のめん帯を切出し機にかけて，めん線に加工したものが生めんであり，生めんを乾燥させたものが乾めんである．小麦粉に，水 30 ～ 35 %，食塩 1 ～ 3 % を加えて作る．

ii）手延べそうめん　そうめんは，生めんを乾燥させた乾めんである（**図 4・1–6 ii**）．小麦粉に，水 50 %，食塩 5 %（うどんよりも多い）を加えてよく捏ね，植物油を練りこみながら細く伸ばしていく．ひも状のめんを 2 本の竹にかけ，さらに細く伸ばし，乾燥し，箱詰めする．冬季に作られたそうめんは，梅雨明けまで貯蔵する（**厄**（やく）という）

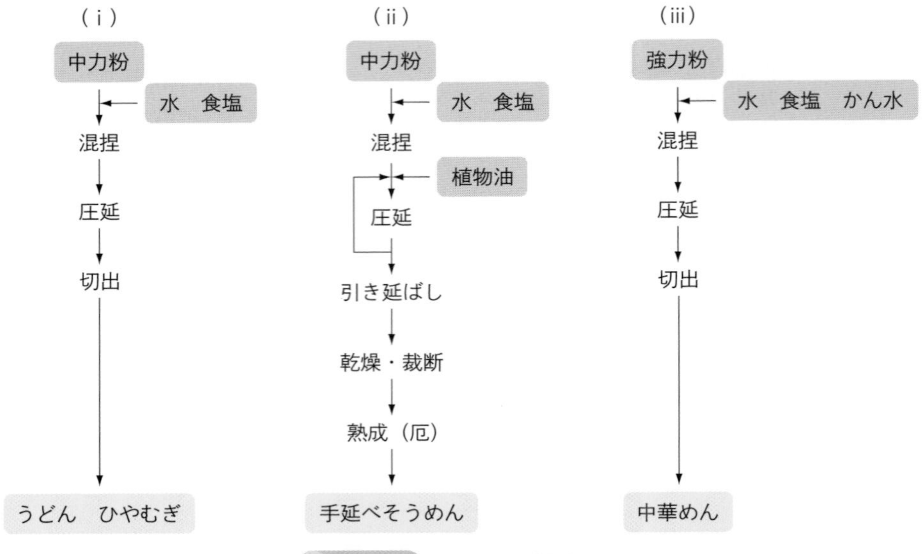

図4・1-6 めん類の製造工程

ことで，小麦デンプンやたんぱく質と脂質との間に分子間相互作用が生じ，独特の食感となる．

iii）中華めん　小麦粉（主に強力粉）にアルカリ性の**梘水**（かん）（炭酸カリウム，炭酸ナトリウム，リン酸塩混合物の水溶液）と食塩を加えて，圧延し，切り出したものである（**図4・1-6 iii**）．加えたアルカリにより，小麦粉のフラボノイド系色素が黄色に発色し，グルテン内の分子間架橋の促進により独特な食感が加わる．

iv）パスタ類　デュラム小麦のセモリナ粉（胚乳の粗い粒）は，たんぱく含量は多いが，グルテンの弾性は強くないのでパンではなく，パスタ（スパゲッティやマカロニ）の製造に使われる．カロテノイド色素が多く漂白しないので，製品は黄色になる．ほかのめん類と異なり食塩は使用せず，小麦粉と水を捏ねて脱気した後，高圧で先端の金具（ダイス）から押し出すことで製造される．

JAS規格ではマカロニ（2.5 mm以上の大きさの管状，その他貝殻状などの形状のもの），スパゲティ（1.2 mm以上の太さの棒状，2.5 mm未満の太さの管状のもの），バーミセリ（1.2 mm未満の棒状のもの）およびヌードル（帯状に成型したもの）の4種に分けられる．

v）その他小麦加工品　ふ（麩）は，小麦たんぱく質のグルテンを原料とした食品で，小麦粉に食塩水を加えて混捏し，流水中でデンプンを洗い流して作られる．

3）プレミックス粉

小麦粉，食塩，砂糖，粉乳，油脂，卵粉，膨張剤，加工デンプン，乾燥イースト，香料などを混合したもので，水を加え，すぐに加熱調理できる特徴を持つ．ベーカリプレミックス（ケーキミックス，パンミックス，ドーナツミックス）と，調理用ミックス（てんぷら粉，お好み焼きミックス，唐揚げ粉）とがある．

❸ とうもろこし

トウモロコシ（*Zea mays*）は中南米原産で，世界の三大主要穀物の 1 つである．うるち種ともち種，粒の形（爆裂種，甘味種，軟粒種，硬粒種，馬歯種）や色（黄，白，青，紫黒，赤）はさまざまで，甘味種をゆでたり蒸したりして生食する以外に，下記に示すような加工品に利用されている．

成分としては，デンプンは 72 ～ 73 % 含まれ，うるち種ではアミロペクチンが約 75 %，アミロースが約 25 % を占める．たんぱく質は 8.6 % 含まれており，このうちプロラミンに分類されるゼイン（ツェイン）が 35 ～ 65 % を占め，そのほか多い順にグルテリン，アルブミン，グロブリンが含まれている．アミノ酸スコアは 44 と低く，リシンが**第一制限アミノ酸**である．脂質含量は 5 % で，リノール酸，オレイン酸などが多い．β-クリプトキサンチンや β-カロテンが 100 g 当たり 0.1 mg 程度含まれており，レチノール当量が高いという穀類の中ではめずらしい特徴がある．

a. とうもろこしの加工品

ポップコーンは爆裂種を油と容器内で加熱することで爆裂させ，胚乳部が露出したものである．

コーングリッツは胚乳のみをひき割りにしたものである．**図 4・1-7 i** に，小麦粉と同じように乾燥状態で胚乳部を粉砕し製造するドライミリング（乾式粉砕）の工程を示す．粗びきしたコーングリッツをさらに細かく粉砕したものがコーンフラワーで，練り製品の増粘剤などに使われている．コーングリッツに調味液を練り込み，加圧・加熱後乾燥して圧扁したものがコーンフレークである．最近は，コーンスナック菓子を製造するエクストルーダー（加圧・圧扁・射出を行う機械，第 3 章 A. ⑤エクストルーダー加工，p.41 参照）でも製造することができる．

液体中でコーンスターチ，コーングルテンミール，コーングルテンフィード（外皮），胚芽に分離するウェットミリング（湿式粉砕）の工程を**図 4・1-7 ii** に示す．コーンスターチは，胚芽を浮遊させて分離した後，ふるいで外皮を除き，遠心分離によってたんぱく質を除去して作られる．用途としては，デンプンをアミラーゼで糖化して作るグルコースや，グルコースの一部をグルコースイソメラーゼで異性化した異性化糖（グルコースとフルクトースの混合物）の製造に使われている．コーングルテンミールは小麦粉と混ぜて製菓・パン用に，胚芽からのコーンオイルはマーガリンやサラダ油に加工され，コーングルテンフィードは飼肥料に利用されている．

column ｜ とうもろこしとナイアシン欠乏

とうもろこしの第二制限アミノ酸はトリプトファンである．ナイアシンに変化できるトリプトファン（ナイアシン当量係数は 1/60）が少ないため，とうもろこしを常食する際には，ナイアシン欠乏症であるペラグラに注意が必要である．とうもろこしを家畜に給飼する場合には，発酵生産されたリシンの添加や，遺伝子組換えで育種された高リシン種が用いられている．

（i）コーングリッツなどの製造工程

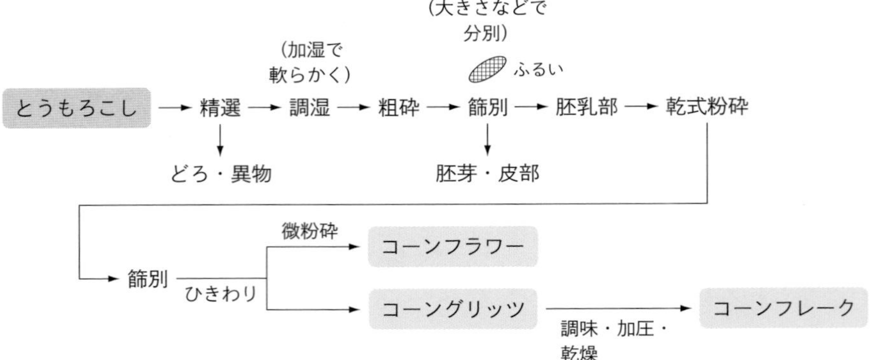

（ii）コーンスターチなどの製造工程

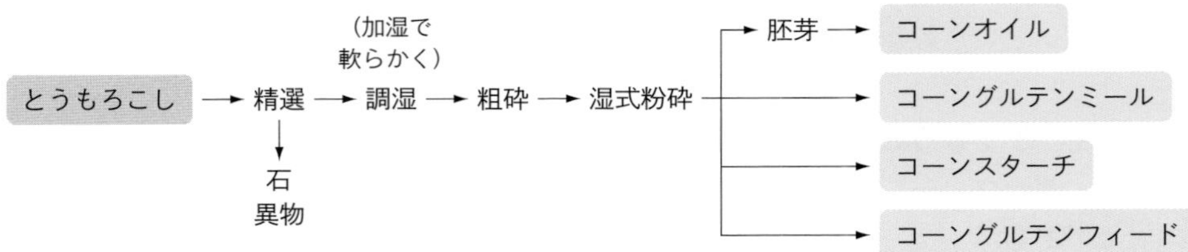

図 4・1-7 コーン加工品の製造工程

④ 雑　穀

イネ科作物のうちで，こめ，こむぎ以外の穀類，およびイネ科以外で穀類に類似した作物を総称して雑穀という．あわ，おおむぎ，オーツ麦（えんばく），きび，はとむぎ，ひえ，ライ麦などと，イネ科以外のそばやアマランサスがある．

1）おおむぎ

おおむぎ（*Hordeum vulgare*）はイネ科コムギ属に分類される越年生草本であり，六条おおむぎと二条おおむぎの2種がある．大部分がデンプンからなっており，たんぱく質は**押麦**で6.2％とそれほど高くはない．六条おおむぎにはβ-グルカンに代表される食物繊維が豊富であり，食味のよいもち麦は機能性表示食品（糖質の吸収を抑える，血中コレステロールを低下させる，おなかの調子を整える）として，圧扁加工されない丸麦で販売されている．六条おおむぎは，押麦，丸麦，**麦こがし**（はったい粉），大麦めん，菓子，麦茶，麦みそとして利用されている．二条おおむぎはビール醸造用に利用されており，ビールろ過時の歩留まり向上や混濁を防止するため，β-グルカン含量の低い品種が育種されている．

2）そ　ば

そばはタデ科の1年生草本で，普通そば（*Fagopyrum esculentum*），韃靼（だったん）そば（*F. tataricum*）が国内では栽培されている．韃靼そばはその栄養特性（ルチン含量が高い）が着目され，韃靼そば茶などに利用されている．そばの成分はデンプンが主体でアミロペクチン：アミロース比がおおよそ3：1である．アルブミン，グロブリンを主体とするたんぱく質含量は高く，アミノ酸スコアは100と高い．食物繊維が比較的多く含まれ，不溶性食物繊維の割合が高いという特徴を持つ．カリウム，亜鉛，銅，セレンなどのミネラルおよびビタミン B_1，B_2，ナイアシンなどのビタミンも比較的多く含まれる．

そばを石臼でひいて，製粉したそば粉をめんに加工したものをそば（そば切り）という．そばにはこむぎのようなグルテンがないためつながりにくいことから，**つなぎ**として小麦粉や，やまのいもなどを加えることが多い．そばめんには，石臼でひく際に内層粉と外層粉とを分け，内層部分のさらしな粉から作る更科そばや，分画しない全層粉（ひきぐるみ）を用いる田舎そばなどがある．

3）あ　わ

あわ（イネ科キビ亜科）は穀物の中で最も粒が小さい．もち種は，もち米と蒸してつきあわもちやだんごに加工する．主な成分はデンプンで，たんぱく質，食物繊維，亜鉛や銅のミネラルに富んでいる．第一制限アミノ酸はリシンである．

4）はとむぎ

はとむぎ（イネ科ジュズダマ属）は，こめとともに炊飯して利用する．漢方薬（ヨクイニン；イボ取り，利尿，鎮痛）としても利用される．

5）オーツ麦

オーツ麦（えんばく）の成分はデンプンが主体だが，たんぱく質含量も比較的高く，アミノ酸スコアも 98 と高い．オーツ麦の摂取により血中コレステロールが低下する作用が認められており，オートミールやビスケット，ケーキなどに利用されている．

6）アマランサス

アマランサス（ヒユ科ヒユ属）は，たんぱく質，食物繊維を多く含み，カリウム，亜鉛，銅などのミネラルに富んでいる．

7）その他の雑穀

イネ科では，きび（だんごやあめに利用），ひえ（こめとともに炊いて利用），ライ麦（パンや蒸留酒に利用），もろこし（コウリャン，ソルガムとも呼ばれる．かゆ，冷めん，高粱酒に利用），テフ（エチオピアのインジェラと呼ばれるパンに利用）がある．小麦粉のアレルギー代替食として，南米原産のキヌア（ヒユ科アカザ亜科アカザ属）も注目されている．

B　豆　　類

一般に，食品加工に利用される豆類は種類が限られている．日本食品標準成分表 2020 年版（八訂）（以下，成分表）の食品群・豆類に収載されているものを参考にすれば，わが国で日常食用に供されている豆類は，あずき，いんげんまめ（金時，うずらまめ，とらまめ，だいふくまめ），えんどう，ささげ，そらまめ，だいず，つるあずき，ひよこまめ，べにはないんげん，らいまめ，レンズまめ，りょくとうなどである．これらのうち，食品加工に利用されるのは主にだいずとあずきで，これら以外の豆類は煮豆として惣菜になる．

だいずからは，きな粉，豆腐，揚げ，凍り豆腐，豆腐よう，テンペ，納豆，おから，豆乳，湯葉，みそ，大豆油など多様な加工食品が製造され，あずきおよび白いんげんまめ（手亡（てぼ））からは和菓子に多用されるあんが製造される（6. F. ① 1）あん，p.154 参照）．その他，成分表では種実類に分類されるらっかせいは，ピーナッツバターの製造に利用される．**りょくとう**はもやしの原料として，またそのデンプンが**はるさめ**の加工に利用される．なたまめの若さやは福神漬け（p.66）に利用されている．

❶ だいず

だいずは日本人の食生活に欠かせない食品素材であり，多様な加工食品の製造に利用されると同時に，**油糧種子**として大豆油の原料となっている（**図4・1-8**）．また近年では，だいずから食肉・畜肉様の加工食品が開発され，世界中で新たなたんぱく質食糧として急速に普及しつつある．なお，みそに関しては6. A. ①みそ，p.127を参照のこと．

a. 豆 腐

すべての豆腐類の製造において，最初の豆乳調製過程は共通している（**図4・1-9**）．だいずを水で浸漬・膨潤させ，磨砕した後90℃以上の温度で加熱して**呉汁**（ごじゅう）を得る．呉汁をろ過して**豆乳**を得るが，別法として，呉汁をろ過してから加熱する**生絞り**と呼ばれる方法で調製される豆乳もある．加熱することにより，だいずに存在する酵素のリポキシゲナーゼが失活し，リノール酸の酸化分解物である**ヘキサナール**に起因する青臭さの発生を抑制する効果がある．呉汁をろ過した残渣は**おから**として利用される．おからは水分を約75～80％，主成分としてヘミセルロースを主体とする食物繊維を約11％含み，たんぱく質約5～6％，脂質約3.5％が残存する．なお，おからは食用以外に家畜の飼料に使われたり，産業廃棄物として廃棄されることもある．

ろ過した豆乳に凝固剤を加えて主要たんぱく質（7*S*グロブリン/β-コングリシニン，

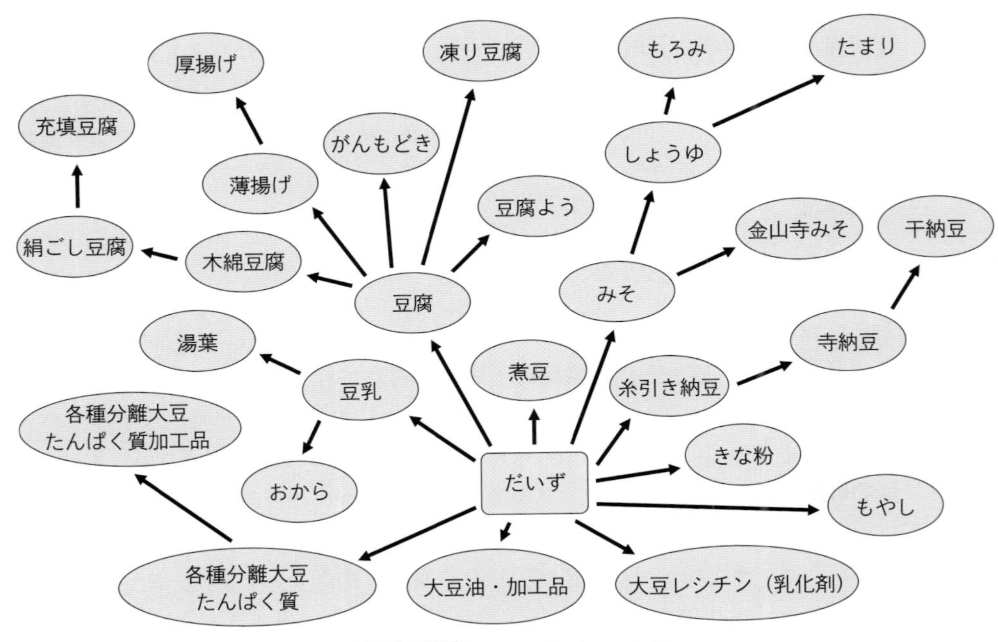

図4・1-8 だいずの加工食品

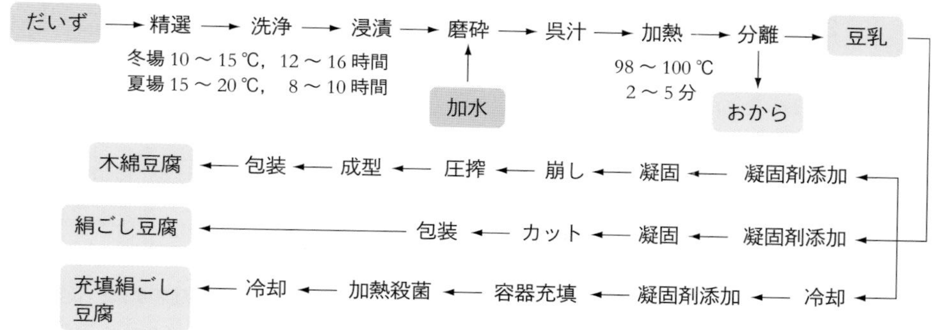

図 4・1–9 各種豆腐類の製造工程

11*S* グロブリン/グリシニンなど）を凝固させ，**カード**（凝乳物）を形成させたものが豆腐である（**図 4・1–9**）．凝固剤としては，天然の海水由来のにがり（$MgCl_2$ を主成分とする），すまし粉（$CaSO_4$），グルコノ–δ–ラクトンなどが使用される．Ca，Mg イオンによる凝固は，イオンを介したたんぱく質間の架橋によるものであり，グルコノ–δ–ラクトン添加による凝固はラクトン環の加水分解によって生じたグルコン酸による pH の低下に伴うたんぱく質の等電点沈殿（あるいは酸変性）の結果である．豆乳の凝固処理方法の違いによって製造された豆腐は，それぞれの栄養成分も少しずつ異なっている（成分表参照）．

1）木綿豆腐

浸漬だいずの約 10 倍量の水で磨砕して得た呉汁を 90 ℃で加熱後，ろ過して豆乳とおからに分離する．豆乳を加温しながら凝固剤を加えて，木綿を敷いた穴あきの型箱に移し，圧搾して余分な水分（これを湯と呼ぶ）を分離して成型したものが木綿豆腐である（水分 85.9 %，たんぱく質 7.0 %，脂質 4.9 %，炭水化物 1.5 %）．

2）絹ごし豆腐

浸漬だいずの約 5 倍量の水で磨砕して，木綿豆腐と同様に豆乳を得る．豆乳を加温しながら凝固剤を加えて，穴のない型箱で凝固・成型したものが絹ごし豆腐である．湯を分離しないので水分，炭水化物は木綿豆腐より少し多めである（水分 88.5 %，たんぱく質 5.3 %，脂質 3.5 %，炭水化物 2.0 %）．

3）充填豆腐

絹ごし豆腐と同様に濃度の濃い豆乳を得て，冷却した後，凝固剤（主として $MgCl_2$，グルコノ–δ–ラクトン）とともにプラスチック容器に充填・封入し加熱凝固させたものが充填豆腐である．量産に適しており，**無菌充填**操作を行った製品は保存性に優れ，遠隔地への流通・販売が可能である（水分 88.6 %，たんぱく質 5.0 %，脂質 3.1 %，炭水化物 2.5 %）．

b．豆腐関連加工品

1）油揚げ

木綿豆腐を薄切りにして水切り後，油で最初は低温（120 ℃）で揚げ約 3 倍に膨化させ，**伸ばし**過程を経て再度高温（200 ℃）で揚げて（二度揚げ），外側をきつね色に着色させたものである．

2）生揚げ（厚揚げ）

厚切りの木綿豆腐を水切りし，最初から高温（200℃）で揚げたものである．厚切りのため，表面はきつね色であるが，中身は豆腐と変わらない．

3）焼き豆腐

厚切りした硬めの木綿豆腐の両面を直火で焙り，焼き目を付けたものである．煮崩れしにくいため，煮物，鍋物料理に利用される．

4）凍り豆腐（高野豆腐，しみ豆腐）

豆腐を凍結させ，たんぱく質を凍結変性させ，その状態で乾燥（凍結乾燥）させたものである．変性に伴って**キセロゲル**と呼ばれる凍り豆腐特有の海綿（スポンジ）状の組織ができあがる（水分7.2%，たんぱく質50.5%，脂質34.1%）．乾燥状態のため，保存性に優れる．

5）がんもどき

豆腐を砕き，やまのいもをつなぎにして，野菜類を加えて練り合わせ成型した後，油揚げと同様に二度揚げしたものである．関西では**ひろうす**（**飛竜頭**）とも呼ばれている．

6）湯　葉

濃い目の豆乳を鍋にて加熱し，ラムスデン現象により液面に形成される変性たんぱく質の薄膜を棒で引き上げたものを**生湯葉**という．この薄膜（生湯葉）を成型して乾燥させたものが乾燥湯葉で，保存性に優れた日本古来の伝統食品である．

7）豆腐よう

沖縄地方に伝わる豆腐の伝統発酵食品である．米麹に泡盛を加えてすり潰し，これを調味した後，紅麹を加えて漬け汁とする．木綿豆腐を賽の目切りにして数日乾燥させ，泡盛で洗ってから漬け汁で２～６ヵ月漬け込んだものである．

8）豆乳類

豆乳の調製は，基本的には豆腐製造と同じ工程である（**図４・1–9**）．浸漬だいずを磨砕，加熱，ろ過し，おからを除去して得た乳状の飲料である．風味を向上させるため，豆乳原液に種々の調整が加えられることもある．日本農林規格（JAS規格）では，だいず固形成分８%以上のものを豆乳と定めている．豆乳原液に糖類，食塩，調味料，油脂などを加えたもの，あるいは脱脂加工大豆（大豆油を抽出した粕）より熱水などでたんぱく質や，その他の成分を溶出したものであって，だいず固形成分が６%以上のものを**調製豆乳**として区別する．また，豆乳原液に野菜や果実などの搾汁を10%未満混合し，だいず固形成分が４%以上のものを**豆乳飲料**としている．また近年は，だいずをまるごとすりつぶして製造した豆乳様の飲料もあり，JAS規格の豆乳には分類されないため，「大豆飲料」として区分される．

c. 納　豆

1）糸引き納豆

納豆菌（*Bacillus subtilis*（*natto*））を用いた発酵食品で，蒸煮しただいずに熱い（約80℃）うちに納豆菌を接種し，プラスチックトレイ中に移した後，約40℃で20時間ほど発酵させたものである（80℃で納豆菌や雑菌は死滅するが，納豆菌の芽胞は生き残る．その後 40 ℃にすると芽胞が発芽し納豆菌の純粋培養となる)．納豆菌の分泌する酵素でだいず中のたんぱく質は低分子ペプチド・アミノ酸まで消化され，だいずの組織も分解を受けて消化性が向上する．発酵しただいず表面は，糸を引く粘質物（高分子化した D-グルタミン酸の **γ-イソペプチド**およびフルクタン）で覆われる．過去には，伝統的な稲わらを編んだ**「つと」**で天然の納豆菌による発酵が行われていた．

2）寺納豆（浜納豆，大徳寺納豆）

糸引き納豆と異なり，コウジカビ（*Aspergillus sojae*）を用いて発酵させたもの．他に乳酸菌や酵母なども関与する．製法はみそに近い．蒸煮だいずにコウジカビを接種し，だいず麹（豆麹）を作り，食塩水とともに仕込み，半年～ 1 年熟成させた後，乾燥したものである．黒褐色で独特の塩味，風味を与え，菓子の材料としても利用される．

d. テンペ

テンペはインドネシアの伝統的なだいず利用発酵食品である．浸漬だいずを 1 時間ほど蒸煮し，薄皮を除去し脱水した後，**クモノスカビ**（*Rhizopus oligosporus*）を接種して発酵（37 ℃，40 時間）させたもので，食塩を使用しない**無塩発酵食品**である．

e. 大豆たんぱく質調製食品

だいずは良質なたんぱく質食品素材（たんぱく質を約 30 % 含有）であると同時に，油糧種子（脂質を約 20 % 含有）として大豆油搾油のため世界中で利用されている．油を抽出した後の脱脂大豆のたんぱく質は，乳化性，起泡性，結着性，凝集性，吸油性などの多様な**加工特性**，機能特性を有する食品加工素材である．乳加工様製品（チーズ，ヨーグルト），マヨネーズ様食品，水産加工食品，小麦粉製品などの加工に，あるいは食肉加工食品のイングレディエント（添加材：「植物性たんぱく質」と表示される）として，粉末状，粒状，繊維状などの形態で供給され，多くの加工食品の製造に利用されている．また，大豆たんぱく質の持つ生理機能性を活用した加工食品（特定保健用食品・機能性表示食品）などの製造にも利用されている．

1）濃縮大豆たんぱく質（soy protein concentrate，SPC）

脱脂大豆粉から可溶性炭水化物成分，臭気成分などを酸やアルコールで洗浄除去して濃縮した製品である．たんぱく質含量約 60 ～ 80 %，保水性，乳化性，結着性に優れ，製パン，食肉加工食品の製造に利用される．

2）分離大豆たんぱく質（soy protein isolate，SPI）

脱脂大豆を水抽出して残渣を除いた後，pH 4.5 付近でたんぱく質を等電点沈殿させ，上澄み部（ホエー）を除去，中和・乾燥した粉末製品（たんぱく質含量約 90 %）である．加工特性や機能性に優れ，コーヒーホワイトナー，ハム，ハンバーグ，ちくわ，冷凍すり身などの魚肉練り製品に広く利用されている．

3）組織状大豆たんぱく質

分離大豆たんぱく質などをエクストルーダー加工（第 3 章 A. ⑤エクストルーダー加工，p.41 参照）し，繊維状・粒状に加工してひき肉様外観，食感を持たせた製品である．近年は，ベジミートなどと称し，植物性食肉様素材として普及し始めている．

4）繊維状大豆たんぱく質

精製度の高い分離大豆たんぱく質をアルカリ性溶液に溶解し，酢酸酸性の塩溶液に押し出し，紡糸組織化した製品である．畜肉繊維組織様食感を与えるので，食肉・魚肉様加工食品の製造に利用される．組織状大豆たんぱく質と同様に植物性食肉様素材として使用される．

f. きな粉

乾燥だいずを約 200 ℃前後で焦げ目の付く程度に炒ってすり潰し，微粉末に粉砕したものである．もち，だんごなどの菓子類にまぶして利用される．

column｜**究極のたんぱく質供給加工食品素材――だいず**

たんぱく質の摂取は人の健康維持にとって大切であるが，地球上で生産されるたんぱく質栄養源となる一次生産物は，消費される場へ安全に輸送するための複雑な保存（貯蔵）処理，摂食可能な形態への調理，加工処理が必要な場合が多い．特にこのような手段，条件を満足に満たせない地域での難題を解決できる食品加工素材として，だいずが注目されている．

乾燥だいずは特別な処置なく輸送，貯蔵に耐え，複雑な装置，動力などを必要としないで水浸漬，磨砕，加熱，無機塩の添加や pH の調整など単純な加工処理で，豆乳，おから，豆腐，さらに発酵によってヨーグルトなどの優秀なたんぱく質供給加工食品になる．たんぱく質栄養不足の深刻な地域では，だいずをやぎ･乳牛になぞらえた“VitaGoat and SoyCow（絞ると豆乳がでる装置の意味）運動”が進められている．原料だいずと装置を車に搭載して各地を移動し，水と薪があれば，浸漬だいずを人力の擂潰装置ですり潰し，火を起こして加熱，手絞りで豆乳を得る．この技術でたんぱく質不足によって生じる乳幼児の栄養疾患，高死亡率，感染症発症率などが改善されている（https://www.malnutrition.org/soycow，https://www.malnutrition.org/vitagoat，最終アクセス 2020 年 11 月 2 日）．

C　い　も　類

いも類は，根や地下茎の一部が肥大してできた**塊根**，**塊茎**の総称である．塊根にはさつまいも，キャッサバ，塊茎にはじゃがいも，こんにゃくいも，さといもなどがある．わが国で加工用原料として主に利用されるのはじゃがいも，さつまいも，こんにゃくいもである．

a. デンプン

じゃがいもやさつまいもから分離精製されたデンプンは白色の粉末で，水とともに加熱することにより**糊化**が起こり，粘度と透明度が高い糊状となる．じゃがいも（馬鈴薯（ばれいしょ））デンプンは片栗粉の名で市販され，とろみ付けや水産練り製品，菓子類などに使われる．さつまいも（甘藷（かんしょ））デンプンは，はるさめの原料やくず粉やわらび粉の代替として用いられる．これらのデンプンからは水あめや異性化糖，オブラートなども製造される．キャッサ

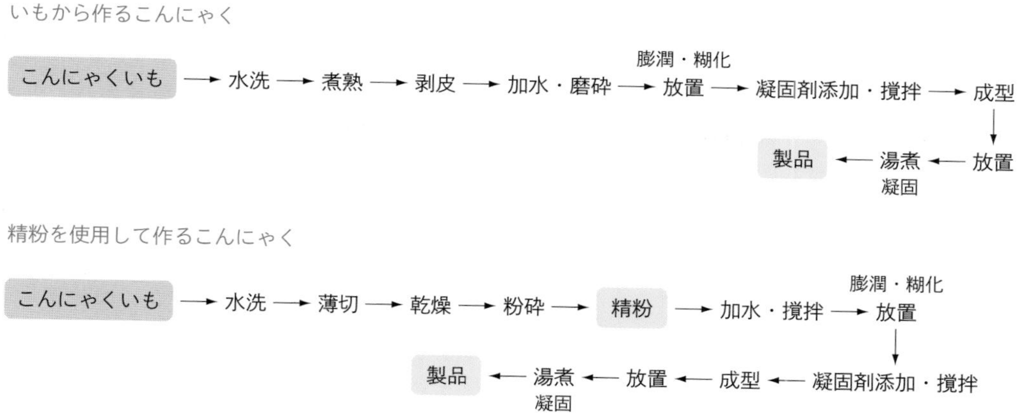

いもから作るこんにゃく

こんにゃくいも → 水洗 → 煮熟 → 剥皮 → 加水・磨砕 → 放置（膨潤・糊化） → 凝固剤添加・撹拌 → 成型 → 放置 → 湯煮（凝固） → 製品

精粉を使用して作るこんにゃく

こんにゃくいも → 水洗 → 薄切 → 乾燥 → 粉砕 → 精粉 → 加水・撹拌 → 放置（膨潤・糊化） → 凝固剤添加・撹拌 → 成型 → 放置 → 湯煮（凝固） → 製品

図 4・1-10 こんにゃくの製造工程

バから得られるデンプンは，水を加えて粒状に成形したタピオカパールとして，デザートや飲料に用いられる．

b. こんにゃく

こんにゃくは，一般的に 3 年間栽培したこんにゃくいもを用いて製造される．生のいもから作られる生いもこんにゃくがあるが，多くはこんにゃくいもから得られた**精粉**を用いて製造される．こんにゃくいもの主成分はグルコースとマンノースからなる**グルコマンナン**（コンニャクマンナン）で，水を吸収すると膨潤し糊状となって粘性を呈する．ここに**水酸化カルシウム**（$Ca(OH)_2$，石灰乳）を加えて加熱すると，ゲル状に凝固してこんにゃくができる（**図 4・1-10**）．黒い色をした板こんにゃくには海藻（ひじきなどの粉）が使われている．薄く切って食べる刺身こんにゃく，ごまなどの副材料を入れた変わりこんにゃく，細いひも状のしらたき，凍結と乾燥を繰り返して作る氷こんにゃく（凍みこんにゃく）などがある．

c. 菓子類

じゃがいもは，薄い輪切りにして油で揚げたポテトチップに加工される．光による油の酸化を防ぐため，アルミ蒸着フィルムで包装し遮光して保存する．加熱したじゃがいもをマッシュしてから製造される成形ポテトチップもある．低温貯蔵したじゃがいもは還元糖の増加により褐変が促進されるため，20 ℃で約 2 週間保存してから用いる（**リコンディショニング**）．さつまいもは芋けんぴ，芋甘納豆，芋ようかんなどに加工される．やまのいもは，すりおろして米粉，砂糖を加えて蒸し，かるかんに加工される．

d. その他

さつまいもは焼酎の原料となるほか，干し芋（蒸し切干）に加工される．やまのいもは凍結乾燥した粉末がはんぺんやそば，お好み焼きなどに使用される．

D　野菜類，きのこ類

野菜類には草本植物の主に葉，根（地下茎を含む），花・蕾，果実が含まれる．野菜類にはビタミン，無機質，食物繊維が豊富に含まれ，それらの供給源として重要である．野菜類には生体調節機能が注目されている種々のポリフェノール類も含まれており，野菜の摂取量と冠動脈疾患，脳卒中，あるいは全死亡リスクとの間の負の相関を示す疫学調査が報告されている．野菜は水分含量が高く，収穫後も呼吸や蒸散などにより変質しやすく，全般的に保存性は高くない．このため，生食されるほか，漬物，乾燥野菜，冷凍野菜，缶詰・びん詰，野菜飲料などに加工されて消費されている．また，食生活の変化により，**カット野菜**も多く流通している．

a. 漬　物

野菜類に塩漬け，乾燥，湯煮などの処理を行い，食塩，しょうゆ，アミノ酸液，食酢，ぬか類，酒粕，みそ，こうじ，赤とうがらし粉などに漬けたものを漬物という．漬けることにより**保存性**を向上させるとともに，独特の風味が付与される．調味液や漬け床に用いられる副材料により，**表4･1-3**のように分類される．名称，原材料名，内容量，賞味期限，保存方法，製造者のほか，原料原産地表示が義務付けられている．

多くの漬物の製造には食塩が用いられる．野菜に食塩を加えると，**浸透圧**により細胞から水分が抜けて，原形質分離が起こり，細胞が破壊されて組織が軟化する．細胞構造の破壊によって半透性が失われるため，細胞内に食塩や調味液が浸透して味が付きやすくなる．過剰な塩分を必要に応じて水洗して除き，各種調味液に漬け込んだ漬物が数多く市販されている．また，酒粕，みそ，こうじなどの副材料に含まれる酵素などを利用して作るぬか漬け，なら漬けなどがある．漬物によっては，漬け込み中に有用な**乳酸菌**や酵母が増殖し，生野菜の青臭さや“あく”をなくし，エステルなどの発酵産物などによって特徴的な風味

表4・1-3　漬物の種類

塩漬け*	はくさい漬け，野沢菜漬け，しば漬け，梅干し・梅漬け*，すぐき漬け
ぬか漬け*	たくあん漬け*，ぬかみそ漬け
しょうゆ漬け*	福神漬け*，高菜漬け
かす漬け	なら漬け*，わさび漬け*，山海漬け
酢漬け*	らっきょう酢漬け*，しょうが酢漬け*，千枚漬け，ピクルス
みそ漬け*	なす，山菜，山ごぼうなどのみそ漬け
からし漬け	なす，ふき，きのこなどのからし漬け
こうじ漬け*	べったら漬け，三五八漬け
もろみ漬け	しょうゆもろみ漬け，みそもろみ漬け
赤とうがらし漬け	はくさいキムチ*，はくさい以外の農産物キムチ*（オイキムチ，カクテキ）
その他	すんき漬け，ザワークラウト

*塩漬け，ぬか漬け，しょうゆ漬け，酢漬け，みそ漬け，こうじ漬けについてJAS規格が定められており，梅干し・梅漬け，たくあん漬け，福神漬け，なら漬け，わさび漬け，らっきょう酢漬け，しょうが酢漬け，はくさいキムチ，はくさい以外の農産物キムチには個別にJAS規格が定められている．

が形成されるとともに，生成した酸やアルコールにより一般細菌の増殖が抑えられて腐敗が防止されているものもある．

b. トマト加工品

トマトピューレ，トマトペースト，トマトケチャップ，チリソースなどに加工される．加工用のトマトは生食用のトマトと品種が異なり，果肉中の赤色カロテノイド色素である**リコペン**含有量が高く，可溶性固形分が多い．トマト搾汁を裏ごしし，皮・種子などを除去した後に濃縮した濃縮トマトのうち，無塩可溶性固形分が 24 % 未満のものをトマトピューレ，24 % 以上のものをトマトペーストと呼ぶ．トマトケチャップは濃縮トマトに食塩, 香辛料, 食酢, 糖類, たまねぎやにんにくを加えて調味したものである．トマトジュースや固形トマト（トマト缶詰）を加えたトマト加工品を**表 4・1-4** に示す．これらにはそれぞれ JAS 規格が定められている．

c. 乾燥野菜，乾燥きのこ

野菜類は**水分活性**が 0.98 ～ 0.99 と高く，微生物の付着も多いため，変質・腐敗による品質の低下が起こりやすい．細菌類が増殖可能な水分活性以下にまで乾燥させると，保存性が高まる．一方で，色素や香気成分などは乾燥過程や貯蔵中に分解されて風味が変化し，テクスチャーも変化する．かんぴょう，切干し大根，メンマ，干ししいたけなどは，この変化を利用した製品である．

加工食品用素材にも乾燥野菜は用いられる．たまねぎ，にんにく，ねぎ，キャベツ，に

表 4・1-4 トマト加工品の種類

トマトジュース	① トマトを搾汁し，果皮・種子を除去したもの，またはこれに食塩を加えたもの ② 濃縮トマトを希釈して搾汁の状態に戻したもの，またはこれに食塩を加えたもの
トマトミックスジュース	① トマトジュースを主原料とし，ここに野菜類を搾汁したもの（これを濃縮後希釈して搾汁の状態に戻したものを含む）を加えたもの ② ①に食塩，香辛料，糖類，酸味料，調味料などを加えたもの
トマトピューレ	濃縮トマトのうち，無塩可溶性固形分が 24 % 未満のもの（トマト固有の風味を変えない程度に少量の調味料等を加えたものを含む）
トマトペースト	濃縮トマトのうち，無塩可溶性固形分が 24 % 以上のもの（トマト固有の風味を変えない程度に少量の調味料等を加えたものを含む）
トマトケチャップ	濃縮トマトに食塩，香辛料，食酢，糖類，たまねぎやにんにくを加えて調味したもので，可溶性固形分が 25 % 以上のもの このうち，香辛料以外の添加物を使用せず，可溶性固形分が 30 % 以上のものを特級としている
トマトソース	トマトケチャップと同様であるが，可溶性固形分が 8 % 以上 25 % 未満のもの
チリソース	剥皮したトマトを種子付きのまま砕き，濃縮したものに食塩，香辛料，食酢，糖類を加えて調味したもので，一般にトマトケチャップよりも香辛料が強い
固形トマト	全形（ホールトマト）もしくは立方体（カットトマト）の形状のトマトに充填液を加えて加熱殺菌したもの

［食品表示基準および JAS 規格（2019 年改正）より著者作成］

んじんなどが加工食品用に利用されている．これらの野菜類は，**ブランチング**処理（第2章B. ③ e. ブランチング，p.16参照）された後，乾燥される．乾燥にはコストに優れた**熱風乾燥**が用いられる場合が多いが，色，味，香りの残存性に優れた凍結乾燥も用いられる（第3章A. ② g. 凍結乾燥，p.38参照）．また，氷の昇華により組織が多孔質となり復元性に優れているために，凍結乾燥された野菜類が多くのインスタント食品の具材として用いられている．

d. 冷凍野菜

サラダなどで生食する野菜には適していないが，スイートコーン，ほうれんそう，ブロッコリー，さといも，ミックスベジタブル，豆類など加熱調理する野菜類に適する加工法である．野菜類は洗浄，切断し，**ブランチング**を行って酵素の失活・組織の軟化を行い，**急速凍結**し，－18℃以下で冷凍貯蔵して流通させる．

e. 野菜飲料

搾汁したトマトから果皮と種子を除去したトマトジュース，これに他の野菜類の搾汁を加えたトマトミックスジュース，にんじんを搾汁して果皮を除去したにんじんジュース，にんじんジュースに果実や野菜の搾汁を加えたにんじんミックスジュース，果実の搾汁に野菜の搾汁を加えた果実・野菜ミックスジュースの食品表示基準が規定されている．

f. 缶詰，びん詰，袋詰

たけのこ，スイートコーン，アスパラガス，マッシュルームなどの水煮が缶・びん・袋詰めされたものがある．また，トマト加工品である固形トマト（ホールトマト，カットトマト）の缶詰が数多く市販されているほか，味付けされたきのこのびん詰も市販されている．

g. カット野菜

千切りキャベツ，カップサラダ，鍋物用のカット野菜セットなど，すぐに利用できるために人気が高く特に都市部で消費者のニーズにあわせた多くの製品が市販されるようになった．衛生管理のなされた工場で新鮮な野菜を冷水洗浄後，カット，殺菌し，さらに冷水洗浄，脱水，梱包という工程で加工されている．品温が上昇した場合やパッケージに穴があいた場合に変質しやすい．

E 果実類

果実は野菜と同じく，ビタミンとミネラルの供給源であり，野菜に比べて糖質や有機酸含量が多く，また特徴的な匂いを有する生鮮食品である．ビタミンCやカロテノイドなどのビタミン類に富み，ペクチンなどの食物繊維を含む．また，ミネラルとしては正常な血圧を保つのに必要なカリウムを多く含む．アントシアニン系色素やポリフェノール化合物を含むものも多く，活性酸素の除去や内臓脂肪の蓄積を減らす効果などの機能性も注目されている．しかし，水分含量が高く肉質が軟らかいため，日持ちがわるい．そのため，ジャム，果実飲料，缶詰・びん詰，乾燥果実，冷凍果実などの加工品とすることで，保存性と利便性とを高めた製品が多く製造されている．

❶ ジャム類

食品表示基準によるジャム類の分類を**表 4・1-5** に示す．ジャムおよびマーマレードの規格は，可溶性固形分（糖度）が 40 % 以上，果実含有率はジャムでは特級 45 % 以上，標準 33 % 以上，マーマレードでは特級 30 % 以上，標準 20 % 以上とされている．一般的なジャムのゲル化には，高メトキシルペクチン，糖，酸の三成分と水が必要である．酸性条件下でカルボキシ基の荷電がなくなり，糖が水分を水和・保持することで，ペクチン鎖どうしが水素結合で直接強固に（水を介さずに）結び付くことでゲル化すると考えられている．風味を考慮した場合，ペクチン濃度 1 %，糖濃度 60 ～ 65 %，pH 2.8 ～ 3.5 が適当とされている．

ペクチン含量が少ないのは，いちご，もも，なし，酸が少ないのはいちじく，もも，なしであり，ペクチンや酸味料（酒石酸，クエン酸など）を製造時に添加する．日本ジャム工業組合によれば，糖濃度により高糖度（65 % 以上），中糖度（55 % 以上 65 % 未満），低糖度（40 % 以上 55 % 未満）ジャムに分類されており，市販品の約半分が**低糖度ジャム**である．その中には，**低メトキシルペクチン**を利用したものもある．低メトキシルペクチンの場合は，中性付近で負に荷電したガラクツロン酸のカルボキシ基（$-COO^-$）が，ペクチン鎖どうしが 2 価のカルシウムイオンを介して架橋することでゲル化する．

表 4・1-5　ジャム類の分類

ジャム	ジャム類のうち，マーマレードおよびゼリー以外のものをいう
マーマレード	ジャム類のうち，かんきつ類の果実を原料としたもので，かんきつ類の果皮が認められるものをいう
ゼリー	ジャム類のうち，果実などの搾汁を原料としたものをいう
プレザーブスタイル	ジャムのうち，ベリー類（いちごを除く）の果実を原料とするものにあっては全形の果実，いちごの果実を原料とするものにあっては全形または 2 つ割りの果実，ベリー類以外の果実などを原料とするものにあっては 5 mm 以上の厚さの果肉などの片を原料とし，その原形を保持するようにしたものをいう

［食品表示基準別表第 3 より著者作成］

❷ 果実飲料

果実飲料の原料としては，うんしゅうみかんを主とするかんきつ類が最も多く，りんご，ぶどう，グレープフルーツなどがある．果実飲料は食品表示基準により**表 4・1-6** のように分類されている．りんご果汁の場合，ポリフェノールオキシダーゼによる褐変防止目的で，搾汁時にビタミン C が添加される．ビタミン C などの酸化防止剤を含まない，りんごストレートピュアジュースが 2007（平成 19）年に日本農林規格（JAS 規格）として制定された（2016（平成 28）年改正）．ぶどうやりんごなどの混濁果汁の混濁を防止するために，**限外ろ過法**（第 3 章 A. ④ b. 限外ろ過法，p.40 参照）や，ペクチン分解酵素（ペク

表 4・1-6　果実飲料の分類

果実の搾汁	果実を破砕して搾汁または裏ごしなどをし，皮，種子などを除去したもの
濃縮果汁	果実の搾汁を濃縮したものもしくはこれに果実の搾汁，果実の搾汁を濃縮したものもしくは還元果汁を混合したものまたはこれらに砂糖類，はちみつなどを加えたもの（表 1，2 による糖用屈折計示度，酸度の基準あり）
還元果汁	濃縮果汁を希釈したもの（表 1 ～ 4 による糖用屈折計示度，酸度の基準あり）
果実ジュース	1 種類の果実の搾汁もしくは還元果汁またはこれらに砂糖類，はちみつなどを加えたものをいう
オレンジジュース	オレンジの果実の搾汁もしくは還元果汁もしくはこれらにみかん類の果実の搾汁，濃縮果汁もしくは還元果汁を加えたものまたはこれらに砂糖類，はちみつなどを加えたものをいう
果実ミックスジュース	2 種類以上の果実の搾汁もしくは還元果汁を混合したものまたはこれらに砂糖類，はちみつなどを加えたもの
果粒入り果実ジュース	果実の搾汁もしくは還元果汁に果粒（かんきつ類の果実のさのうもしくはかんきつ類以外の果実の果肉を細切したもの）を加えたもの
果実・野菜ミックスジュース	果実の搾汁もしくは還元果汁に野菜汁を加えたものまたはこれらに砂糖類，はちみつなどを加えたものであって，果汁の割合が 50 % を上回るもの
果汁入り飲料	果実の搾汁もしくは還元果汁および果実の搾汁を希釈したものまたはこれらに砂糖類，はちみつなどを加えたものであって，果汁が 10 % 以上 100 % 未満のもの

うんしゅうみかん，グレープフルーツ，レモン，りんご，ぶどう，パインアップル，もも，これらの種類別以外の果実については，濃縮果汁，ジュースに関する JAS 規格あり．
果実ジュース，オレンジジュース，ミックスジュースは，みかん類の割合が 10 % 未満のものに限られる．
［食品表示基準別表第 3 より著者作成］

チナーゼ）が使用されている．また，かんきつ類の苦味（**ナリンギン**）を除くために，**ナリンギナーゼ**が使用されている．

❸ 缶詰，びん詰

うんしゅうみかん，さくらんぼ，なし，パインアップル，ぶどう，ももなどがシラップ漬けにされる．食品表示基準ではシラップ漬けは，エキストラライト（10 ～ 14 % 未満），ライト（14 ～ 18 % 未満），ヘビー（18 ～ 22 % 未満），エキストラヘビー（22 % 以上）と分類されている．

果実シラップ漬けで，最も多く製造されているみかん缶詰の製造工程を**図 4・1-11** に示す．選別して果皮をむき，水圧でじょうのうをバラバラにした後，希釈した塩酸溶液に

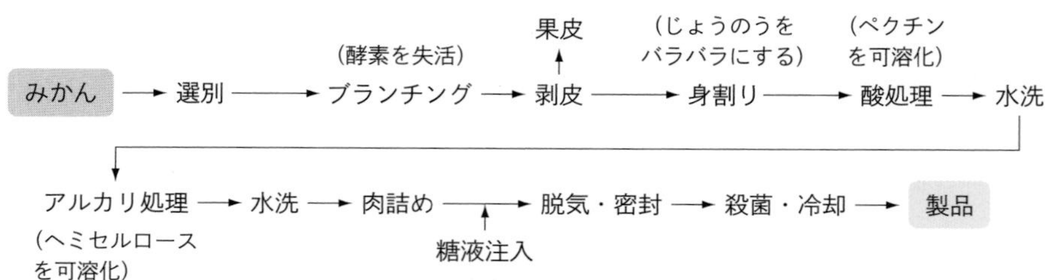

図 4・1-11　みかん缶詰の製造工程

浸漬して，プロトペクチンを可溶性ペクチンに変える．さらに，水洗後，希釈した水酸化ナトリウム溶液に浸漬して内果皮のヘミセルロースを可溶化することで，じょうのう膜を剥離させる．最後に缶に詰めシラップ液を注入し，脱気・密封，加熱殺菌・冷却して製品とする．みかん缶詰は貯蔵中に**ヘスペリジン**が析出し白濁することがあるため，**ヘスペリジナーゼ**やメチルセルロースを添加して，沈殿が生じるのを防止することもある．

❹ 乾燥果実

乾燥果実は，果実を天日もしくは熱風乾燥して水分を減少させることで水分活性を低下させ，保存性や甘味を増やし，特有のテクスチャーを持たせた加工品である．乾燥果実にはあんず，いちじく，かき，パインアップル，バナナ，ベリー類，ぶどう，りんごなどがあり，輸入品ではマンゴー，プルーンなどがある．

干しがきは，渋がきの皮をむいた後に硫黄でくん蒸し，徐々に乾燥させ，**水溶性タンニン**を不溶化させることで渋ぬきを行う．表面に析出する白い粉は，グルコースやフルクトースで，果実内のインベルターゼによりショ糖が転化されたものである．

❺ 冷凍果実

冷凍果実は製菓や料理素材として普及してきたが，冷凍技術が改良され解凍後に生食できるようなものもある．代表的なものに，うんしゅうみかん，ブルーベリー，マンゴー，メロン，ライチ，ラズベリーなどがある．凍結は急速凍結（−40 ℃）を行い，使用時まで−18 ℃以下で保存される．

column | **渋ぬき**

渋がきの渋ぬきは，エタノール，二酸化炭素，温熱処理などで行われている．水溶性タンニンがエタノール代謝物（アセトアルデヒドといわれている）との反応をきっかけに重合して不溶化することにより，渋味が感じられなくなるとされている．渋をぬいたかきは，さわしがきと呼ばれる．

練習問題

(1) こめに関する記述である．正しいのはどれか．1つ選べ．

① 高アミロース米の米飯は，低アミロース米に比べて冷えても硬くならない．
② こめの精白歩留まりが高いほど，ビタミンB群含量が高くなる．
③ 古米臭は，アルコール類であるヘキサノールに起因する．
④ 道明寺粉のデンプンは，アミロースを約20％含んでいる．
⑤ ビーフンはもち米から作られる．

(2) こむぎ，おおむぎに関する記述である．正しいのはどれか．1つ選べ．

① セリアック病は，小麦粉に含まれるグルテンの摂取で発症する遺伝疾患である．

② もち麦のβ-グルカン含量は，二条おおむぎのそれよりも高い.
③ 小麦粉の等級は，たんぱく質含量に基づく.
④ 小麦粉グルテンは，グルテニンとグリシニンからなる.
⑤ 焼麩や生麩は，小麦粉中のデンプンを加工処理したものである.

(3) だいずの加工に関する記述である．正しいのはどれか．1つ選べ.
① 糸引き納豆は，蒸煮しただいずにアスペルギルス属のカビを接種して発酵させたものである.
② おからを除去せずに製造された豆乳が調整豆乳である.
③ 湯葉は豆乳液を加熱して表面に生じた変性たんぱく質の薄膜をすくい上げたものである.
④ 木綿豆腐と絹ごし豆腐の製法の違いは，木綿豆腐のほうがたんぱく質濃度の高い豆乳を用いることにある.

(4) 豆類に関する記述である．正しいのはどれか．1つ選べ.
① あずきやささげ，ひよこまめなどから和菓子で用いられるあんが製造される.
② りょくとうはもやしの原料として，またそのデンプンがはるさめの加工に利用される.
③ 福神漬は未熟ないんげんまめのさやを塩漬けにして刻んだものである.
④ らっかせいはだいずと同じくたんぱく質と脂質に富み，日本食品標準成分表では豆類に分類される.

(5) だいずとその加工品に関する記述である．正しいのはどれか．1つ選べ.
① 脱脂大豆のたんぱく質を等電点沈殿させ，たんぱく質含量が60～80%に濃縮されたものを濃縮大豆たんぱく質と呼び，多くの加工食品に利用される.
② 大豆たんぱく質の主成分はグリアジンである.
③ 豆腐製造に使用する凝固剤の1つである「すまし粉」は$MgCl_2$を主成分とする.
④ 油揚げは，豆腐を温度の異なる油で二度揚げして製造される.

(6) いも類の加工に関する記述である．正しいのはどれか．1つ選べ.
① じゃがいもからかたくり粉やわらびもち粉，キャッサバからタピオカデンプンが作られる.
② こんにゃくの主成分はグルコマンナンで，$MgCl_2$を加えて加熱するとゲル化する.
③ さつまいもを蒸し切干にするとぶどう糖の白粉が生成する.
④ ポテトチップ様に成形したスナック食品にはポテトフラワーが用いられる.
⑤ ポテトチップを作るとき，じゃがいもを常温貯蔵すると還元糖が増加し褐変しやすくなるため，加工前に低温処理する.

(7) 野菜の加工に関する記述である．正しいのはどれか．1つ選べ.
① 漬物の低塩化の手段として，酸，エタノール，糖の添加，小袋詰め加熱殺菌，低温保存・流通などが行われている.
② 濃縮トマトのうち，無塩可溶性固形分が24%未満のものをトマトペースト，24%以上のものをトマトピューレという.
③ かんぴょうはとうがんの果肉を細長く削り乾燥したもので，害虫や変色の防止のため硫黄くん蒸されることが多い.
④ 乾しいたけは肉厚でかさの開きが少ない「こうしん」と肉薄でかさの開いた「どんこ」

に分けられる.

⑤ 熱風乾燥野菜は凍結乾燥野菜に比べ色，香りがよく，多孔質のため復元性に優れている.

(8) 果物に関する記述である．正しいのはどれか．1つ選べ.

① 果汁入り飲料は，JAS 法で果汁が 20 % 以上 50 % 未満であると定められている.

② ジャムとマーマレードでは，果実含有率が異なる.

③ 混濁果汁を清澄化するために，ナリンギナーゼを使用する.

④ さわし（渋ぬき）がきの原理は，タンニンの水溶化である.

⑤ ペクチンは，カルシウムイオンの存在下でゲル化する.

2 畜産物加工

A 畜 肉 類

❶ 食肉となる動物

食肉とは，哺乳類や鳥類の肉のことをいう．食肉となる動物は，牛，豚，羊，馬，山羊，猪，鹿，兎，鶏，鴨，七面鳥，アヒルなどがあげられるが，主に肉として食べられているのは畜産によって生産している牛，豚，鶏，羊，馬などである．猪，鹿などの野鳥獣はジビエ (gibier) と呼ばれており，畜産物に比べて量は少ない．国民 1 人当たりの消費量 (2019 (令和元) 年度) は，多い順に鶏肉，豚肉，牛肉となっている．また，加工用原料肉には主として豚肉が用いられている．

a. 牛

わが国で食肉として利用されているのは，主にヨーロッパ牛である．肉用牛となる種は牛肉を生産する目的で飼養されている肉専用種（和牛，アンガスなど），酪農経営の副産物である雄牛を去勢して食肉用に肥育した乳用種（国産若牛），乳用牛の雌に肉専用種の雄をかけ合わせ，肉質の向上を図った交雑種（F_1）の 3 種である．

b. 豚

わが国で飼育されている豚のほとんどは純粋品種の雑種である．その理由は，雑種は発育や繁殖性などが高いためである．ただしブランド豚が多い黒豚は，日本農林規格（JAS 規格）によって純粋なバークシャー種のみと定義されていることから，純粋品種が食されている．

c. 鶏

わが国で飼育されている代表的な肉用鶏はブロイラーである．飼育効率がよくなるように改良した品種のひなを，短期間で大きくなるように飼育して生産される肉用若鶏のことをいう．地鶏は，ブロイラーよりも付加価値の高い肉質などを重視して改良された品種で，JAS によって規格が定められている．

d. 羊

羊肉は生後 1 年未満の子羊肉のラムと，1 年以上の成羊肉のマトンに分けられる．ラムは軟らかくてきめが細かく臭みがないので，世界的に広く食べられている．一方，マトンは肉色が濃くやや臭みがあり，肉質も豚肉より硬い．

❷ 食肉加工

a. と畜工程

家畜をと殺して切り分ければ食肉になるわけではなく，一連の処理工程を経た後に食肉として流通される．食品衛生上の危害の発生を防止するため，食用家畜（牛，豚，馬，羊，山羊）の処理は「と畜場法」により，公認の衛生的な設備を持つと畜場で行われる．最初に失神・放血し，解体し，剥皮後，頭足部と内臓，尾を除去する．これらの処置を経たものを**枝肉**という．枝肉にする前後には各種検査が行われ，合格した枝肉は細菌汚染と死後の生化学的変化を抑制するために冷却した後格付けされ，食肉卸売市場でせりにかけられ，卸売業者に渡される．枝肉は卸売業者や食肉加工業者によって分割され，骨や筋，脂肪などを除去し整形され，衛生的に包装されて部分肉として流通される．家禽（鶏，ウズラ，アヒル，七面鳥などの鳥）についても法律に基づいて処理され，衛生検査に合格したものが食肉となる．部分肉の名称を**図 4・2-1** に示す．

b. 食肉の熟成工程

食肉は**死後硬直**を経て軟化（**解硬**）し，食肉として好ましい状態となる．この現象を**熟成**という（第 2 章 A. ③ d. 加水分解酵素と自己消化，p.10 参照）．

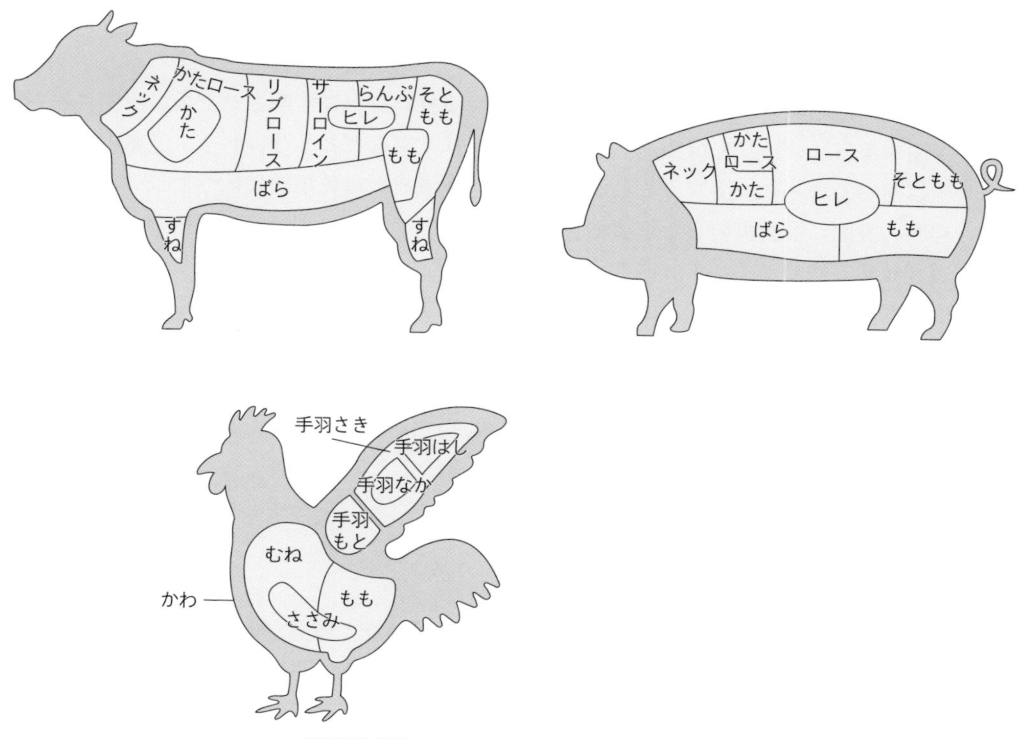

図 4・2-1 牛，豚，鶏の部分肉の名称

❸ ベーコン，ハム，ソーセージの加工原理

ベーコン・ハム・ソーセージ類は保存を目的として開発された食品で，主に豚肉を使用する．いずれの製造工程も塩漬，くん煙，加熱など共通する部分が多く，いずれも保存性を高めることを目的として行われる．

a. 塩　漬

ベーコン，ハム，ソーセージ類はすべて塩漬工程を経て製造される．肉を塩で漬け込むと水分活性が低下し，微生物の繁殖が抑制されて長期保存可能となる．このことから，防腐保存が主目的であるが，**保水性**や**結着性**の発現，肉色の固定，肉の風味改善効果もある．

塩漬剤には食塩，**硝酸塩**（硝酸ナトリウム，硝酸カリウム），**亜硝酸塩**（亜硝酸ナトリウム）が用いられている．食塩は肉の保存性や保水性の向上，結着性の発現の役割を果たすと同時に製品に好ましい食味を与える．硝酸塩や亜硝酸塩は加熱しても肉色が褐色に変化しないよう赤色に固定し，加熱すると淡赤色になることから，発色剤として用いられる．また，亜硝酸塩は塩漬肉特有の好ましい風味を生じさせ，微生物の発育を阻害し保存性を高める役割もある．

現在では嗜好性や健康面から塩漬剤の濃度が低いものが求められるようになり，それが保存性，保水性，結着性の低下の原因となっている．そのため塩漬と同時に低温貯蔵が必要となり，保水性・結着性を高めるために**ポリリン酸塩**が併用されている．

塩漬方法は**湿塩法**（液塩法）と**乾塩法**に分類される．湿塩法はハム，ベーコンなどを大量に生産する場合，乾塩法はベーコン，小型ハム類生産の場合やプレスハム，ソーセージの原料肉の塩漬時に行われる．湿塩法は，塩漬材料を水に溶解させた塩溶液中に原料肉を浸漬する方法で，立て塩法，ブラインキュアリングなどとも呼ばれる．多量の原料肉を同一容器内で均一に塩漬することができるが，塩漬日数は乾塩法に比べて長い．乾塩法は原料肉の表面に混合調製した塩漬剤をすり込み，肉の水分によって塩漬剤を溶解し内部に浸透させる方法である．1つずつ塩漬剤をすり込むため時間と労力を要し，均一に塩漬することは困難である反面，設備や場所を必要とせず塩漬日数が短縮されるため，脂肪の多いベーコンなどでは効果的である．

肉中への塩漬剤の浸透は塩溶液と肉組織の塩濃度差が大きいほど，また温度が高いほど速いが，高温では微生物の生育も速く腐敗しやすくなる．そのため，塩漬は衛生的な低温（4℃前後）環境下で行う必要があるが，そうすると浸透が遅くなる．そこで，塩漬期間短縮のために多針注射法などの**ピックル注射法**がベーコンを中心に行われている．

b. くん煙

くん煙を行うと肉は適度に乾燥すると同時に煙特有の成分が肉に付着し，塩漬による保存効果がさらに高まり，くん製特有の匂いが嗜好性を向上させる．現在では保存の目的よりも，風味の改善やフレーバーの付与が主目的となっている．

c. 加　熱

くん煙後，殺菌を目的として行う．加熱方法は湯煮もしくは蒸煮である．食品衛生法に

より，製品ごとに加熱殺菌条件が定められている．

❹ 食肉加工品

食肉を主原料とする加工品にはハム・ソーセージ類，缶詰類，冷凍食品類，その他総菜食品類などがある．ハム・ソーセージ類がわが国で製造され始めたのは明治維新前後であるが，普及したのは戦後である．食肉缶詰は明治初期頃から製造され始め，軍用としての利用とともに普及した．また，近年は冷凍食品やレトルト食品，総菜食品の需要が増えている．

a. ベーコン類

豚の塩漬したばら肉で作ったものを単にベーコンという．他にもロース肉や肩肉で作ったロースベーコン，ショルダーベーコンなどがある．製造工程を**図 4・2-2** に示す．

b. ハム類

本来は硝石を混ぜた食塩に豚の枝肉を漬けたものをベーコン，その中で「もも」の部分で作ったものをハム（ham）といっていたが，わが国ではもも以外の部分で作ったものもハムという．骨付きハム，ボンレスハム，ロースハム，ショルダーハム，ラックスハム，プレスハムはJAS規格がある．プレスハムはハムという名前が付いているが，製法的にはソーセージに近い．わが国で最も一般的なハムであるロースハムの製造工程を**図 4・2-3** に，主なハムの種類を**表 4・2-1** に示す．

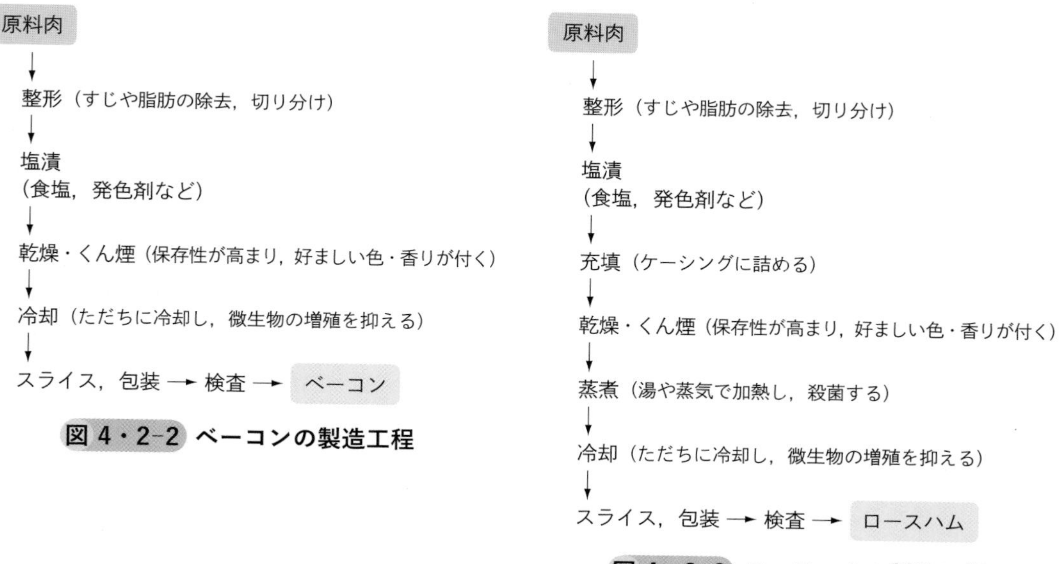

図 4・2-2 ベーコンの製造工程

図 4・2-3 ロースハムの製造工程

表 4・2-1 ハムの種類

名称	原料肉	特徴など
骨付きハム	豚のもも肉（骨付きのもの）	乾燥くん煙や蒸煮をしないものもある
ボンレスハム	豚のもも肉	くん煙をしないものもある．脂肪が少なく，あっさりしている
ロースハム	豚のロース肉	わが国で最も一般的なハム．きめが細かく軟らかい
ショルダーハム	豚のかた肉	他のハムに比べて赤みが強い
ベリー*1ハム	豚のばら肉	薄い枝状の肉を巻き円筒状にしてケーシングに詰めるか角型容器に詰める
ラックス*2ハム	豚のかた肉，ロース肉またはもも肉	非加熱のハム．くん煙を行う場合は冷くんする．通称「生ハム」と呼ばれている
プレスハム	豚肉，牛肉など	豚肉と牛肉などを混ぜて 1 つの肉塊からできたように加工したもの．ハムという名前が付いているが，製法的にはソーセージに近い．わが国独自の製品
混合プレスハム	畜肉および魚肉	畜肉を主原料とし，魚肉を加えて作られたもので，製法はプレスハムと同じ

*1 ベリーは腹（belly）のこと．腹（ばら）の肉で作るハムの意．現在，本表の中ではベリーハムのみ JAS 規格なし．

*2 ラックスはドイツ語の「鮭，鮭色（Lachs)」からきたもので，鮭のように赤いロースハムであることに由来．

c. ソーセージ類

生肉や塩蔵肉のこま切れ肉やひき肉に，調味料やその他の材料を加えて混合したものをソーセージという．ソーセージはハムやベーコンを作る際に生じた肉小片を利用するために開発された．製造工程を**図 4・2-4**，主なソーセージの種類を**表 4・2-2** に示す．水分が多くて長期保存ができず，加熱して食するソーセージは**ドメスティックソーセージ**と呼ばれており，わが国で生産，消費されているソーセージの大部分が該当する．これに対して未加熱で乾燥して硬く，水分量が 35 % 以下で長期保存が可能なソーセージは**ドライソーセージ**と呼ばれている．また，120 ℃，4 分の加圧加熱またはこれと同等以上の方法で殺菌したソーセージ（無塩漬ソーセージを除く）を加熱加圧ソーセージという．通気性のない人工ケーシングを用い，常温で数ヵ月間保存できる．

d. 熟成ベーコン・ハム・ソーセージ類

原料肉を低温（0 ℃以上 10 ℃以下）で一定期間（ハムは 7 日間，ソーセージは 3 日間，ベーコンは 5 日間以上）塩漬して熟成させ，原料肉中の色素を固定し，特有の風味を十分醸成させたものを熟成ハム類，熟成ソーセージ類，熟成ベーコン類という．原材料や作り方に特色があるとして JAS 規格が通常のものとは別に制定されている．

e. その他の食肉製品

①**コーンビーフ**（コンビーフ）：原料肉として牛肉のみを使用したものをいう．缶詰製品が多い．塩漬けした牛肉を湯煮し，肉をひいてから香辛料，調味料，脂肪などを添加し撹拌混合し，充填した後脱気，巻締め，加熱加圧殺菌を行う．

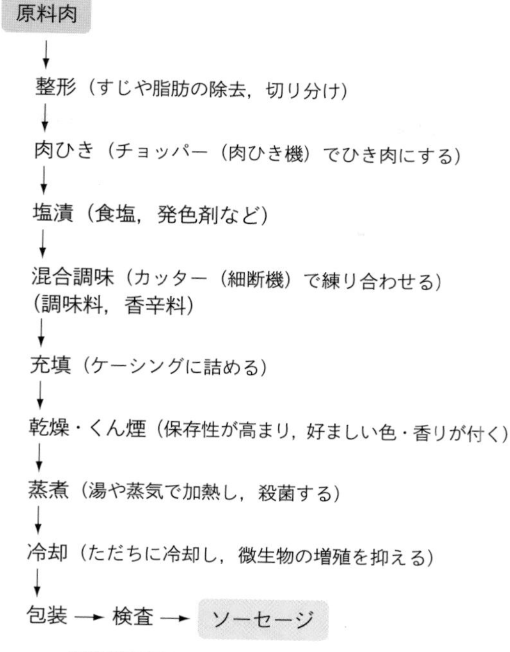

図 4・2-4　ソーセージの製造工程

表 4・2-2　わが国で食べられている主なソーセージ

	名称	特徴など
ドメスティックソーセージ	ウインナーソーセージ	羊腸を使用したものまたは製品の太さが 20 mm 未満
	フランクフルトソーセージ	豚腸を使用したものまたは製品の太さが 20 mm 以上 36 mm 未満
	ボロニアソーセージ	牛腸を使用したものまたは製品の太さが 36 mm 以上
	無塩漬ソーセージ	原料となる肉類・臓器類を塩漬しない
	リオナソーセージ	臓器類（豚脂肪層を除く）を加えておらず，豆や野菜などの種ものが入っている
	レバーソーセージ	原料臓器類（豚・牛脂肪層を除く）として肝臓のみを使用し，その原材料および添加物に占める重量割合が 50 % 未満
ドライソーセージ	ドライソーセージ	塩漬肉類を使用し臓器類（豚脂肪層を除く）を加えず未加熱で乾燥し，水分が 35 % 以下のもの．サラミソーセージなどがある
	セミドライソーセージ	ドライソーセージを除き水分が 55 % 以下のもの．乾燥前に湯煮，蒸煮したものもある
その他	加熱加圧ソーセージ	無塩漬ソーセージ以外で 120 ℃で 4 分間加圧加熱または同等以上の方法で殺菌したソーセージ

②缶詰，びん詰，レトルト類：常温で長期間保存でき，種類も多い．水煮，調味品（牛肉大和煮，焼き鳥），コーンビーフ，カレー類，スープ類などがある．

③乾燥品，くん製品：ビーフジャーキー，スモークチキンなどがある．

④その他：焼き豚，ローストビーフ，みそ漬け，ハンバーク，スプレッド類などがある．

B 卵　　類

❶ 加工用原料としての鶏卵

a. 鶏卵の構造

鶏卵の構造を**図4・2-5**に示す．鶏卵の重量は鶏種や日齢で変動（40 ～ 80 g）するが，一般的な白色レグホン種の平均卵重は約60 gで，その構成比は卵殻10 %，卵白60 %，卵黄30 %である．**卵白**は外水様卵白，濃厚卵白，内水様卵白の3層からなり，新鮮なものほど濃厚卵白が多い．新鮮鶏卵の場合，**卵黄**は両端のカラザや周りの濃厚卵白により卵の中心に保持されているが，鮮度の低下に伴って濃厚卵白が水様化するため，卵黄の位置は中心からずれてくる．また，鶏卵の鈍端側には気室が存在し，これも鮮度の低下とともに大きくなる．

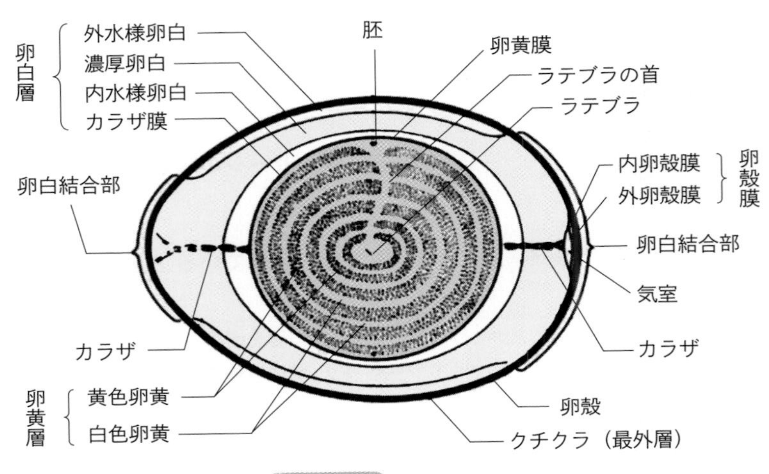

図4・2-5 鶏卵の構造

b. 鶏卵の加工特性

食品加工における鶏卵の機能は，ゲル化性（保水性），起泡性，乳化性，呈味性などが重要である．ゲル化は鶏卵たんぱく質の加熱変性が関与する．卵白は60 ℃からゲル化が始まり80 ℃で完全に凝固する．卵黄は65 ℃からゲル化が始まり75 ℃で硬く固まる．起泡性は卵白中のたんぱく質，乳化性は卵黄中のたんぱく質–脂質複合体（リポたんぱく質）の特性による．また，呈味性は主に卵黄成分が関与し，卵黄を酵素（プロテアーゼやリパーゼ）で処理すると呈味性が増強される．

c. 鶏卵の品質と鮮度

鶏卵は保存中に濃厚卵白が水様化し，割卵時に卵白の盛りあがりが低く，かつ広がりが大きくなる．全卵白重量に対する濃厚卵白の比率は，新鮮卵で約50 %，卵を25 ℃で保存した場合，ほぼ直線的に比率が低下し20日間で約30 %となる．殻付き卵の鮮度を数値化する方法として**ハウユニット（HU）**がある．割卵した卵の濃厚卵白の高さ（H mm）

と卵重量（W g）から，HU＝100×log（H－1.7 $W^{0.37}$＋7.6）で計算される．

また，鶏卵は無菌ではなく，産卵鶏に食中毒菌の *Salmonella enteritidis*（SE 菌）が感染し，卵巣に定着すると卵黄膜上に SE 菌を保菌した汚染卵（in egg 汚染）が産卵される．この SE 汚染卵は 1 万個に 2 ～ 3 個の割合で流通している．そのため，生卵を食べる日本では，1999（平成 11）年 11 月よりパック卵の賞味期限表示が義務化され，生で食べることができる期間が示されている．賞味期限の切れた卵は加熱調理して食べる．

❷ 鶏卵の加工品の種類と製造法

鶏卵の加工品は，殻付き卵を割っただけの液卵（全卵，卵白，卵黄液）や乾燥粉末卵のように加工度が低いものから，鶏卵のゲル化性，起泡性，乳化性などを利用した食品（プリン，メレンゲ，マヨネーズなど）のように加工度が高いものまで数多くある．通常，液卵や乾燥粉末卵などを鶏卵一次加工品または**加工卵**と称し，加工卵や殻付き卵を主原料として製造された食品が鶏卵二次加工品または**卵製品**と分類される．

a. 液卵・凍結液卵

1）液　卵

液卵製造施設で原則として加熱殺菌され，ただちに 8 ℃以下に冷却され流通される．液卵の用途は製菓・製パン業界を中心に，たまご惣菜，畜肉・水産加工品，めん類などに利用されている．

2）凍結液卵

液卵を凍結し－18 ℃以下で保存および流通される．卵黄は凍結によりリポたんぱく質が凍結変性し，ゲル化し，解凍時にもとの卵黄液に戻らない．したがって，卵黄の凍結変性を防止する目的で 10 ～ 30 % の砂糖や 10 % の食塩を添加し凍結される．凍結卵黄の用途は，加塩卵黄がマヨネーズ，ドレッシングの原料として，加糖卵黄がカスタードクリーム，アイスクリームなどの製菓用原料として利用されている．

b. 乾燥粉末卵

乾燥粉末卵は常温で流通，保存できる加工卵として，製菓・製パン，畜肉加工品，製めん業界などで使用されている．また製粉業界では，業務用および家庭用のホットケーキミックスやバッターミックスなどのプレミックス粉の配合原料として利用されている．全卵や卵白や卵黄の粉末卵の製造方法は，殻付き卵を割卵し，必要に応じて卵白や卵黄を分離し，均質化，ろ過，加熱殺菌した液卵を噴霧乾燥して，水分 5 ～ 10 % 程度の乾燥粉末卵（全卵粉末，卵白粉末，卵黄粉末）が得られる．

c. 殻付き卵製品

1）ピータン

アヒルの卵を原料とし，石灰や木灰と泥で卵を覆い，約半年の熟成期間中に卵殻から浸透させた強アルカリで鶏卵たんぱく質を変性凝固させたもので，中華料理に使用される．

2）味付きゆで卵，くん製卵

味付きゆで卵は，ゆでた直後の卵を冷却した飽和食塩水へ浸漬すると，大きな温度差で卵殻より中身が強く収縮し，飽和食塩水が気孔から卵殻内に吸引される現象を利用して作られている．また，それをくん（燻）製にして，スモーク味を付与した味付きくん製卵も生産されている．

d. マヨネーズ

植物油 70 ～ 80 % と食酢約 10 % に卵黄（または全卵）と食塩やマスタードなどの香辛料を加えて乳化させた**水中油滴型（O/W 型）**の乳化食品である．リポたんぱく質の強力な乳化力を利用している．

その製造法は，卵黄と食酢の一部と食塩などの香辛料を乳化機に入れ，植物油を添加しながら乳化させた後，食酢で風味を調整して容器充填する．JAS 規格では，水分 30 % 以下，油脂 65 % 以上の成分規格がある．また，卵黄や卵白以外の乳化安定剤や着色料は使用できない．

e. 卵豆腐

鶏卵を原料とする代表的な惣菜である．生卵に対し 150 ～ 200 % のだし汁を加えて均質化し，「す」が発生しないように脱気した後，ポリ容器に充填し，80 ～ 85 ℃，30 ～ 40 分間ボイルして製造される．ボイル温度が 90 ℃を超えたり pH が高くなると，含硫アミノ酸から硫化水素が発生し，卵黄の鉄と反応して硫化鉄が生じ黒く変化する．

column　鶏卵成分の高付加価値利用

リゾチームは卵白中に 0.3 ～ 0.4 % 含まれているたんぱく質で，グラム陽性菌の細胞壁を加水分解する酵素作用（溶菌作用）を有し，食品添加物（日持ち向上剤）として利用されている．

卵黄レシチン（卵黄リン脂質）の 84 % がホスファチジルコリンで，神経伝達物質であるアセチルコリンの前駆体としてアルツハイマー病などの神経系疾患に対する機能改善作用が注目されている．

卵黄抗体（IgY）は卵黄中に含まれる親鶏由来の免疫抗体である．産卵鶏に抗原を注射すると，その卵黄中に大量の特異的抗体が移行し蓄積される．近年，卵黄抗体（IgY）を感染症予防抗体として摂取し，口腔内や腸管内での病原体の付着感染を阻止する受動免疫法が注目され，虫歯予防 IgY やヘリコバクター・ピロリを胃から除菌する IgY が実用化されている．

卵はコレステロールを最も多く含む食品（鶏卵 1 個当たり 210 mg）であり，動脈硬化を促進し心筋梗塞や脳梗塞のリスクを高めるとして，長い間，世界中でなるべく食べないほうがよい食品といわれてきた．近年，この卵コレステロール悪玉説は否定され，2015 年にアメリカでコレステロールの摂取制限が必要ないとの見解が発表され，日本でも，日本人の食事摂取基準（2015 年版）からコレステロールの摂取制限の記載がなくなった．現在，「健康な人であれば，卵を 1 日 1 ～ 2 個摂取しても健康上の問題はない」と認識されているが，日本人の食事摂取基準（2020 年版）では，脂質異常症の重症化予防を目的に 200 mg/日未満が望ましいとの記載が復活した．

C 乳　類

畜産加工品の中でも，乳は古くから重要な食品として利用されてきた．現在，乳類は「乳及び乳製品の成分規格等に関する省令」（乳等省令，昭和26年12月27日厚生省令第52号，最終改正：令和2年6月1日厚生労働省令第112号）によって分類されている（**表4・2-3**）．なお，この最終改正によって，水牛から得られる生水牛乳が乳等省令上の乳に加わり，水牛の乳を使用する乳等に，「乳等の成分規格並びに製造，調理及び保存の方法の基準等」と同一の規格基準等が規定・適用された．

a. 飲用乳の分類

飲用乳は，種類や成分の規格，製造方法，保存方法などが**表4・2-4**のように定められている．わが国で飼育されている乳牛の大部分（99％）は**ホルスタイン種**で，ジャージー種も一部では飼育されている．ホルスタイン種はジャージー種と比べて乳量が多く脂肪含量が少ない．同じ種類の乳でも，その成分は年齢や飼料，季節，搾り方などによって異なる．また，世界（特にアジア圏）では，水牛（バッファロー）の乳も飲用や加工に広く利用されている．

b. 主な飲用乳の特徴

1）牛　乳

牛乳とは，乳牛から搾った生乳を，成分無調整のまま，63℃，30分以上の殺菌条

表4・2-3　乳類の分類

乳　類	生乳，牛乳，特別牛乳，生山羊乳，殺菌山羊乳，生めん羊乳，生水牛乳，成分調整牛乳，低脂肪牛乳，無脂肪牛乳，加工乳
乳製品	クリーム，バター，バターオイル，チーズ，濃縮ホエイ，アイスクリーム類，濃縮乳，脱脂濃縮乳，無糖練乳，無糖脱脂練乳，加糖練乳，加糖脱脂練乳，全粉乳，脱脂粉乳，クリームパウダー，ホエイパウダー，たんぱく質濃縮ホエイパウダー，バターミルクパウダー，加糖粉乳，調製粉乳，調製液状乳，発酵乳，乳酸菌飲料（無脂乳固形分3.0％以上を含むもの），乳飲料

表4・2-4　主な飲用乳の種類と規格

<table>
<tr><th>種　類</th><th>原料</th><th>乳脂肪分</th><th>無脂乳固形分</th><th>比重</th><th>酸度*（乳酸として）</th><th>細菌数 1 mL当たり</th><th>大腸菌群</th></tr>
<tr><td>牛　乳</td><td rowspan="5">生乳 100％</td><td>3.0％以上</td><td>8.0％以上</td><td>1.028以上</td><td>0.18％以下*</td><td>5万以下</td><td rowspan="7">陰性</td></tr>
<tr><td>特別牛乳</td><td>3.3％以上</td><td>8.5％以上</td><td>1.028以上</td><td>0.17％以下*</td><td>3万以下</td></tr>
<tr><td>成分調整牛乳</td><td>−</td><td rowspan="4">8.0％以上</td><td>−</td><td>0.21％以下</td><td rowspan="4">5万以下</td></tr>
<tr><td>低脂肪牛乳</td><td>0.5％以上
1.5％以下</td><td>1.030以上</td><td>0.21％以下</td></tr>
<tr><td>無脂肪牛乳</td><td>0.5％未満</td><td>1.032以上</td><td>0.21％以下</td></tr>
<tr><td>加工乳</td><td>−</td><td>−</td><td>−</td><td>0.18％以下</td></tr>
<tr><td>乳飲料</td><td>−</td><td colspan="2">−</td><td>−</td><td>−</td><td>3万以下</td></tr>
</table>

*酸度は，ジャージー種の牛の乳のみを原料とするものの場合，値が異なる．

件で殺菌し容器に詰めたものである．

2）成分調整牛乳

成分調整牛乳とは，生乳 100 % から乳脂肪分やその他の成分の一部を除去したものである．**低脂肪牛乳**や無脂肪牛乳，その他の成分調整牛乳に分けられる．

3）加工乳

加工乳とは，生乳，牛乳，特別牛乳もしくは生水牛乳またはこれらを原料として製造した食品を加工したもの（成分調整牛乳，低脂肪牛乳，無脂肪牛乳，発酵乳および乳酸菌飲料を除く）である．乳脂肪分を減らした**低脂肪乳**（ローファットミルク）や特濃タイプ加工乳（牛乳に乳脂肪分等を加えたもの）などが一般的である．

4）乳飲料

乳飲料とは，牛乳や乳製品を主原料とした飲料で，乳脂肪分と無脂乳固形分の合計（乳固形分）で 3.0 % 以上のものである．ビタミンやミネラル，たんぱく質などを強化した栄養強化乳（白もの乳飲料）や，コーヒーやフルーツ果汁を添加したコーヒー乳飲料，フルーツ乳飲料（色もの乳飲料）などがある．**乳糖不耐症者**用に開発された**低乳糖乳**も乳飲料の一種である．これは**乳糖分解酵素（ラクターゼ）**により牛乳中の乳糖を分解したものである．また近年では，乳たんぱく質を強化した乳飲料がたんぱく質（プロテイン）を多く摂りたい消費者のニーズに合致し，普及しつつある．

c. 飲用乳（牛乳）の加工・製造方法

牛乳類の一般的な製造方法を**図 4・2-6** に示す．牛乳以外の飲用乳類も基本的には同様の製造工程を経て加工・製造される．生乳を工場に運び入れ，組成や総菌数，汚染などを検査した後，遠心分離器を用いて異物を除去する（**清浄化**）．その後，均質機（ホモジナイザー）を用いて**均質化**処理が行われる．これは，加圧により生乳の**脂肪球**を約 1 μm 以下の大きさにする工程であり，製品中の乳脂肪分の分離を予防する目的がある．

次に**殺菌**が行われる．牛乳，成分調整牛乳，加工乳は 63 ℃，30 分以上の条件（低温長時間殺菌）等で殺菌される必要がある．牛乳の殺菌方法にはさまざまなものがある（**表 4・2-5**）が，一般の牛乳のほとんどは**超高温（UHT）殺菌**である．超高温滅菌殺菌で製造さ

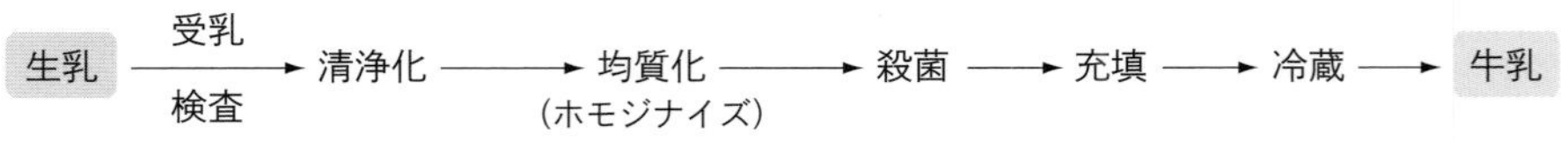

生乳 —受乳/検査→ 清浄化 → 均質化（ホモジナイズ） → 殺菌 → 充填 → 冷蔵 → 牛乳

図 4・2-6 牛乳の一般的な製造工程

表 4・2-5 牛乳の殺菌と滅菌処理

分　類	種　　類	温度（℃）	時　間
殺　菌	低温長時間（LTLT）*殺菌	63 〜 65	30 分
	高温短時間（HTST）殺菌	72 〜 75	15 秒
	超高温（UHT）殺菌	120 〜 130	2 〜 3 秒
滅　菌	保持滅菌	110 〜 120	10 〜 30 秒
	超高温滅菌殺菌（LL 製法）	135 〜 150	1 〜 5 秒

*乳等省令

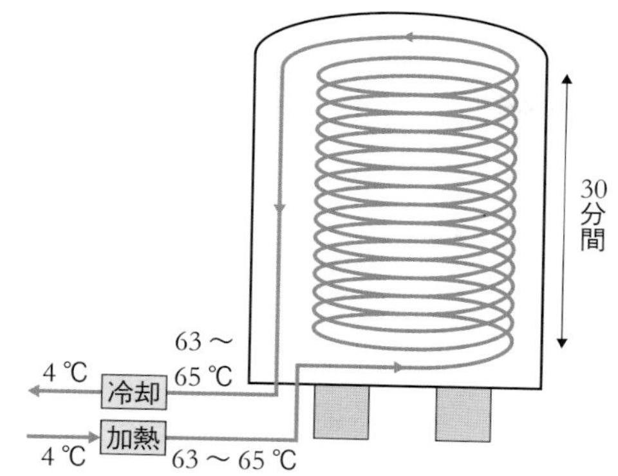

図 4・2-7 低温長時間（LTLT）殺菌の概略
連続式パスツリゼーションシステムの一例（63〜65℃, 30分）.

れた**ロングライフ（long life, LL）ミルク**（LL牛乳）は未開封であれば常温で90日間保存が可能である. **低温長時間（LTLT）殺菌**の起源はフランスの細菌学者ルイ・パスツールが考案した殺菌方法で, この方法を**パスツリゼーション**（パスチャライゼーションともいう）と呼ぶ. この殺菌方法の概要を**図 4・2-7** に示す. 殺菌機にもいくつかの種類があり, 間接加熱式（プレート方式とチューブ方式）や直接加熱式（スチームインフュージョン方式やスチームインジェクション方式）などがある.

d. 主な乳製品

1）粉　乳

粉乳は, **表 4・2-6** に示す通り, さまざまな種類に分類できるが, 規格により水分はいずれも5.0％以下である. **全粉乳**とは, 生乳, 牛乳, 特別牛乳または生水牛乳からほとんどすべての水分を除去し, 粉末状にしたものをいう. **脱脂粉乳**とは, 生乳, 牛乳, 特別牛乳または生水牛乳の乳脂肪分を除去したものからほとんどすべての水分

表 4・2-6 粉乳の規格

<table>
<tr><th>種　類</th><th>乳固形分</th><th>乳脂肪分</th><th>乳たんぱく質</th><th>水　分</th><th>細菌数
（1g当たり）</th><th>大腸菌群</th><th>糖　分</th></tr>
<tr><td>全粉乳</td><td rowspan="6">95.0％以上</td><td>25.0％以上</td><td>−</td><td rowspan="8">5.0％以下</td><td rowspan="8">5万以下</td><td rowspan="8">陰性</td><td>−</td></tr>
<tr><td>脱脂粉乳</td><td>−</td><td>−</td><td>−</td></tr>
<tr><td>クリームパウダー</td><td>50.0％以上</td><td>−</td><td>−</td></tr>
<tr><td>ホエーパウダー</td><td>−</td><td>−</td><td>−</td></tr>
<tr><td>たんぱく質濃縮ホエーパウダー</td><td>−</td><td>15.0％以上
80.0％以下</td><td>−</td></tr>
<tr><td>バターミルクパウダー</td><td>−</td><td>−</td><td>−</td></tr>
<tr><td>加糖粉乳</td><td>70.0％以上</td><td>18.0％以上</td><td>−</td><td>25.0％以上
（乳糖を除く）</td></tr>
<tr><td>調製粉乳</td><td>50.0％以上</td><td>−</td><td>−</td><td>−</td></tr>
</table>

表4・2-7 アイスクリーム類の分類と規格

種　類	乳固形分*	乳脂肪分	菌数（1g当たり）	大腸菌群
アイスクリーム	15.0％以上	8.0％以上	10万以下	陰性
アイスミルク	10.0％以上	3.0％以上	5万以下	陰性
ラクトアイス	3.0％以上	−	5万以下	陰性

*3.0％未満のものは，氷菓として分類される．

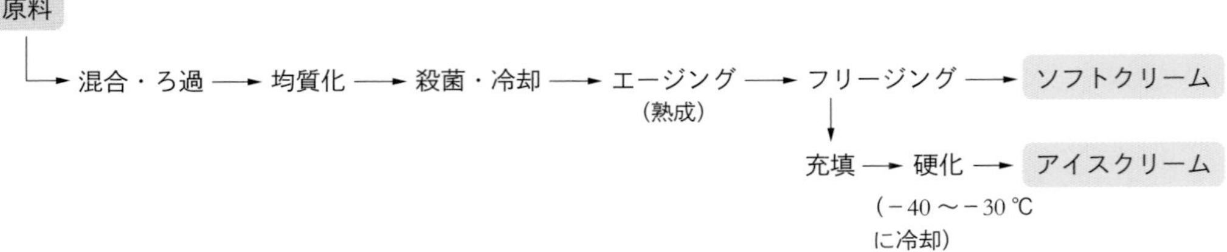

図4・2-8 アイスクリームの製造工程

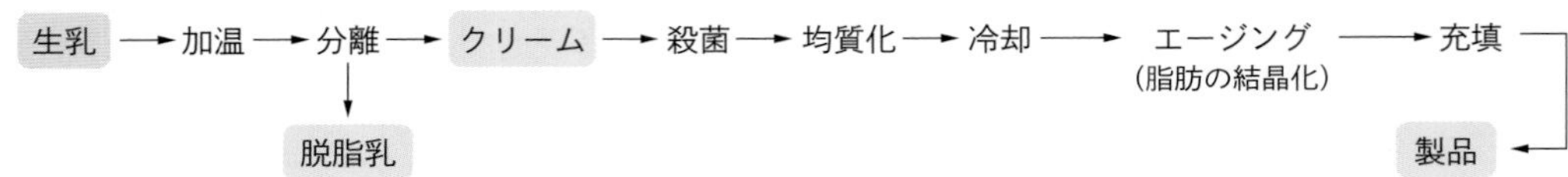

図4・2-9 クリームの製造工程

を除去し，粉末状にしたものである．**調製粉乳**とは，生乳，牛乳，特別牛乳もしくは生水牛乳またはこれらを原料として製造した食品を加工し，または主要原料とし，これに乳幼児に必要な栄養素を加え粉末状にしたものである．

2）アイスクリーム類

アイスクリーム類とは，乳やこれらを原料として製造した食品を加工し，または主要原料としたものを凍結させたものであって，乳固形分3.0％以上を含むもの（発酵乳を除く）である．通常は，牛乳や乳製品に糖類，乳化剤，安定剤，香料などを加え，低温でホイップして半凍結または凍結させる．**アイスクリーム**，**アイスミルク**，**ラクトアイス**に分類される（**表4・2-7**）．アイスクリームの製造工程を**図4・2-8**に示す．

3）クリーム

クリーム（乳製品）は乳等省令により，「生乳，牛乳，特別牛乳又は生水牛乳から乳脂肪分以外の成分を除去したもの」と定義されている．原乳を**連続式遠心分離機**にて密度の違いで**脂肪分**を分離し，クリームとして製造される（**図4・2-9**）．この工程で得られる**脱脂乳**も乳製品として使用される．分離後のクリームは殺菌や均質化を経て，**エージング工程**によって低温下で脂肪分が結晶化された後に充填され，製品となる．

4）バター

バターとは，生乳，牛乳，特別牛乳または生水牛乳から得られた脂肪粒を練圧したものであり，乳由来の食用油脂である．規格としては乳脂肪分80％以上，水分17％以下で大腸菌群陰性のものである．バターの構造は，**W/O型エマルション**である．無塩（食塩不使用）バター，有塩バター，発酵バター，ホエーバターなどに分類される（油脂製品としてのバターの製造工程は**図 4・4–8**，p.119 参照）．

e. 主な発酵乳製品

1）発酵乳

発酵乳とは，乳酸菌やビフィズス菌を用いて牛乳を発酵させたもので，**ヨーグルト**などがある．よく使われる乳酸菌としては，*Lactobacillus bulgaricus*，*L. acidophilus*，*Streptococcus thermophilus* などがある．ヨーグルトの一般的な作り方を**図 4・2–10** に示す．ヨーグルトの規格としては，無脂乳固形分 8.0 % 以上，1 mL 当たりの乳酸菌数が 1,000 万以上となっている．近年，乳酸菌の生理機能が注目されており，これらの菌の働きを期待した製品も多く，一部は特定保健用食品や機能性表示食品となっているものもある．主なヨーグルトの種類と特徴を**表 4・2–8** に示す．

2）乳酸菌飲料

乳酸菌飲料は，「乳等を乳酸菌又は酵母で発酵させたものを加工し，又は主要原料とした飲料（発酵乳を除く）」と規格化されている．無脂乳固形分が 3.0 % 以上の**乳製品乳酸飲料**（乳製品）と，3.0 % 未満の乳酸菌飲料（乳等を主原料とする食品）に分類される．海外でも 2011（平成 23）年に，国際食品規格を取り決めるコーデックス委員会にて，製品に 40 % 以上の発酵乳を含む「発酵乳を基にした飲料」として規格化された．生きた乳酸菌を含む生菌タイプの乳酸菌飲料は，わが国の他にも世界中で広く普及しつつある．

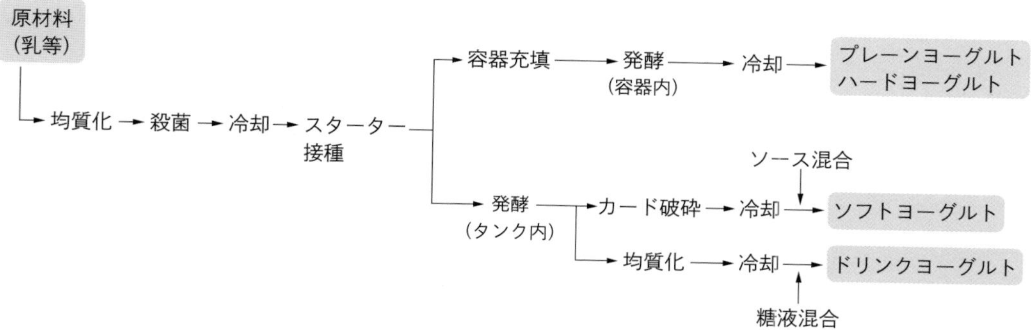

図 4・2–10 ヨーグルトの製造工程

表 4・2–8 ヨーグルト類の種類と特徴

種　類	特　徴
プレーンヨーグルト	砂糖や香料を一切加えずに原料乳を乳酸発酵させただけのもの
ハードヨーグルト	原料乳に甘味料や果汁，寒天，ゼラチンなどを加えて乳酸発酵させてプリン状に固めたもの
ドリンクヨーグルト	ヨーグルトの組織を砕いて液状にした後，甘味料や果汁などを加えて飲みやすくしたもの
ソフトヨーグルト	固まったヨーグルトを撹拌してなめらかにし，甘味料や果汁などを加えたもの
フローズンヨーグルト	ヨーグルトに空気を含ませて冷凍し，アイスクリーム状にしたもの

3）チーズ

ナチュラルチーズと**プロセスチーズ**に大別される．ナチュラルチーズは乳を原料として乳酸菌で発酵させたり，酵素（**レンニン**または**キモシン**と呼ばれる）を添加して得られる**カード**（**凝乳**）から**ホエー**（**乳清**）を除き固形状にしたもの，またはその熟成したものである．カード製造に使用されるレンニン（キモシン）と呼ばれる**凝乳酵**

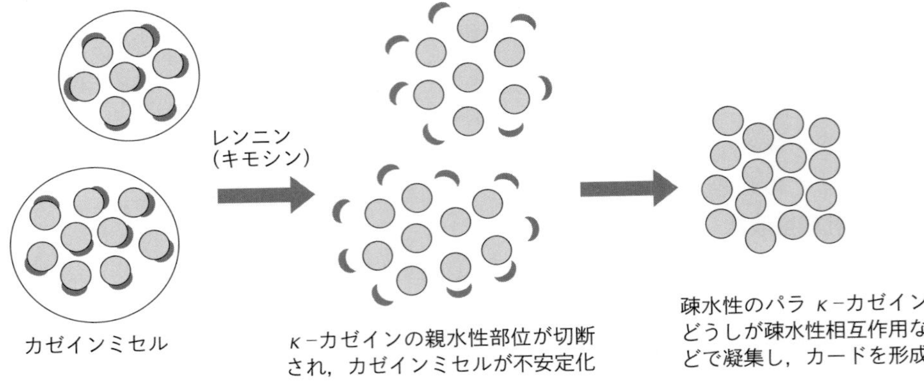

図 4・2-11 凝乳の原理

表 4・2-9 ナチュラルチーズの分類と特徴

熟成の有無	硬　さ	分　類	種　　類	熟成に使用する微生物	特　徴
非熟成	軟質	フレッシュ	カッテージ，クリーム，モッツァレラ，フロマージュ・ブラン，クワルク，マスカルポーネ，リコッタ	なし	白色でくせがなく，軽い酸味がある
熟　成	軟質（水分 45 ～ 50 %）	白カビ	カマンベール，クーロミエ，ブリー	白カビ	表面に白カビを繁殖させる．内部はクリーム色を示す
		ウオッシュ	エポワス，ボン・レヴェック，マンステール，リヴァロ	細菌（リネンス菌）	表面を塩水やワインで洗い，雑菌の繁殖を防ぐ．独特の香りと風味がある
		シェーブル（山羊乳）	ヴァランセ，サントモール，セル・シュール	白カビなど	山羊乳から作るため，独特な風味と酸味が特徴
	半硬質（水分 38 ～ 40 %）	ブルー	ゴルゴンゾーラ，ロックフォール，スチルトン，ダナブルー	青カビ	内部に青カビを繁殖させる．濃厚な風味がある．塩分も高めとなる
		セミハード	ゴーダ，サムソー，ショーム，マリボー	細菌（乳酸菌やプロピオン酸菌など）	加圧して水分を除く．乳酸菌などによって熟成させる
	硬質（水分 35 ～ 40 %）	ハード	エダム，エメンタール，チェダー，グラナ・パダーノ，グリュイエール	細菌（乳酸菌やプロピオン酸菌など）	セミハードよりも水分を少なくしたもので，濃厚なうま味がある
	超硬質（水分 30 ～ 35 %）	超ハード	パルミジャーノ・レッジャーノ（パルメザン），ロマーノ，ペコリーノ	細菌（乳酸菌やプロピオン酸菌など）	粉にして使う場合が多い

素は，乳中の κ-**カゼイン**を部分的に分解し**カゼインミセル**を凝集させる働きを持つ（**図4・2-11**）．ナチュラルチーズには原料や産地，製法によって多くの種類があり，硬さによって分類される（**表4・2-9**）．**図4・2-12**にチーズの一般的な製造方法を示す．硬質チーズでは乳酸発酵のため乳酸菌が**スターター**として添加され，乳の酸度が上昇した後に凝乳酵素を含む酵素剤である**レンネット**を添加し凝乳を作製する．レンニンはもともと，仔牛の胃の消化酵素であるが，現在は主に微生物由来の類似酵素が利用される．

一方，プロセスチーズとはナチュラルチーズを粉砕して乳化剤を加えて加熱融解後，再び固めたものである．通常，80 ～ 120 ℃で加熱融解され乳化される．組織は均一で，加熱殺菌されているので保存性も高い．

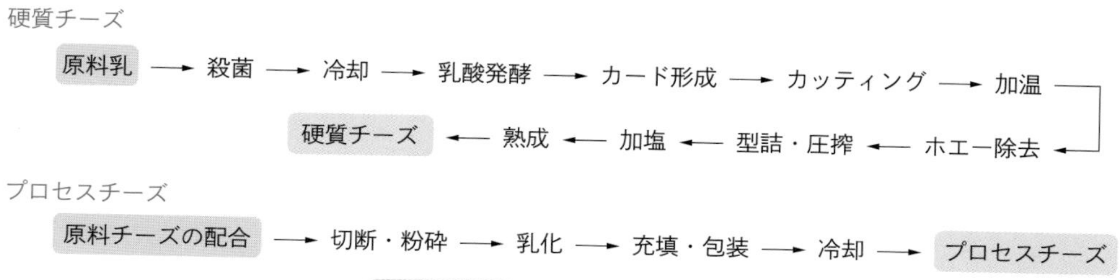

硬質チーズ

原料乳 → 殺菌 → 冷却 → 乳酸発酵 → カード形成 → カッティング → 加温 → ホエー除去 → 型詰・圧搾 → 加塩 → 熟成 → 硬質チーズ

プロセスチーズ

原料チーズの配合 → 切断・粉砕 → 乳化 → 充填・包装 → 冷却 → プロセスチーズ

図4・2-12 チーズの製造工程

練習問題

(1) 食肉に関する記述である．正しいものはどれか．1つ選べ．

① ベーコン，ハム，ソーセージなどの加工用原料肉として最もよく用いられているのは鶏肉である．

② と畜（と殺）後，肉を一定期間貯蔵すると，保水性が回復し，呈味成分を生じて食味が向上する．これを肉の復元という．

③ ベーコン，ハム，ソーセージを製造する際に塩漬する目的は，下味をつけて食味を向上させることである．

④ ハムやソーセージに肉製品特有の淡赤色を与えるために亜硝酸ナトリウムが発色剤として用いられる．

⑤ 日本独特の食肉加工品であるロースハムは，ハムやベーコン用原料肉の切れ端を寄せ集めてハムに似せて作った製品である．

(2) 鶏卵の加工特性や加工品に関する記述である．正しいのはどれか．1つ選べ．

① 卵黄は卵白より固形分が多く，加熱凝固が始まる温度は卵白より卵黄のほうが低い．

② 卵白の起泡性は卵白たんぱく質，卵黄の乳化性は卵黄リポたんぱく質による．

③ 賞味期限が切れたパック卵は食べないほうがよい．

④ ピータンはアヒルの卵をゆでたあと，石灰や木灰と泥で覆い熟成して作られる．

⑤ マヨネーズは植物油と食酢に卵黄（または全卵）と食塩やマスタードなどの香辛料を加えて乳化させた油中水滴型乳化食品である．

(3) 飲用乳に関する次の記述のうち，正しいのはどれか．１つ選べ．

① わが国で飼育されている乳牛の大部分はジャージー種である．

② 乳糖不耐症者用に開発された低乳糖乳は，ラクターゼにより牛乳中の乳糖を分解したものである．

③ 牛乳類の均質化処理は，加圧により生乳の脂肪球を約 1 μm 以下の大きさにする工程であり，殺菌のために行われる．

④ パスチャリゼーションとは，超高温（UHT）殺菌の別名である．

⑤ 牛乳とは，生乳の乳脂肪分を調整して，63 °C，15 分以上の殺菌条件で殺菌され容器に詰めたものである．

(4) 乳製品に関する次の記述のうち，正しいのはどれか．１つ選べ．

① プレーンヨーグルトとは，原料乳を乳酸発酵させたものに砂糖や香料を加えたものである．

② バターの構造は，連続相である脂肪中に塩分などを含む水相が分散した O/W 型エマルションである．

③ アイスクリーム，ラクトアイス，アイスミルクの中で，乳固形分が最も多いのはアイスミルクである．

④ 粉乳の規格では，水分はいずれも 5.0 % 以下である．

⑤ クリーム（乳製品）は，乳等省令により「生乳，牛乳，特別牛乳又は生水牛乳から脂肪分を除去したもの」と定義されている．

(5) チーズに関する次の記述のうち，正しいのはどれか．１つ選べ．

① プロセスチーズとはナチュラルチーズにレンニンを加えて加熱融解後，再び固めたものである．

② 凝乳酵素であるレンニンを含む酵素剤のことをキモシンという．

③ 凝乳酵素は，乳中の κ-カゼインを部分的に分解しカゼインミセルを凝集させる働きを持つ．

④ モッツァレラチーズは，白カビを用いて熟成させて作られる．

⑤ ナチュラルチーズの製造中に得られる非凝乳成分をカードと呼ぶ．

(6) チーズについて，種類―硬さ―熟成に関係する微生物の組み合わせを示している．正しいのはどれか．１つ選べ．

① チェダー―軟質―細菌

② カマンベール―硬質―白カビ

③ ゴルゴンゾーラ―半硬質―青カビ

④ マスカルポーネ―軟質―白カビ

⑤ クリーム―軟質―細菌

3 水産物加工

A 水産物加工の特徴

❶ 原料の多様性

水産物は魚類を始めとして，軟体類（いか，たこ，貝類など），甲殻類（えび，かになど），海藻類など非常に多種類のものが存在し，それぞれに加工原料としての特徴を持っている．一般的に無脊椎動物の味は濃い．また色や形，物性などもそれぞれに異なるため水産加工品の種類も非常に多く，水産物を多く食するわが国の食生活に大きな広がりをもたらしている．

❷ 加工が必要な理由

a．漁獲量が安定しない

水産加工品はその原料の大半を天然資源に依存している．そのため，海の状況や天候，季節などにより漁獲量が大きく変化するため，安定した量の原料確保がむずかしい．この問題に対応するため，冷凍保管により原料の供給量を調整することも可能であるが，その分のコストがかさみ加工品の価格を押し上げることになる．そこで，入荷次第加工を施すことにより保存性を高めることで，加工品の安定した供給量を保つことができる．

b．腐敗が速い

魚の主な可食部は筋肉であるが，魚介類の筋肉は，畜肉など陸上動物の筋肉に比べて腐敗が速い．魚介類は陸上よりも温度の低い水中で生活しているため，筋肉のたんぱく質などはその温度に適した構造となっている．そのため，高い温度に対しては不安定であり，室温に 1 日でも放置すれば強い腐敗臭が発生し始める．また，低温保存すれば比較的長い時間の保存は可能であるが，それでも畜肉ほどの長期保存はできない．

そこで腐敗菌の増殖を抑えるため，冷凍のほか，乾燥や食塩・糖類の添加などの加工操作により，素材の**水分活性**を低下させることが必要になる．また，加熱操作は**滅菌作用**があるとともに，水産物自体が持つ酵素を失活させて，品質の保持に役立つ．

c．呈味の向上

水産物の加工工程は保存性の向上に加え，味の向上が目的となっている．乾燥させることで呈味成分が濃縮されるとともに，加工前とはまったく異なる**テクスチャー**が得られる．また，添加される食塩・糖類は代表的な呈味成分であり，組み合わせによりさまざまな呈味を作り出すことができる．なお，もともとは保存性の向上が目的であったため，食塩・糖類濃度は高めに設定されることが多かった．しかしながら，近年の健康志向と保存設備の充実により，それらの濃度は低めに設定されることが増えた．その結果として保存性は低下しており，冷蔵保存を必要とする加工品が増えている．

d. 魚介類筋肉の成分の特徴

先に述べたように，比較的温度の低い水中で生活していることが，魚介類筋肉の成分の特徴を生み出している．魚介類のたんぱく質は高温に耐える必要はなく，むしろ低温でも分解されやすいようになっている．よって，酵素類の作用を受けやすく，室温では微生物の影響を受けて腐敗しやすい．また，脂質は**ドコサヘキサエン酸（DHA）**，**イコサペンタエン酸（IPA）**（エイコサペンタエン酸（EPA）ともいう）といった多価不飽和脂肪酸が多く低温でも凝固しにくいため，低温生活に適した形となっている．しかし，これを高い温度におけば容易に酸化され，不快な酸化臭あるいは変色の原因になるとともに，消化不良といった健康上の問題をも引き起こすことになる．よって，加工操作は微生物や酸化の影響を受けにくい形に変える効果がある．

B 魚体の死後変化と鮮度判定法

a. 死後硬直

魚の体はしめた直後であればしなやかで弾力性があるが，しばらく時間が経つと**死後硬直**を起こし魚体は硬くなる（第2章 A. ③ d. 加水分解酵素と自己消化，p.10 参照）．一般に販売されている魚は硬直中のものが多いが，さらに時間が経過すると硬直が解け，見た目には魚体に柔軟性が戻ってくる．よって，硬直状態でない場合でも，必ずしもきわめて鮮度がよいということを示すわけではない．

b. 筋肉の軟化現象

魚肉は，活け造りに代表されるように，しめた直後はコリコリとした独特の弾力性があり，鮮度のよさの指標としやすい．この弾力性は死後の時間経過とともに徐々に失われ，筋肉は軟らかくなっていく．これを**軟化現象**と呼ぶ．その変化の速さは魚の種類によって大きく異なり，まいわしを始めとするいわゆる背の青い魚では比較的速く進む．このような魚では，弾力のある食感を消費者が体験することはむずかしい．一方，まだいやひらめのような白身の魚では，軟化は背の青い魚よりもゆっくりと進行する．なお，これら以外に，ほとんど軟化を起こさないとらふぐのような例もある．

c. 熟 成

魚の死後，アデノシン三リン酸（ATP）の消失に伴い**イノシン一リン酸（IMP）**が筋肉中に増加する．IMP は**うま味**成分の1つであり，しめた直後の IMP がほとんどない状態の筋肉よりも，しばらく時間が経過してからのほうが味を強く感じる．

また，筋肉の硬さも硬いほうが好まれるとは限らない．まぐろであれば大トロに代表されるように軟らかいものが好まれる．よって，しばらく置いて味と物性をより好ましい状態にすることが重要となる．なお，畜産の分野では，従来から1週間以上の長期の保存を経て品質を向上させる「熟成」と呼ばれる操作が，主に牛肉において行われてきた．その間にたんぱく質が分解されてペプチドや**アミノ酸**が生じ，うま味が向上するとともに，肉がより軟らかくなる．近年，水産物においても同様の概念が一部の魚種で導入されつつあり，IMP は最大値より減少するもののアミノ酸などが増加するため，総合的には品質が向上すると考えられる場合がある．

d. 腐 敗

魚介類は腐敗が進行しやすい．腐敗を起こす要因は主に細菌による．もともと魚介類には多数の細菌が付着しており，保存時間の経過とともに増殖する．付着した細菌の由来としては海水のほか，漁船の甲板，保管用の氷など，流通のあらゆる段階において存在する．なお，洗浄により相当数の細菌が落ちるとされており，調理段階における洗浄操作は非常に重要である．

腐敗はその不快な臭いによって判断される．臭いの原因は**アンモニア**やアミン類（**ジメチルアミン**，**トリメチルアミン**など）である．アンモニアの大半は遊離アミノ酸などに含まれるアミノ基の**脱アミノ反応**によって発生する．遊離アミノ酸はもともと筋肉中に存在しているが，細菌がたんぱく質を分解することでさらに増加する．また，ジメチルアミンやトリメチルアミンは魚の持つトリメチルアミンオキシドの分解や還元によって生成する．よって，腐敗を防ぐためには低温保存あるいは加熱滅菌により細菌の増殖を抑えることが重要である．

e. 鮮度判定の指標

鮮度指標としては，大きく分けて官能評価と機器による評価に分かれる．官能評価指標としては，眼の白濁，腹部の弾力の低下，えらの変色，臭いなどがある．なお眼の白濁については，鮮度のよいものであっても氷が眼に接触すると生じるため，必ずしも適当ではない．腹部の弾力は酵素分解により内臓が軟らかくなるために起こる．えらの変色は血液に含まれる**ヘモグロビン**から酸素がはずれること，およびヘモグロビンが酸化されることによって生じる．

機器による鮮度評価としては ***K* 値**が用いられることが多い．*K* 値とは ATP の分解過程を応用した指標である．ATP はアデノシン二リン酸（ADP）→アデノシン一リン酸（AMP）→イノシン一リン酸（IMP）→イノシン→ヒポキサンチンと，貯蔵時間の経過に伴いその形が変化する．そこで，次の式のように *K* 値が定義された．

$$K\text{値} = \frac{\text{イノシン} + \text{ヒポキサンチン}}{\text{ATP} + \text{ADP} + \text{AMP} + \text{IMP} + \text{イノシン} + \text{ヒポキサンチン}} \times 100$$

つまり，*K* 値が大きいほど死んでからの経過時間が長いと考えることができる．元来は，これらの成分を測定した結果から *K* 値が計算されていたが，現在では迅速に *K* 値がわかる鮮度チェッカー® が開発され実用化されている．なお，無脊椎動物の場合は ATP の分解経路が異なる上，アデノシンデアミナーゼの活性が高いため *K* 値が急激に上昇する．よって，鮮度の判定基準が魚の数値とは大きく異なる．

f. 鮮度判定装置

元来，*K* 値を調べるためには，肉を摩砕して得た肉汁から高価な機器である高速液体クロマトグラフを用いて成分量を測定することが必要であった．しかし近年では，電気泳動法を利用した装置（鮮度チェッカー®）が開発され，10 分程度で *K* 値がわかるようになっている．この装置では K 値のほか，時間経過に伴ってヒスチジンから生じるヒスタミンも測定することができる．ヒスタミンは痛みやかゆみの原因となる．

この他，魚体全体の電気抵抗の変化により鮮度判定を行う装置（フィッシュアナライザ®）が開発されている．筋収縮に伴い筋細胞間が狭くなり，水が入り込みにくくなることで電流が流れにくくなり，電気抵抗が上がる．その後，筋肉が弛緩したり，筋細胞間の結合組織が壊れて水が入り込むことで電流が流れやすくなり，電気抵抗が低下する．この電気抵抗の変化を利用して鮮度を判定する機器である．

C　魚介類の加工

❶ 冷凍品

魚介類は，養殖魚などを除けば漁期や漁獲量が一定ではなく，一度にたくさん水揚げされたものを貯蔵する場合が多い．そこで，獲れた魚介類に大きな手を加えることなく，鮮度よく長期間貯蔵するために凍結法がよく用いられている．冷凍品は，その処理方法により，①生鮮魚介類冷凍品，②加工冷凍品（凍結したかまぼこやちくわ，干し魚など），③調理冷凍品（凍結したフライ類やフィッシュバーグ，フィッシュボールなど）などに分類することができる．

a．水産物の冷凍

魚介類は魚体が加工処理された後，凍結される．水分が比較的多いので，鮮度よく貯蔵するために急速凍結が用いられる（第2章B.③a.水の凍結，p.14参照）．なお，凍結方法としては，以下の方法がある．

1）空気凍結法

冷却した部屋に魚介類を並べて凍結する方法．

2）強制送風（エアブラスト）凍結法

断熱したトンネル状の部屋に魚介類を並べ，－40～－30℃の空気を送り込み凍結する方法．

3）接触式（コンタクト）凍結法

冷媒により－40～－20℃に冷却した金属板で魚介類を挟み込んで凍結する方法．

4）浸漬（ブライン）凍結法

空気よりも液体のほうが熱伝導性に優れているので冷却効率がよいことから，冷却した食塩水や塩化カルシウム水などに魚介類を浸漬して凍結する方法．

5）液化ガス凍結法

低温の液体窒素（－196℃）や液体二酸化炭素（－79℃）を吹き付けて瞬時に凍結する方法．

b．凍結貯蔵中の品質変化と対策

生鮮魚介類冷凍品は，－25～－18℃で凍結貯蔵される場合が多いが，この貯蔵温度は魚介類によって異なり，まぐろやかつおは－40℃以下の低温を必要とする一方，えびや

いかでは－18 ℃で半年以上の貯蔵ができる．近年，完全に凍結させない貯蔵法として氷温貯蔵（0 ℃～氷結点での貯蔵）またはパーシャルフリージング（－3 ℃貯蔵）と呼ばれる方法も多用されるようになった．この温度帯で貯蔵すると，氷蔵（0 ℃貯蔵）と比べて鮮度が長期間保てる．

冷凍品の凍結貯蔵中の品質変化は，昇華による**乾燥**，体表面や肉質の**変色**，脂質の酸化（**冷凍やけ**），**たんぱく質の変性**（特に，たらは保管中に多数の孔が生じ，解凍すると**スポンジ化**する）などがある．乾燥や変色，脂質の酸化は，凍った魚体を水中に入れ表面に氷の膜（**グレーズ**（氷衣））を形成することで空気を遮断し防ぐことができる（第 2 章 B. ③ d. グレーズ，p.15 参照）．脂質の酸化に対しては，凍結前に抗酸化剤で処理することでさらに保護効果が増す．また，急速凍結し－18 ℃以下で貯蔵すると，たんぱく質の大きな変性を抑えることができる．しかし，徐々にではあるが凍結貯蔵中に変性が進行するので，ショ糖やソルビトール，重合リン酸塩などの**冷凍変性防止剤**が冷凍すり身などに加えられている．チロシナーゼによりメラニンが生じ黒変する現象（特に，えび類などで認められる）に関しては，短時間の加熱処理をし酵素を失活させて（ブランチング，第 2 章 B. ③ e. ブランチング，p.16 参照）から凍結することで，防止できる．

c. 解　凍

魚介類は，解凍時の温度が高くなるほどたんぱく質の変性が生じやすいので，低温（大型の冷凍品では 15 ℃付近）でゆっくりと解凍する必要がある．また，解凍した魚介類は，凍結前の新鮮なものと比べると品質の劣化が進みやすいので，解凍直後か半解凍の状態で用いたほうがよい．

❷ 乾 燥 品

魚介類は比較的水分含量が高いため，微生物が増殖しやすく腐敗を生じやすい．そこで，乾燥により水分を取り除き水分活性を下げ，保存性を増した水産乾燥品の製造が行われてきた．保存性を高める加工の中で最も簡便な方法だが，節類以外は脂質の自動酸化やたんぱく質の変性などを貯蔵中に起こしやすく，長期保存には不向きである．**表 4・3-1** に代表的な乾燥品とその製造方法を示した．

a. 素干し

魚介類や海藻類などの生鮮水産物をそのまま，または簡単な調理加工後，乾燥させたものである．するめなどのようにそのまま食用とされるものと，干しだらなどのように水に戻してから使用されるものがある．しかし，この方法は簡便法ゆえに肉厚のものに不向きである．また，食塩の添加や加熱などの処理をしていないので含有酵素による品質劣化が生じやすく，脂質酸化による油やけなども起こりやすい欠点を持つ．

b. 塩干し

魚介類を塩漬けした後乾燥させたもので，えらや内臓を除いてそのまま干す**丸干し**と，背開きまたは腹開きして干す**開き干し**がある．原料は，いわし，さんま，あじなどの多獲

表 4・3-1 乾燥品の種類，製法，製品名

種　類	製　法	主要製品
素干し	原料をそのままの形または簡単に調理加工後，水洗，乾燥する	するめ，身欠きにしん，田作り，ふかひれ，干しかれい，干しかずのこ
塩干し	原料をそのまま，または内臓除去後二枚おろしにして水洗し，塩漬けにして乾燥する	丸干し（いわし，はたはた，ししゃも），開き干し（あじ，いわし，さば，さんま），くさやの干物，開きだら
煮干し	原料をいったん煮熟後乾燥する	煮干しいわし，しらす干し，煮干しいかなご，干しあわび，煮干し貝柱，干しえび
焼き干し	原料をそのまま，または内臓を除去し炭火や電熱などで焼いた後，乾燥する	焼きわかさぎ，浜焼きだい，あゆの焼き干し
節　類	原料を簡単に調理後，煮熟，焙乾，カビ付けを行い乾燥する	かつお節（亀節，雄節，雌節），なまり節，雑節（さば，いわし，さんま，そうだかつお）
凍乾品	原料を凍結後，暖気で融解して脱水する操作を繰り返し乾燥する	めんたい

魚はもとより，さより，きんめ，あゆなどの高級魚も多い．塩蔵の効果に加えて乾燥により水分活性を下げ，貯蔵性を増した製品である．最近は貯蔵性よりも風味が重視されるようになり，塩味の濃いもの（辛塩）や硬くなるまで干したものから，食塩量を抑え（甘塩），乾燥程度もわずかなものが多くなっている．

c. 煮干し

その名の通り魚介類をゆでた後，乾燥させたものである．煮干しいわしが代表例である．加熱により含有酵素を失活させ，付着している微生物を死滅させるので品質劣化が生じにくい．いわし類は，一般的に脂質が多く酸化しやすいが，ゆでることにより原料の水分と皮下脂肪分を減少させるので，乾燥させやすく，貯蔵中の油やけが起こりにくくなる．ただし，煮熟中にうま味成分が流出してしまう欠点がある．

d. 焼き干し

魚介類を焼いてから乾燥させたもの．浜焼きだいなどがある．加熱による含有酵素の失活，付着微生物の殺菌により，品質劣化を抑えている．ただし，焼き方にコツがいるため，生産量はわずかで，地方の名産品として出回っているものがほとんどである．焼くことで製品に香気を付け風味を増すとともに，魚体表面に薄い膜ができるためうま味成分が内部に閉じ込められ保持される．

e. 節　類

節類は，下処理した魚体を煮熟し，薪を燃やした炉で乾燥（**焙乾**）させたもの（いわし節など）である．焙乾後，**カビ付け**するものも多い（かつお節やさば節など）．かつお以外の魚種を原料としている節類を**雑節**という．かつお節の製造工程を**図 4・3-1** に示す．

かつお節は，その製造工程で，なまり節，荒節，裸節ができ，裸節にカビ付けすると枯れ節となる．カビ付けは，カビがその生育に比較的多くの水分を必要とする性質を利用する．このカビ付け・日乾を繰り返すうちにかつお節内部の水はほとんどなくなり，かつ，

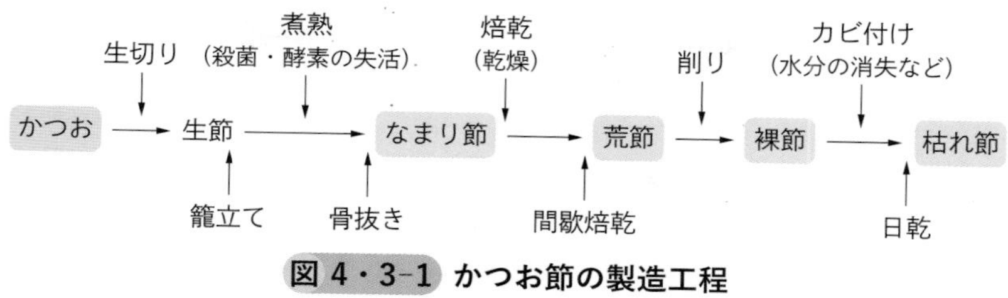

図 4・3-1 かつお節の製造工程

カビの繁殖により他の微生物が繁殖できなくなることで，常温でも保存できるようになる．さらに，カビの含有酵素によりたんぱく質やATPが分解され，アミノ酸やイノシン一リン酸（IMP）が蓄積されることでうま味が増す．脂質の分解も促されるので，かつお節から取っただし汁に油脂が浮かんでくることがない．

現在は，節の状態ではなく削られてパック詰めされた形（花かつおなど）で販売されているものが多い．

❸ 塩 蔵 品

塩蔵の目的は原料の長期貯蔵であり，食塩の脱水防腐作用を利用している．塩蔵法には，原料を塩水に漬ける**立て塩法**と，塩を直接ふりかける**ふり塩法**がある．前者は大量生産時に，後者は小規模生産時に用いられることが多い．近年では，健康への配慮や冷凍冷蔵庫の普及により甘塩（食塩量を抑えること）の製品が増えてきた．

a. 塩蔵魚類

新巻さけが代表的な塩蔵品である．さけの腹部を開き内臓を取り出してから十分洗浄し粗塩をまぶす．この操作により，分解酵素を含む内臓や，微生物が付着しているえらなどが除去された塩漬けとなる．いわしやさんまなどの多獲魚からさけやます類まで多種類のものが原料魚として用いられている．用塩量は，製造方法や季節により異なるが，魚体重量の約 20 ～ 30 % である．

b. 塩蔵魚卵

広義の魚卵（魚類の卵や卵巣だけでなく，かにの卵やうにの生殖巣も含む）を，塩蔵や乾燥などの手段で加工したもの．さけやますの卵巣からは**すじこ**が，それらの卵巣をほぐし粒状にすると**いくら**ができる．にしん，すけそうだら，ぼら，ちょうざめの卵巣からは，それぞれかずのこ，たらこ（からしめんたいこを含む），からすみ，キャビアが作られる．食塩濃度は種類によって異なるが，7 ～ 15 % くらいの範囲で用いられる．良質の製品を作るには，原料が新鮮で熟成卵であることが求められる．

c. 塩 辛

魚介類の筋肉部分と内臓を一緒に塩蔵し，原料や微生物の酵素により熟成させたものである．現在最も多く利用されているいかの塩辛を始め，かつおの塩辛（酒盗）やうにの塩辛が有名である．その他，あゆ（うるか），なまこ（このわた）の塩辛などもある．これらは酵素により熟成中に原料中のたんぱく質が分解され，ペプチドやアミノ酸類になるとともに揮発性の塩基類も増加し，うま味だけでなく独特の香味も醸し出す．食塩濃度は，嗜好により幅があるが，約3～25％で用いられる．近年は他の塩蔵品と同様，健康面から減塩される傾向にある．

❹ くん製品

くん（薫，燻）製品は，原料を下ごしらえした後，塩漬け，くん煙することで，熱による脱水作用と煙成分による防腐効果を利用して，保存性を高めた加工品である（第2章G. くん煙の利用による保存，p.26参照）．スモークサーモンが有名である．特に魚介類では，くん煙処理により魚の生臭さを改善する効果も期待できる．わが国では，さけ，ます，いかが最も一般的な素材で，全体の80％を占める．近年，冷蔵庫が普及したことなどにより，保存性重視から香りと味を楽しむ方向へ次第に移行しつつある．

❺ 練り製品

食塩などを添加した魚肉を擂潰（らいかい）し，成型後加熱によりゲル化させたものを練り製品と呼ぶ．練り製品の分類および種類を**表4・3-2**に示す．

a. 製造原理

魚肉を形成するグロブリン系の**筋原線維たんぱく質**（主に**アクチン**と**ミオシン**からなる）を食塩により溶出させ，すり潰すことで互いに絡ませ，粘稠（ねんちゅう）な肉のり（**すり身**）とする．すり身を成型し加熱すると，たんぱく質が水を抱え込んだまま凝固し網目構造を形成するため，弾力のあるゲルが得られる．このような弾力をかまぼこでは**足**と呼び，食べたときの歯切れ・硬さなどと大いに関係している．足の強さは，魚の種類によっても異なるが，魚肉の鮮度が低下したものを使うとたんぱく質の変性により筋原線維たんぱく質の溶出も劣り，足の低下した練り製品となる．このような原料には，デンプンや卵白を品質改良剤として用いることで足の補強を行う．

b. 原　料

原料は，基本的にはどんな種類の魚でも使用できる．実際，100種以上の魚が原料魚として用いられている．しかし，練り製品の品質評価は，“一足，二味，三に色”といわれることもあり，原料魚は，ゲル形成性がよく，うま味に富み，色が白いことが望まれる．ぐち，えそ，むつなどの白身の魚は一般的に足が強く，色も白いので原料魚として適している．一方，さばやまぐろ，さんまなどの赤身の魚や淡水魚は足が弱く原料魚として不適である．しかし，単一魚種で上記の条件を満たすものは少なく，数種の魚を配合して用いられる．

現在最もよく用いられている魚は，すけとうだらである．たら類は，多獲魚であるが凍結すると貯蔵中に冷凍変性を起こし，その身はスポンジ化しやすく，原料魚としての適性は低かった．しかし，1959（昭和34）年に北海道立水産試験場の研究者グループが，長

表 4・3-2 水産練り製品の分類，種類，製品名

分　類	種　類	主 要 製 品
加熱方法	蒸し	蒸し板，つと巻，信田製品
	焼き	焼抜き，焼き通し，ちくわ，なんば焼，笹かまぼこ，伊達巻，梅焼，厚焼
	蒸し焼き	焼き板（板付け蒸し焼きかまぼこ），角焼
	ゆで	はんぺん，つみれ，しんじょ，なると巻
	揚げ	揚げかまぼこ
	ジュール加熱	かまぼこの一部
成型方法	板付け	蒸し板，焼抜き板，焼き板（蒸し焼き板），豆板，小袖
	ちくわ	焼きちくわ，ゆでちくわ
	型焼き	なんば焼き，角焼，梅焼，厚焼，伊達巻
	つと巻	麦桿で巻いた，つと巻
	すだれ巻	すじ，なると巻，伊達巻，細工かまぼこ（巻もの）
	昆布巻	こぶ巻
	赤巻	こんぶのかわりに朱色のかまぼこシートで巻く，赤巻
	生包装製品	ケーシング詰かまぼこ，リテーナ成形かまぼこ，魚肉ソーセージ
	細工もの	切りだし，絞りだし，一つもの，すりだし
主に副原料や種ものによる違い		うにかま，削りかまぼこ，チーズかまぼこ，まつたけかまぼこ，かに風味かまぼこ，種もの（具材）入り，卵黄もの（伊達巻など）

［山澤正勝ほか（編）：かまぼこ，恒星社厚生閣，p.151，2003 より引用］

期冷凍保存を可能とした**冷凍すり身**の技術を開発したことで，一気に使用が広まった．

冷凍すり身の製法は，魚肉落とし身を水洗いし，ショ糖およびソルビトール，ポリリン酸塩などの冷凍変性防止剤を混合し，擂潰後凍結する．−20℃以下で貯蔵すると品質劣化が生じにくい．冷凍すり身は，練り製品の原料として優れた適性を持っているので，すけとうだらだけでなく，ほっけ，いわし，ぐちなどからも生産されている．わが国で製造されている練り製品の 86％は，冷凍すり身から作られているといわれている．

c. かまぼこ

図 4・3-2 にかまぼこの製造工程を示す．原料魚から頭や内臓を取り去り水洗いする．採肉機に入れて身を取り，皮下脂肪や血液を除去するために魚肉の数倍量の水で洗う（**水さらし**）．この操作により加熱時にゲル形成を抑制する水溶性の物質も取り除かれ，足も強くなるが，繰り返しすぎると魚のうま味や風味も洗い流されてしまう．脱水後，肉ひき機を用いてミンチにするとともに小骨やウロコなどを取り除く．サイレントカッターや擂潰機によりミンチにした肉をすり潰し（空擂り（からずり）），食塩を添加して筋原線維たんぱく質を溶出させさらにすり潰し（塩擂り（しおずり）），粘稠な肉のり（すり身）を得る．塩擂り時に調味料や副原料も添加する．ここまでの工程は低温下で行われる．すり身を板に付け成型し，室温下に放置するとゲル化を生じる（**坐り（すわり）**）．その後，蒸しや焼きなど（**表 4・3-2**）により加熱すると，ゲルが引きしまり独特の足を持つようになる．

d. ちくわ

すり身を竹や金属などの串に巻き付け円筒状とし，加熱したものがちくわ（竹輪）である．坐り操作を行わない以外は，原則的にはかまぼこと同じ製造方法である．

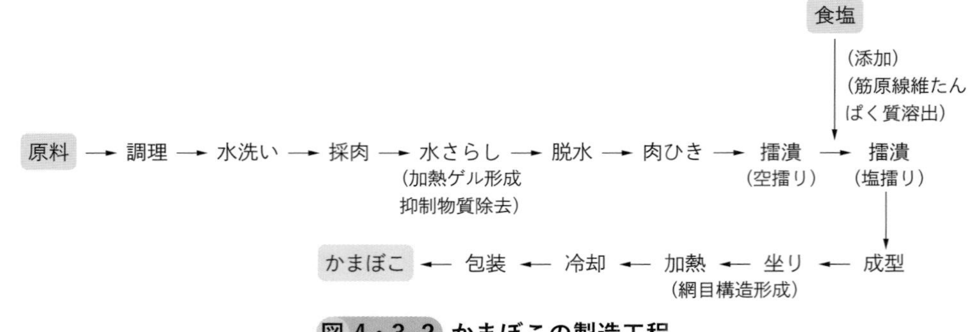

図4・3-2 かまぼこの製造工程

e. はんぺん

東京名産のゆでかまぼこである．さめ類を主原料とし，擂潰中にすり身にやまのいもを10～15％添加し，空気を抱かせて擂りあげ，熱湯に浮かせてゲル化させる．ふわふわと軟らかいが，良品はしっかりとした弾性を兼ね備えている．

f. かに風味かまぼこ

かにのエキスと香料を混合したすり身を，板状あるいは薄いシート状に成型し，加熱した後細く繊維状に裁断する．これらをすり身でつなぎ合わせたり，集束器を用いて束ねる．表面に着色料で染めたすり身を塗り重ねて加熱すると，かに風味かまぼことなる．かに風味かまぼこは1970年代に日本人が考案した**コピー食品**の一種だが，サラダの具材として海外でも生産されており，冷凍すり身と並ぶ国際商品となっている．

❻ 缶　詰

現在わが国の水産缶詰は，かに，さけ，まぐろ，かつお，さば，いわし，さんま，いか，かき，赤貝，あさりなどで作られており，世界でも有数の水産缶詰生産国である．近年は，金属缶に代えてレトルトパウチを使用したものも増えつつある．

図4・3-3に水産缶詰製造法の代表例として，まぐろの缶詰の製造工程を示した．水産缶詰は数種に分かれるが，これは，肉詰めまでの処理法と注入される液の種類が異なることによる．すなわち，水煮缶詰は約2.5％の食塩水を，味付け（大和煮）缶詰は調味液を，油漬け缶詰はサラダ油を，また，トマト漬け缶詰には，トマトピューレをそれぞれ注入する．なお，かに缶詰の中身は硫酸紙で包まれているが，これは，かに肉たんぱく質が硫黄に富んでいるので，保存中に分解されて生じる硫化水素と容器の鉄分とが結合し硫化鉄となり，肉に黒い斑点が現れる（**硫化変色**）のを防ぐためである．

缶詰は，密封し加熱殺菌することで貯蔵性を増した製品であるが，加熱殺菌を行わないシュール・ストレンミングという缶詰がスウェーデンに存在する．にしんを開いて少量の塩を入れ発酵が旺盛になったところで缶に詰めたもので．加熱殺菌せずそのまま発酵を続けるので，強烈な臭気を放つようになる．缶は，発酵により生じたガスにより膨らんでいるため缶切りを入れたとたん発酵物がガスとともに吹き上げ，強烈な匂いをばら撒く．乳酸発酵をさせる日本の**熟**(な)**れずし**（ふなずしやあゆのなれずし，後述の⑦ d. 水産発酵食品

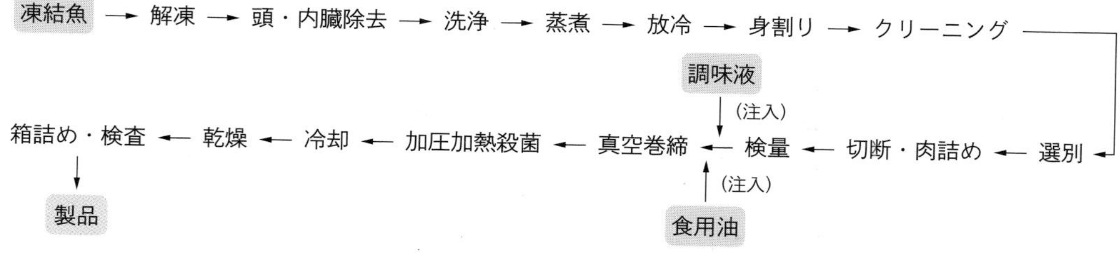

図 4・3-3 まぐろ缶詰製造工程

を参照）などの親戚に当たる缶詰である．

❼ 調味加工品

a. 魚しょうゆ

うおしょうゆや魚しょうともいう．しょうゆという名前が付いているが，JAS 法ではしょうゆに属さない．魚介類をその内臓とともに塩蔵すると，含有酵素や微生物の酵素によりたんぱく質が分解され，独特の香りとうま味を持つ液汁となる．製法からは塩辛の仲間である．かつては日本各地で作られたが，現在は，限られた地域（しょっつる：秋田県，いしる：石川県など）でしかみられなくなった．東南アジアでは魚しょうゆが調味料の主流を占めており，ナンプラー（タイ）やヌォクマム（ベトナム）などが有名である．

b. つくだ煮

主に小型の魚介類や海藻類を主として，しょうゆを副としてみりんや水あめ，砂糖を用いて煮詰めて作る．原料の水分が濃厚な調味液と入れ替わるため，水分活性が 0.7 付近まで低下し，室温でも長期の貯蔵（少なくとも 20 日以上）が可能となる．類似した製品に角煮，かんろ煮，あめ煮，しぐれ煮などがある．

c. 調味乾燥品

魚介類を調味液中に漬け，乾燥させることで貯蔵性を持たせたものが調味乾燥品である．**みりん干し**，**そぼろ**，さきいかのような圧伸物（ローラーなどで薄く伸ばしたもの），魚せんべいなどがこれに属する．

d. 水産発酵食品

魚介類を塩蔵し，そこに飯，酒粕やぬか，こうじ（麹）などに漬けて発酵によりうま味を与えたものと，みそ，しょうゆ，酢などを用いて漬け込むことで，熟成させ風味を与えたものとがある．前者には，熟れずし（食塩をまぶした魚を米飯と一緒に漬け込み，乳酸発酵により熟成させたすしで，滋賀県のふなずしが有名である），石狩漬け（さけのこうじ漬け）や真珠漬け（あこやがいのかす漬け）などがある．後者には，いかの沖漬け（いかのしょうゆ漬け），小だい笹漬け（きだいの子の酢漬け）や京風白みそ漬けなどがある．いずれも地方色が強く，地場産業の名産品として知られているものが多い．

D 海　藻　類

わが国では海藻類を好んで食用とし，褐藻類のこんぶ，わかめ，ひじき，あらめ，緑藻類のあおのり，紅藻類のあまのり，てんぐさなどを乾燥してそのままあるいは加工して利用する．乾燥品のほかには海藻類の加工品は少ない．海藻類は炭水化物，たんぱく質，無機質（ヨード，カリウム，カルシウムなど）を含み，炭水化物の多くはヒトの消化酵素では分解されない**難消化性多糖類（食物繊維）**が主成分である（5. ④食物繊維素材，p.124 参照）．

a. こんぶ

素干しこんぶは，まこんぶ，らうすこんぶ，りしりこんぶ，ひだかこんぶ，ながこんぶ，ほそめこんぶ，がごめこんぶなどを天日乾燥や機械乾燥して製造される．干した状態や結束方法などにより，長切りこんぶ，元揃（もとぞろえ）こんぶ，花折こんぶ，折りこんぶ，棒こんぶと名付けられる．まこんぶ，らうすこんぶ，りしりこんぶは主に出汁用，ひだかこんぶ，ながこんぶはつくだ煮，こぶ巻き，おでん用など，ほそめこんぶ，がごめこんぶは粘りが強いため，とろろこんぶ，刻みこんぶ，おぼろこんぶなどに利用される．素干しこんぶ表面の白い粉の主成分は**マンニトール**で，甘味を持つ糖アルコールである．こんぶのうま味は**グルタミン酸ナトリウム**による．

おぼろこんぶは，こんぶを 4 ～ 5％酢酸溶液に 3 ～ 5 分間浸し，一晩放置後，薄く帯状に削ったもので，とろろこんぶは酢酸処理したこんぶを羽毛状に削ったものである．

b. わかめ

わかめは素干しのほか，木灰にまぶして乾燥した灰干しわかめ（徳島県鳴門），あるいは湯通しを行った後，塩漬けした**塩蔵わかめ**として保存性を持たせたものが製造され，みそ汁の具材，酢の物，サラダなどに用いられる．湯通し塩蔵わかめを洗浄，切断，乾燥したカットわかめは，そのまま戻して使える簡便性や保存性に優れた製品であり，さまざまな料理やインスタントスープなどに使用される．

c. の　り

干しのりは，あさくさのり，すさびのりなどの紅藻のあまのり類を水洗，細切り後，水抄(す)きして乾燥したものである．干しのりの家庭での消費は減少しているが，コンビニエンスストアのおにぎり向けの需要が多くなっている．干しのりを 150 ～ 170 ℃で数秒間火入れしたのが焼きのり，だし，しょうゆ，みりんなどを含む調味液を塗って乾燥したのが**味付けのり**である．

d. 寒　天 （5. ② e. 海藻由来の多糖類，p.123 参照）

紅藻類のてんぐさ，おごのり，おにくさ，ひらくさ，えごのり，いぎすなどから，それらの細胞壁に含まれている多糖類を熱水で抽出し，冷却・凝固させるとところてんとなる．**寒天**はところてんを凍結，融解，乾燥して作られ，その製法は天然凍結法（天然寒天）と冷凍施設を用いた人工凍結法（工業寒天）がある．凍結せずに加圧脱水機で脱水して，乾

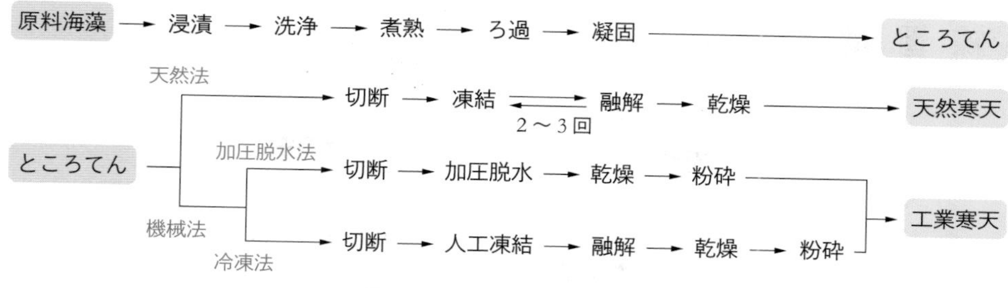

図 4・3-4 寒天の製造工程

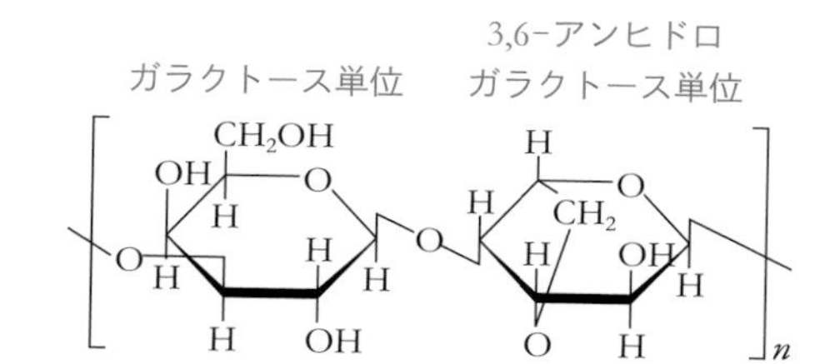

図 4・3-5 アガロース（寒天の構成成分の 1 つ）

表 4・3-3 特性の異なる寒天とその性質および用途

種　類	主な性質および用途
一般寒天	平均分子量 20 ～ 40 万．溶解には数分の加熱沸騰が必要．寒天ゲルの凝固温度 33 ～ 45 ℃，ゲル融解温度 85 ～ 93 ℃．ゲル強度（1.5 %）300 ～ 900 gcm^{-2} 用途：ゼリー，ようかん，練りきりあん，ところてん，つくだ煮，ヨーグルト
高融点寒天	缶詰の殺菌温度に耐えるゲル融解温度を示す 用途：缶詰のみつ豆用寒天や杏仁豆腐
即溶性寒天	一般に 80 ℃以上の熱湯で溶解，60 ～ 70 ℃で溶解する寒天もある．果汁や野菜類，機能性飲料など熱変化しやすい素材とあわせることが可能 用途：インスタントゼリーの素，粉末寒天，介護食
低強度寒天	低分子化寒天（平均分子量 3 ～ 10 万），ゲル強度（1.5 %）30 ～ 200 gcm^{-2}．低ゲル強度・低粘性を示し，ペースト状食品，飲料の沈殿防止，各種食品の増粘や保水性向上に利用 用途：ジャム，ゼリー，たれ，ドレッシング，飲料，デザート，介護食
高粘性寒天	平均分子量 70 ～ 80 万の重合度の割にはゲル強度が弱く，粘性の高いゲルを形成し，ゲルを変形させても破壊されにくい 用途：ゼリー，細工和菓子

燥，粉砕した工業寒天もある（**図 4・3-4**）．

寒天の主成分は**アガロース**（約 70 %）（**図 4・3-5**）と**アガロペクチン**（約 30 %）である．寒天は水に膨潤後，80 ℃以上に加熱すると溶け，これを冷却するとゲル化する．寒天はその特性（ゲル化性，保水性など）を活かしてゼリー，ようかん，その他菓子類に広く利用されている．また，一般的な寒天に加えて，特徴のある寒天が製造され，寒天の食品への応用範囲が広くなり，利便性も高くなっている（**表 4・3-3**）．

練習問題

(1) 魚介類に関する記述である．正しいのはどれか．1つ選べ．

① ミオグロビンは赤身魚より白身魚に多く含まれている．

② さばやまぐろには，n-3系列よりn-9系列の不飽和脂肪酸が多く含まれる．

③ 魚肉では死後硬直は起こらない．

④ 魚肉は畜肉に比べて結合組織の割合が高い．

⑤ トリメチルアミンは魚の匂い物質である．

(2) 水産加工品に関する記述である．正しいのはどれか．1つ選べ．

① 塩辛は，魚介類の筋肉や内臓に食塩を加え，殺菌して作られる．

② すじこは，さけやますの卵粒を分離して塩蔵したものである．

③ かまぼこの原料としては，白身魚よりも赤身魚のほうが一般に適している．

④ 水産缶詰には，水煮，油漬け，味付け，トマト漬けなどがある．

⑤ かつお節の製造工程は，なまり節，裸節，荒節の順である．

(3) 海藻類に関する記述である．正しいのはどれか．1つ選べ．

① 素干しこんぶの表面の白い成分はマンノースである．

② 褐藻類のてんぐさからところてんが作られる．

③ 干しのりはあまのり類から作られる．

④ 寒天の主成分はアミロースとアミロペクチンである．

⑤ 一般的な寒天ゲルの融解温度は室温（25 °C）より低い．

4 油　　脂

一般的に「油脂」の「油（oil)」は常温で液体状のものを指し，「脂（fat)」は常温で固体のものを指す．食品としては，てんぷら油，サラダ油，マーガリン，ショートニングなどがあげられる．これらの油脂類は味わいのある食生活にはなくてはならないものである．てんぷら油は，水よりはるかに高い温度で調理できる優れた熱媒体であり，また，マーガリンやショートニングは，製パンや製菓などの加工食品に対してそれぞれ物性が合うように特徴的なものが多種多様存在している．

これらの食品に使われている食用油脂の消費量の年次推移を単体（サラダ油およびてんぷら油などの精製油）と油脂加工品用（マーガリンやショートニングなど）で**図 4・4-1**に示した．2018（平成 30）年の消費総量は約 250 万トンで，加工品に使われる量が全体の半分以上を占めている．食用油脂の種類別の消費量を**表 4・4-1** に示した．使われている食用油脂では植物油脂が 94 % を占めており，最も多く消費されているのがなたね油で，次いでパーム油，大豆油である．パーム油は年々増加傾向にある．

一方，近年の健康志向に伴って，コレステロール吸収を抑制する植物ステロールを添加した油脂，品種改良によりオレイン酸やリノール酸を多く含むサフラワー油やひまわり油，あるいは，α-リノレン酸を多く含むしそ油（えごま油）やあまに油，また体脂肪を減少させるという**中鎖脂肪酸**を含む**構造脂質**からなる合成食用油脂など，多種多様な油脂が市販されている．最近では，高濃度のイコサペンタエン酸（IPA，またはエイコサペンタエン酸（EPA））とドコサヘキサエン酸（DHA）を含むリン脂質が約 50 % を占める，オキアミ由来のクリル油脂も市場に出回っている．

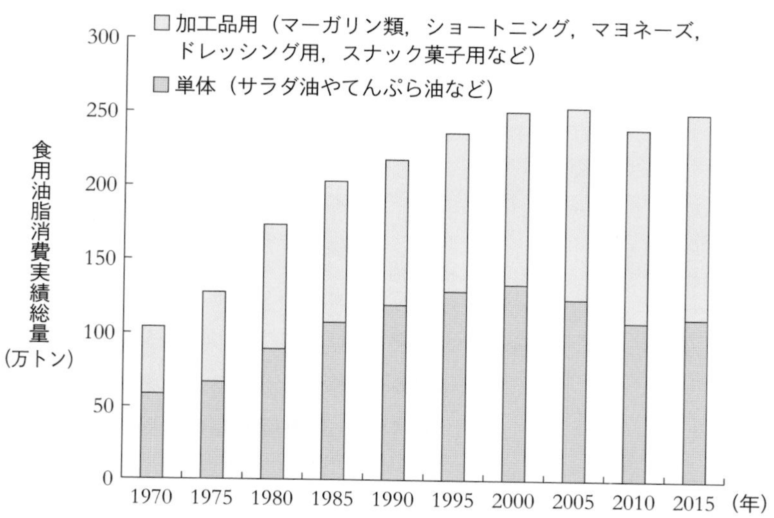

図 4・4-1 食用油脂消費量の年次推移

消費実績総量は原油ベース（約 94 % が精製油）

［農林水産省：我が国の油脂事情，2016 を参考に著者作成］

表 4・4-1　食用油脂種類別消費量（食用精製油換算, 2015（平成 27）年）

植物油脂	万トン	%
なたね油	93.2	42.5
パーム油	50.6	23.1
大豆油	41.7	19.0
とうもろこし油	6.8	3.1
こめ油	6.5	3.0
オリーブ油	5.2	2.4
パーム核油	3.8	1.7
ごま油	3.8	1.7
やし油	3.3	1.5
ひまわり油	1.6	0.7
綿実油	0.9	0.4
サフラワー油	0.8	0.4
その他	1.2	0.5
小　計	219	

動物油脂	万トン	%
豚　脂	7.4	54.4
牛　脂	3.5	25.7
魚　油	0.6	4.4
その他	2.1	15.4
小　計	13.6	

［農林水産省：我が国の油脂事情，2016 を参考に著者作成］

A　食用油脂の分類

食用油脂は一般的には**図 4・4-2** のように分類されている．**表 4・4-2** には主要な食用油脂の脂肪酸組成やビタミンE量などの特性値を示した（特徴的な脂肪酸組成によって区分している）．植物油脂の脂肪酸組成は，品種，栽培時期および収穫時期などによって変動する．

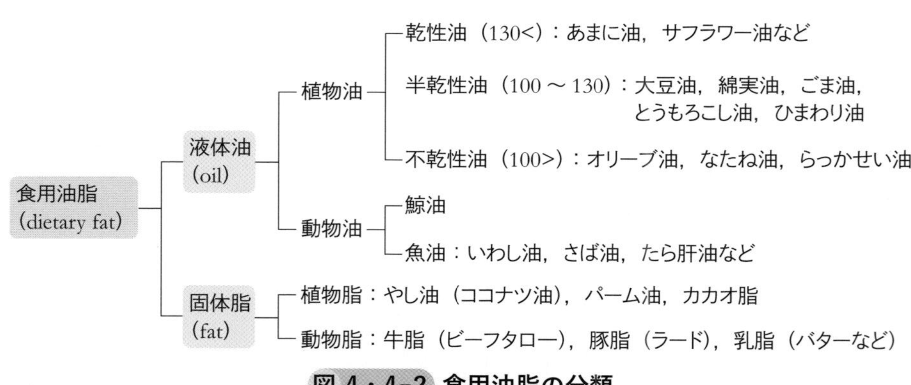

図 4・4-2　食用油脂の分類
カッコ内の数字はヨウ素価を表す．

表 4・4-2　主要な食用油脂の脂肪酸組成（5 %以上），ビタミンおよび植物ステロール含量，ヨウ素価，引火点

		$C_{4:0}$〜$C_{10:0}$	$C_{12:0}$	$C_{14:0}$	$C_{16:0}$	$C_{18:0}$	$C_{18:1}$	$C_{18:2}$*	$C_{18:3}$**	$C_{20:5}$**	$C_{22:6}$**	ビタミン E 含量 (mg/100 g 油)***	植物ステロール含量 (mg/100 g 油)‡	ヨウ素価$	引火点 ℃‡
動物油脂	まいわし油$			3.7〜8.6	16.3〜19.1		7.7〜11.2			7.8〜9.8	15.3〜34.4		163〜195		
	牛　脂				26.1	15.7	45.5					1.3			
	ラード				25.1	14.4	43.2	9.6				0.4			
	乳脂肪（クリーム）	10.6		11.3	31.4	9.9	23.8					0.4			
植物油脂	あまに油						16.5	15.2	59.5			40.1		175 以上	
	えごま油				5.9		17.6	12.9	61.3			66.6		162〜208	
	ひまわり油　ハイオレイック						83.4	6.9				40.2		78〜90	
	オリーブ油				10.4		77.3	7.0				8.9	98	75〜94	304〜312
	サフラワー油　ハイオレイック						77.1	14.2				30.2		80〜100	
	なたね油（キャノーラ油†）						62.7	19.9	8.1			48.3	497	94〜126	313〜326
	サフラワー油　ハイリノール				6.8		13.5	75.7				30.3	157	139〜148	318〜323
	ひまわり油　ハイリノール				6.0		28.5	60.2				42.2	203	120〜141	320〜321
	綿実油				19.2		18.2	57.9				44.7	246	102〜120	304〜327
	とうもろこし油				11.3		29.8	54.9				90.7	445	103〜130	302〜329
	大豆油				10.6		23.5	53.5	6.6			114.0	190	124〜139	314〜327
	ごま油				9.4	5.8	39.8	43.6				45.1	374	104〜118	262〜314
	米ぬか油				16.9		42.6	35.0				31.3	965	92〜115	302〜325
	らっかせい油				11.7		45.5	31.2				12.2	160	86〜103	317〜325
	調合油				7.5		43.2	36.7	7.3			81.2			
	パーム油				44.0		39.2	9.7				10.5	37	50〜55	311〜313
	カカオ脂$				26.4	33.9	35.9							29〜38	
	パーム核油	7.9	48.0	15.4	8.2		15.3					0.5		14〜22	
	やし油（ココナツ油）	15.0	46.8	17.3	9.3		7.1					0.5		7〜11	277〜279

*n-6 系，**n-3 系の脂肪酸である．n-3，n-6 とはメチル基末端よりそれぞれ 3 番目，6 番目の炭素に二重結合があるものをいう．

***：α-，β-，γ-，δ-トコフェロールの合計量．

†：なたねを品種改良することによりエルカ酸（$C_{22:1}$）やグルコシン類の含量を低下させたものである．

［文部科学省科学技術・学術審議会資源調査分科会：日本食品標準成分表 2020 年版（八訂）を参考に著者作成．ただし，‡は神村義則（監）：食用油脂入門，第 2 版，日本食料新聞社，2013 より引用，$は農林水産省：我が国の油脂事情，2016 より引用］

B　植物・動物油脂

❶ 採　　油

a．圧搾法，抽出法，圧抽法（図４・４-3）

植物油脂の採油方法としては，**圧搾法**と有機溶剤（ヘキサン）を用いる**抽出法**および両者を組み合わせた**圧抽法**がある．いずれの方法においてもヒビ割れなどがない原材料を精

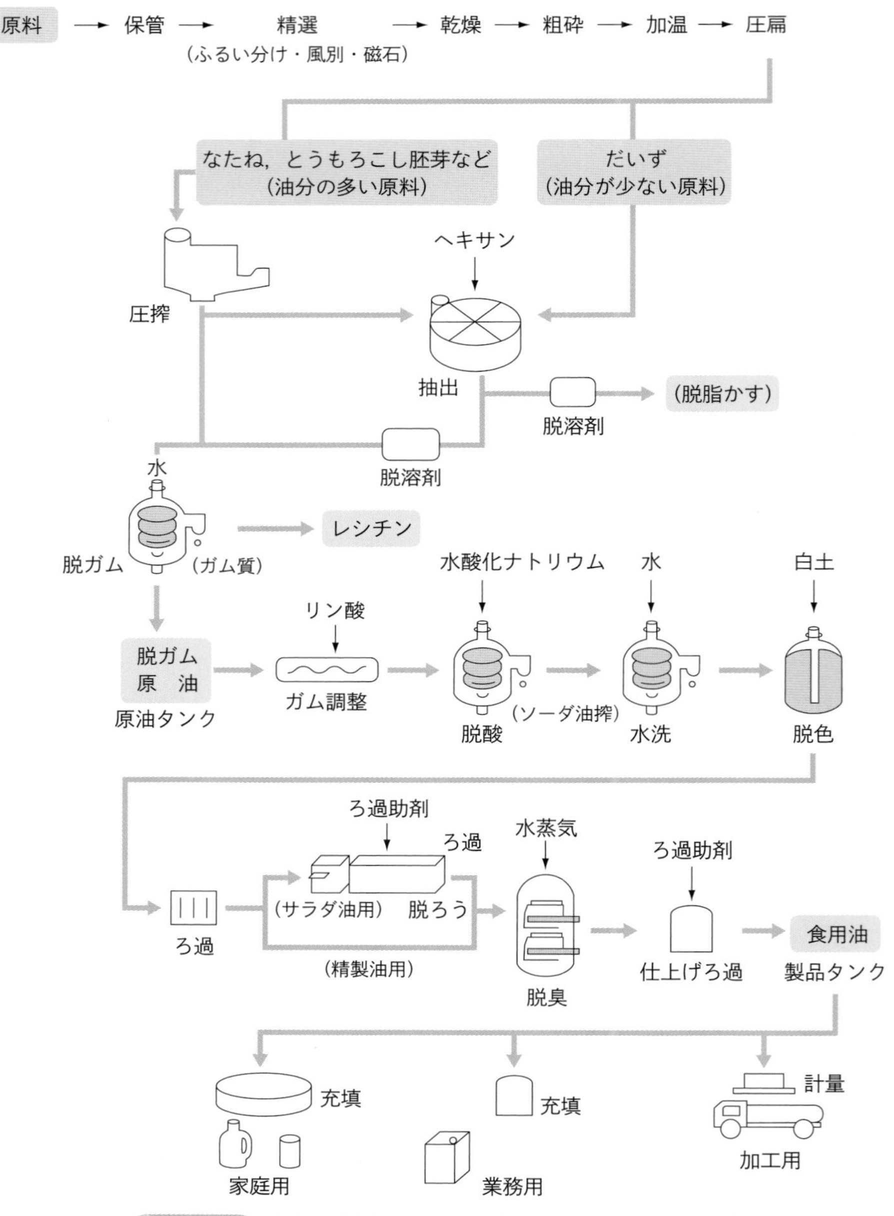

図４・４-3　油脂の製造工程（原料から油ができるまで）

［農林水産省：我が国の油脂事情，2016 を参考に著者作成］

選し，かつ混入している夾雑物（土砂，鉄片など）を除去した後，粗く砕き皮を除く．次に加温し，圧扁（平たくつぶして扁平にすること）あるいは破砕する（場合によってはこの次に圧搾しやすいように，かつ油分が流出しやすいように蒸煮する）．次にこれを圧搾するか（圧搾法），あるいは乾燥した後，ヘキサンにより油分を抽出し，得られたミセラ（油と溶剤の混合物）から蒸留によりヘキサンなどの溶媒を除去し原油を得る（抽出法）．

圧搾法が使用される油脂には，なたね油，ごま油，オリーブ油，パーム油などがあり，抽出法は大豆油に用いられ，圧抽法は，なたね油，サフラワー油，ひまわり油，とうもろこし油などに用いられている．

b．融出法

動物油脂の採油の場合は，魚，牛，豚ともに水分を植物種子の場合よりも多く含むので融出法が用いられている．魚の場合，溶剤抽出法も試みられてはいるが，水分が多いためうまくいっていない．原材料としては脂のついた牛，豚の皮や骨，あるいは丸ごとの魚などをクッカーの中で蒸煮する．これによりたんぱく質が変性し，水と油が分離してくる．牛，豚の場合，クッカーを真空にして熱媒体によって加熱し，脂肪を融出させる方法もある（乾式融出法）．煮汁は水分を多く含むので，遠心分離などにより油分と水分を分け，原油を得る（**図 4・4-4**）．動物油脂の使用状況は**表 4・4-1** を参照のこと．

c．超臨界流体抽出法

新しい抽出方法として二酸化炭素を用いる**超臨界流体抽出法**（第 3 章 A. ③抽出，p.39 参照）による採油が試みられているが，食用油脂に関しては，オキアミからのクリル油脂がわずかに市場に出回っているくらいである．

d．油脂資源改良・開発

1）遺伝子組換え作物由来の油脂

品種改良の手段として，**遺伝子組換え技術**を用いて，特定の脂肪酸，特にオレイン酸やリノール酸などを多く含む作物を中心に改良がなされている．これらの遺伝子組換え作物由来の油脂の安全性については問題ないとされ，表示についても「食品中において，組換え DNA およびこれにより生成したたんぱく質が除去，分解されているもの」として，表示義務の対象としないとしている．ただし，高オレイン酸遺伝子組換えだいずを使用した加工食品（大豆油など）については，「高オレイン酸遺伝子組換え」，「高オレイン酸遺伝子組換えのものを混合」などの表示が義務付けられている．2020（令和 2）年 11 月現在，遺伝子組換えされただいず，とうもろこし，なたね，

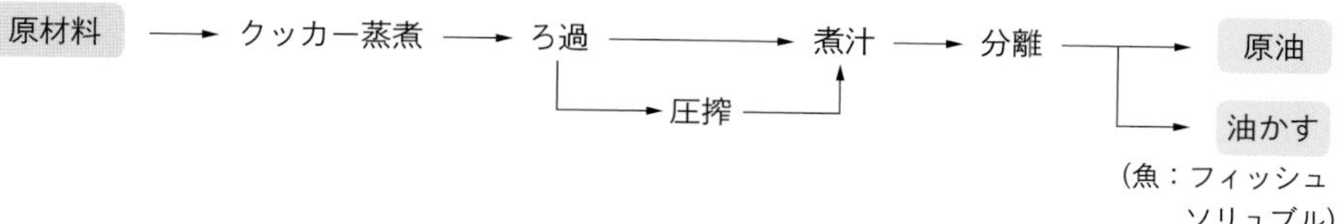

図 4・4-4 動物油脂の採油方法（煮取り法）
［外山健三ほか（編）：水産油糧学，恒星社厚生閣，1998 を参考に著者作成］

綿実から採油された植物油がある．

2）シングルセル・オイル

新しい油脂資源の開発として，微生物の利用が進められている．特徴としては，特定の脂肪酸を多く含む脂質が得られるように人為的に操作できることである．微生物により生産される油脂をシングルセル・オイル（single cell oil，SCO）と呼ぶ．現在，糸状菌（*Mortierella* 属）を利用して，アラキドン酸や γ-リノレン酸（GLA）を含む SCO が工業化されているが，食用油脂というよりサプリメントなど健康食品として市場に出ている．その他，海産クロレラ *Nannochloropsis* 属や海洋細菌による IPA（EPA）・DHA の産生や乳酸菌 *Lactobacillus plantarum* によるリノール酸からの共役リノール酸（CLA）の産生の研究が進められている．

一方，食用油脂の原料がバイオディーゼルに利用され始めているので，将来的な需要を視野に入れ微細藻類（*Chlorella* 属，*Botryococcus* 属，*Aurantiochytrium* 属など）やユーグレナによる油糧生産についての研究も進められている．

❷ 原油の精製（図 4・4-3）

ごま油やオリーブ油の場合は，採油された原油は特有の風味，芳香，色調を持っているので，そのままバージンオイルとしてよく使用されている．その他の原油は水分，リン脂質，たんぱく質，遊離脂肪酸，不けん化物（高級アルコール，ステロール，炭化水素，トコフェロール，カロテノイド，クロロフィルなど）などを含み，風味や色調などにも悪影響を及ぼし，油脂の加工や食品への利用に支障をきたす．したがって，原油からこれらを除去し精製しなければならない．

1）脱ガム

原油に水を加えて撹拌し，生じたガム質を除去する．この工程でリン脂質，たんぱく質，金属などが除去される．

2）脱　酸

原油中には遊離脂肪酸（油脂の劣化を早める）が存在するので，水酸化ナトリウム（苛性ソーダ）溶液を加え，脂肪酸を中和し，セッケンとして除去する（精製油では酸価が 0.2 以下である必要がある）．

3）脱　色

油と白土とを混合し，減圧下で加熱，撹拌し，ろ過する．この工程で色素（カロテノイドなど），酸化物あるいは綿実油の場合はゴシポール（綿が生合成する有毒な色素）が除去される．

4）脱ろう

米ぬかの場合のように高融点ろう（ライスワックス）が多い原材料を用いたときは，脱色処理の次にろ過により脱ろう（**ウインタリング**：冷却法により 0℃付近で析出するものを除去する）を行う．

5）脱　臭

油を減圧下で水蒸気蒸留することにより，残留していた遊離脂肪酸や匂いの原因であるアルデヒド，ケトンなどが除去される．また，有用成分のステロール類やトコフェロールがこの工程で減少する．本工程で，副産物としてごく微量生成する**グリシドール脂肪酸エステル**の安全性（発がん性など）が問題となり，この化合物の生成が極力抑制できるよう技術開発が進められている．

❸ 植物油脂中の脂溶性成分

ほとんどの植物油にはトコフェロール（α，β，γ，δ）や植物ステロール（主としてβ-シトステロール，スチグマステロール，カンペステロールが含まれている（**表 4・4-2**）．植物油脂中のトコフェロールは油脂の酸化を防止する．原油中のトコフェロールは精製の段階で 40 % ほど損失するが，植物油脂中のトコフェロールは，ヒトの栄養にとってビタミン（ビタミン E）の主要な供給源である．また，米ぬか油にはトコフェロールの同族体であるトコトリエノール（40 mg/100 g 油）が含まれている．これは，トコフェロールよりも強力な抗酸化活性を有する．

その他の脂溶性成分にはカロテノイドなどがあり，ごま油には抗酸化作用を持つゴマリグナン（セサミン，セサモール，セサミノールなど）が約 1 % 含まれている．

❹ 油かすおよび除去物質の利用

植物油脂の場合，原料の油含量は 15～60 % で，残りは繊維，たんぱく質などである．油かすの多くは飼料として利用されており，ごま，サフラワー，だいずなどの油かすがある．この中で，だいずの油かすは栄養性のみならず加工特性に優れたたんぱく質を多量に含むので，魚肉練り製品の加工助材（つなぎ）や植物性たんぱく食品などの素材として広く利用されている（1. B. ①だいず，p.60 参照）．また，大豆油の場合は**ガム質**に多量のリン脂質を含むので**レシチン**（乳化剤として食品に使用；リン脂質を主成分とする）の材料として利用され，米ぬかの場合はオリザノールやライスワックスが多く含まれているので，有用成分として精製して利用されている．一方，原料が魚類の場合，油かすはフィッシュソリュブルとして肥料，飼料に利用されている（**図 4・4-4**）．

C 油脂の改変

食品への利用に際して，それぞれ食品の特質に適するように油脂の改変（つまり，脂肪酸組成の改変）がなされている．どのような食用加工油脂が油脂製品に使われているかを**図 4・4-5** に示した．植物油脂由来が 83.8 % を占め，そのうち主な原材料の加工用への使用状況をみると，パーム油が半分以上を占め，次いでなたね油が約 18 % 使用されている（**表 4・4-3**，**図 4・4-5**）．

最近では，安全性に懸念があるトランス脂肪酸軽減のために，パーム油の使用量が急増している（後出のコラム，p.115 参照）．

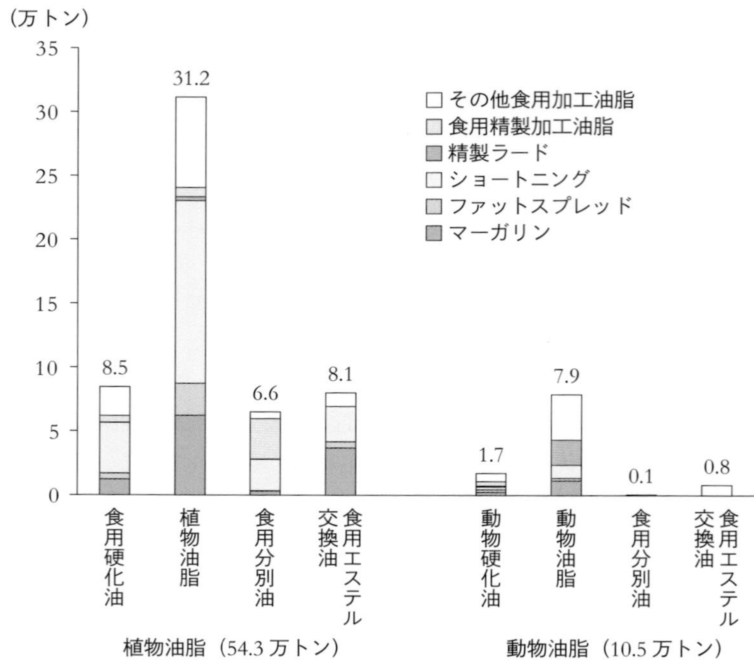

図 4・4-5 食用加工油脂の油脂製品への使用状況（2015（平成27）年）

調査対象は日本マーガリン工業会の会員.

［農林水産省：我が国の油脂事情, 2016を参考に著者作成］

表 4・4-3 食用加工油脂の油脂製品への原料使用状況（2015（平成27）年）

植物油脂	万トン	%
パーム油	28.3	52.1
なたね油	9.7	17.9
大豆油	2.4	4.4
パーム核油	2.2	4.1
とうもろこし油	1.7	3.1
やし油	1.6	2.9
こめ油	1.0	1.8
綿実油	0.3	0.6
サフラワー油	0.1	0.2
その他	7.0	12.9
合　計	54.3	

動物油脂	万トン	%
豚　脂	4.4	41.9
牛　脂	4.2	40.0
魚　油	0.6	5.7
その他	1.3	12.4
合　計	10.5	

調査対象は日本マーガリン工業会の会員.

［農林水産省：我が国の油脂事情, 2016を参考に著者作成］

❶ 硬 化 油

硬化油は動植物油脂を部分的に**水素添加**（水添）したもので, この処理により融点を上げ, 常温で固体または半固体状としたものである. マーガリン, ファットスプレット, ショートニングの原料も硬化油である. 大豆油, なたね油, パーム油, 魚油などが原料となる.

魚油は，IPA と DHA を多く含み酸化されやすいので，水素添加なしで用いられることはない（ただし，IPA や DHA を高含量に含むものは健康食品として売られている）．なお，魚油の硬化油の生産は近年世界的に激減している．水素添加とは，トリグリセリドの不飽和脂肪酸，たとえばリノール酸，リノレン酸，IPA，DHA などの二重結合に，ニッケルなどの触媒を用いて水素を付加し，**飽和化**させる操作である．水素添加の度合によって液状油は種々の硬さの硬化油となり，**酸化安定性**も増す．水素付加される部位はランダムに起こり，二重結合を 3 ヵ所有するリノレン酸の場合は，リノレン酸→ジエン酸（二重結合が 2 ヵ所）→モノエン酸（二重結合が 1 ヵ所）の順に還元反応が進む．なお，二重結合が残らないようほぼ完全に水素添加（完全水素添加）を行ってできる油脂を極度硬化油と呼ぶ．

天然油脂と硬化油の最も大きな違いは，天然油脂の脂肪酸の二重結合がほとんどシス型であるのに対し（反すう動物（牛，山羊，羊など）では胃の中の微生物によりトランス脂肪酸が作られ，体脂や乳脂に 1％弱存在），硬化油にはトランス型（**トランス脂肪酸**）が一定量含まれていることである．トランス脂肪酸はシス型と比べ融点が高い．マーガリン，ファットスプレッド，ショートニングなどの場合，家庭用では植物油脂および植物油脂由来の硬化油が材料であるが，業務用ではそれらに加えて魚油の硬化油が用いられている（**図 4・4-5**）．

❷ エステル交換

グリセリンに結合した脂肪酸を別の脂肪酸と入れ替える技術をエステル交換というが，エステル交換による油脂の改変には，化学的方法と**酵素的方法**がある．酵素的方法では，**リパーゼ**の特異性を活かした特徴的な油脂が製造されている（エステル交換油の 60％をパーム油が占める）．トリアシルグリセロールの 1, 3 位に特異的に作用するリパーゼを用いた油脂の改変を**図 4・4-6** に示す．最近，リパーゼの特異性を活かした特徴的な構造脂

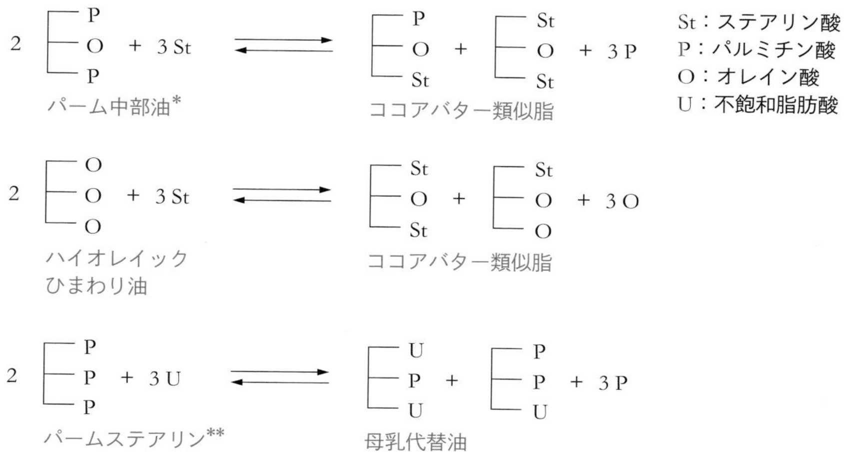

2 [P-O-P] + 3 St ⇄ [P-O-St] + [St-O-St] + 3 P
パーム中部油*　　　ココアバター類似脂

2 [O-O-O] + 3 St ⇄ [St-O-St] + [St-O-O] + 3 O
ハイオレイック ひまわり油　　　ココアバター類似脂

2 [P-P-P] + 3 U ⇄ [U-P-U] + [P-P-U] + 3 P
パームステアリン**　　　母乳代替油

St：ステアリン酸
P：パルミチン酸
O：オレイン酸
U：不飽和脂肪酸

図 4・4-6 1, 3 位特異的リパーゼによるエステル交換反応

*パーム中部油：パーム中融点部（パームミッドフラクション），**パームステアリン：飽和脂肪酸を多く含むパーム油画分（ウインタリングによって得られる）．

質が製造されている（後述参照）．チョコレートなどにココアバター類似の脂肪としても利用されている．

❸ 分　別

食用油脂の分別とは，固形状もしくは半固形状の油脂を融点，硬さや固体脂含量の異なるいくつかの画分に分け，その関連製品への応用を広げるための加工技術である．分別油はほとんどが植物油脂が原料で，融点差を利用した乾式分別と，アセトンなどの溶剤に対する溶解度差を利用した**溶剤分別**がある．溶剤分別は特にパーム油に利用されている．

パーム油は溶剤によって特徴的な脂肪酸構成からなる3つの画分に分別できる．高融点**固体脂（パームステアリン）**はマーガリンなどに利用されている．また，固体脂を除いたパーム油は**パームオレイン**と呼ばれ，ココアバター類似脂としてチョコレートの材料などに使われている．

トランス脂肪酸の使用を避けるために，硬化油の代替油脂として，分別によって得られた各種のパーム油が積極的に用いられつつある（分別油の約80％を占める）．

❹ 構造脂質と低カロリー油脂

中鎖脂肪酸（$C_{8:0}$ ～ $C_{10:0}$）から構成される油脂（middle chain triacylglycerol，**MCT**）が治療食* として効果があることがわかり，トリアシルグリセロールのグリセロール骨格のどの位置にどのような脂肪酸が結合しているかによって，油脂の機能特性（脂肪酸の利用されやすさ）が異なってくることが知られるようになった（構造脂質）．構造脂質とは，脂肪酸の栄養生理機能がよりいっそう発揮されるように脂肪酸の結合位置や組成を調整した油脂のことを指す．天然の構造脂質としては**図4・4-6**のPOP（1, 3-dipalmitoyl-2-oleoylglycerol）（パーム中部油）・StOSt（ココアバター類似脂）・UPU（母乳代替油）などがある．最近では，やし油（ココナツ油）やパーム油と他の植物油脂とのエステル交換によって，トリアシルグリセロールの一部を中鎖脂肪酸（カプリン酸やカプリル酸）に置き換えた食用油脂も特定保健用食品として市場に出回っている．

アメリカでは，脂肪代替品として，消化吸収されないショ糖の水酸基に長鎖脂肪酸を結合させた**オレストラ**がスナック菓子に利用されている．また，構造脂質である**サラトリム**や**カプレニン**が，低カロリー加工油脂として利用されている．

---

* 消化吸収性が低下している術後患者や消化吸収機能障害患者の重要な栄養補給（エネルギー補給）源として，長年臨床現場で使われてきている．

column | **トランス脂肪酸とパーム油，および機能性脂質について**

WHO（世界保健機関）は，心血管系疾患のリスクを低減し，健康を増進するための目標として，トランス脂肪酸の摂取を総エネルギー比 1 % 未満に抑えるよう提示している．日本人が 1 日に消費するエネルギーは平均で約 1,900 kcal なので，1 人 1 日当たり約 2 g 未満が目標量に相当する．日本人のトランス脂肪酸の摂取量は，1 日当たり 0.7 ～ 1.4 g（摂取エネルギーに占める割合は 0.3 ～ 0.7 %）であり，WHO の目標を下回っている（食品安全委員会，ファクトシート（油脂食品中のトランス脂肪酸含量のデータあり））．

トランス脂肪酸軽減のために，パーム油の使用量が年々増加傾向にある．パーム油の急激な生産増加に伴う環境破壊が危惧されている．また一方では，パーム油の使用によりトランス脂肪酸は低減できるが，逆に食品中の飽和脂肪酸含有量が大幅に増加し，飽和脂肪酸の摂取量を増加させてしまう可能性が指摘されている．

保健効果（疾病予防効果）があるといわれている多種多様な機能性脂質が市場に出回っている．ただし，生理作用に必須の成分や治療に効果がある成分に必ずしも保健効果があるとは限らない．食生活は日常的な営みであるので，1 年以上の長期スパンの研究を行う必要があると思われる．過剰摂取の問題もあり，濃縮された状態での摂取はなおさら注意する必要がある．まずは，国立研究開発法人医薬基盤・健康・栄養研究所 国立健康・栄養研究所のホームページの『「健康食品」の安全性・有効性情報』のサイトから情報を得るようにするとよい（http://hfnet.nibiohn.go.jp/，最終アクセス 2020 年 11 月 7 日）．

D 油脂製品

❶ 精製油とサラダ油

いわゆるてんぷら油と呼ばれる油は JAS 規格では「精製油」で，**図 4・4-3** に示したような工程で原油から精製されたものである（酸価 0.2 以下と定められている）．揚げ物，すなわち 180 ℃程度に加熱して使用される油であるので，まず加熱安定性のよいことが求められる．そのために，不飽和度の大きい油の使用は好ましくない．加熱安定性を顕著に改善するために，消泡剤として食品添加物のシリコーン樹脂が使用される．わずか 2 ppm 以下の添加により，加熱に伴って起こる発煙，着色，粘度上昇，特に泡立ちなどの熱酸化変質が大幅に抑えられる．一般商品名としては“**白絞油**（しらしめゆ）”，“天ぷら油”などがある．白絞油は，精製したなたね油や大豆油のことを指す．

サラダ油（酸価 0.15 以下）は，上記の精製油をさらに脱ろう（ウインタリング）により精製度を高くした植物油で，冷却に対する安定性が高いのが特徴である（0 ℃，5.5 時間保存しても分離や固化しない）．したがって，サラダ油という名称は，用途を示す商品名がそのまま品質を示す名称として用いられたものである．白絞油やてんぷら油は業務用以外では姿を消しつつあるが，サラダ油のなたね油（キャノーラ油），とうもろこし油，大豆油，パーム油などを混合した“調合油”（抗酸化剤や乳化剤を添加したものもある）が，てんぷら・フライ・炒め物など広範な用途に利用できる油として普及している．

なお，品質を表す名称として上記2種以外に半精製油がある．精製の度合いが低く，主にろ過のみを行って風味を活かしたオリーブ油（酸価2.0以下），ごま油（酸価4.0以下），なたね油（酸価2.0以下）などがある（これらの油脂には精製油と半精製油の2種類が存在する）．

その他，ごま油に唐辛子などで辛味を付けたラー油などの香味食用油がある．

❷ マーガリン，ファットスプレッド

マーガリンはバターの代用品としてフランスで発明された．原料は主として，なたね油，パーム油，大豆油などの植物油脂とそれらの硬化油およびパーム油のエステル交換油と分別油，また，業務用には硬化魚油，牛豚脂などが用いられている（**図4・4-5**）．マーガリンは，JAS法で食用油脂（80％以上），乳脂肪（40％未満）および水（17％以下）と定められた乳化製品で，乳化物は**油中水滴型（W/O型）**のエマルションである．**図4・4-7**にその製造工程を示した．家庭用マーガリンや家庭用ファットスプレッドは，冷蔵庫に入れても，出してすぐパンにぬれる軟らかい**ソフト型**である．2019（令和元）年のマーガリンの生産実績は17.0万トンで，そのうち家庭用は1.5万トンであり，生産量は近年増加傾向にある．

業務用マーガリンは製パン，製菓の加工材料として，またレストラン，ホテルなどの調理用として用いられている．業務用マーガリンはショートニングの性格が強く，エマルションの形をとったショートニングといえる．最近のマーガリンは風味，加工性が飛躍的に向上し，バターとともに，あるいはバターに代わって盛んに用いられるようになった．用途

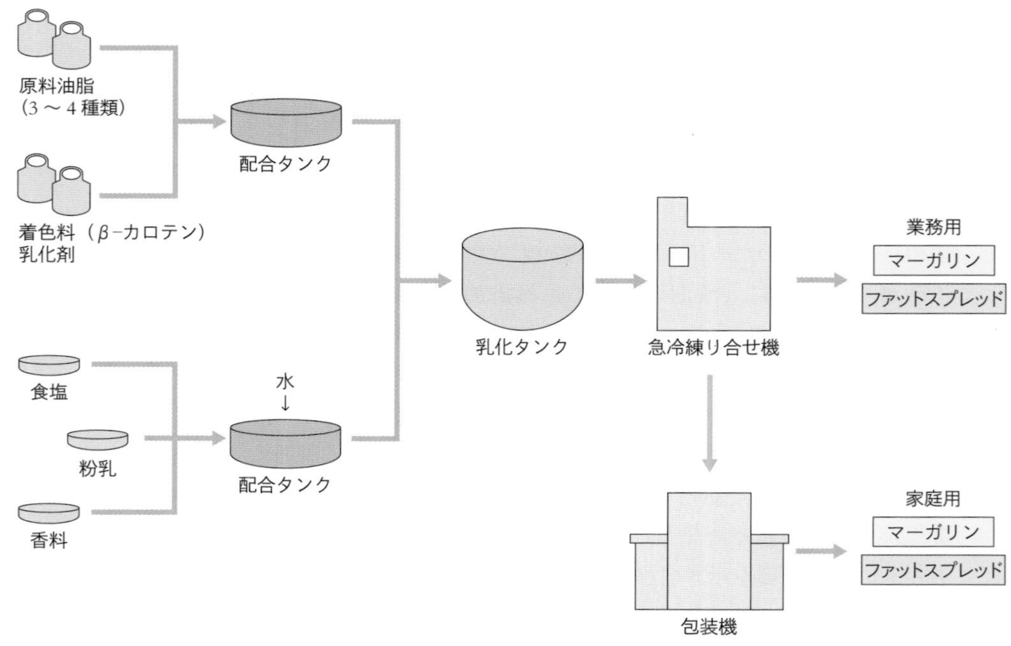

図4・4-7 マーガリン・ファットスプレッドの製造工程
［農林水産省：我が国の油脂事情，2016より引用］

別にそれぞれ特徴のある性質（主に固体脂の割合 **SFI***が異なる）を持ったマーガリンとして，一般用，デニッシュペストリー用，パイ用，バタークリーム用，パン用，シュー用，のように分類される．

マーガリンは一般に要冷蔵製品であり，特にソフトタイプのものは10℃以下に保存することが望ましい．温度の高い場所に放置していったん油脂が溶けてしまうと，再び冷蔵しても物性，風味は低下し，もとには戻らない．

ファットスプレッドは，JAS法で食用油脂（80％未満），乳脂肪（40％未満，かつ油脂中50％未満）で，油分と水分の合計が85％以上とされている．低脂肪スプレッドには，植物油脂スプレッド（油脂40～70％含有）や極低脂肪スプレッド（油脂20～30％含有）などがある．ファットスプレッドの特性は，伸展性（伸びのよい軟らかさ）と口溶け性（口中で適度な速さですっきり溶けること）である．2019（令和元）年のファットスプレッドの生産実績は5.1万トン，家庭用は2.4万トンでマーガリンの約1.5倍であるが，近年減少傾向にある．

❸ ショートニング

ショートニングはアメリカでラードの代用品として誕生した．わが国では，パーム油，なたね油，やし油，パーム核油などの植物油とこれらの硬化油，およびパーム油のエステル交換油と分別油が主な原料である（**図4・4-5**）．また，業務用には動物油脂の硬化油も使用されている．原料油脂類を混合，加温し，10～20％窒素ガスを吹き込みながら急冷（ガス量は20 mL/100 g以下），捏和して作る．JAS法ではショートニングの定義を，「食用油脂を原料として製造した固状又は流動状のものであって，可塑性，乳化性等の加工性を付与したもの」としている．加工性については，さらに**ショートニング性**（もろく砕けやすい性質），クリーミング性，吸水性，酸化安定性，フライ性なども要求される．製法はマーガリンと似ているが，大きな違いは水（水分0.5％以下）を加えない点である．

ショートニングには，製パン，製菓，フライ，調理，スプレー加工など広い用途がある．このため硬さあるいは軟らかさの程度（SFI）が違ういろいろなショートニングが製造されている．ショートニングはほとんど業務用で，製菓・製パン関係が主要な用途である．2019（令和元）年の生産実績量は22.0万トンと，近年やや減少傾向にある．わが国では，パーム油，大豆油，とうもろこし油，なたね油が主要な植物硬化油原料で，その他，分別パームステアリンなども使用されている．また，業務用には魚硬化油も使用されている．

❹ ドレッシング

ドレッシングは，安定な**水中油滴型（O/W型）**の乳化食品である．JAS法によると，ドレッシングには半固体状ドレッシング，乳化液体状ドレッシングおよび分離液状ドレッ

* SFI（solid fat index）：**固体脂指数**ともいう．ある温度において，油脂全体に占める固体脂がどれだけ存在しているかを示す指標で，固体脂/油脂全体×100で表し，値が高いほど硬い．測定が困難なので，最近では液状油のプロトンNMRシグナルを利用して，直接固体脂含量（solid fat content，SFC）の測定が行われ，利用されるようになってきた．

シングがあり，植物油脂を使用したものである．マヨネーズとサラダクリーミードレッシングは半固体状ドレッシングに類する．マヨネーズは油脂含量が 65 % 以上で水分 30 % 以下であること，また，サラダクリーミードレッシングは油脂含量が 10 % 以上 50 % 未満で水分が 85 % 以下であること，これら以外の半固体状ドレッシングの場合は油脂含量 10 % 以上で水分が 85 % 以下と定められている．

近年の健康志向を反映して，油分を 1/4 ～ 1/3 程度に減らした低カロリードレッシングや，油分をまったく含まないノンオイルドレッシングなども広く市販されている．

❺ フライ用油脂

フライ油は業務用として使われ，**図 4・4-5** では「その他食用加工油脂」に区分されている．劣化を防ぐために，酸化防止剤，消泡剤などが添加される．業務用フライ油脂は即席めんやスナック食品などに使われたり，レストランやファーストフード店，コンビニエンス・ストアなどで使用されている．サラダ油や調合油を家庭でフライ用として使う場合は，業務用と異なり多価不飽和脂肪酸の割合が多いので，加水分解，酸化，加熱重合・分解などが起こり，劣化が速いので注意を要する．

「弁当・惣菜の衛生規範」では「油脂は，酸価 1 以下（ただし，ごま油は除く），過酸化物価 10 以下の物を原料として使うこと」と定められている．また，使用中のフライ油に関しては，「粘性などの状態から判断して，①発煙点が 170 ℃未満となったもの，②酸価が 2.5 を超えたもの，③カルボニル価が 50 を超えたもの，のいずれかに該当する場合は，そのすべてを新しい油脂と交換すること」と定めている．

❻ 粉末油脂

粉末状の固体で，食用油脂の微粒をたんぱく質などのコロイド状物質で包んだものである．油脂と乳化剤，ゼラチン，カゼインなどのたんぱく質あるいはデンプンなどを水に乳化させ，これを噴霧乾燥して，粉末化させて製造する．

粉末油脂は小麦粉，砂糖（ショ糖），粉乳などと混合してケーキミックスとしたり，粉末スープ，即席カレーあるいはいろいろな保存食や栄養剤に利用される．

❼ バ タ ー

牛乳から脂肪分（乳脂）に富んだクリームを分離し，殺菌した後**チャーニング**（攪動（かくどう））という工程を経て，クリーム中に分散している脂肪球を凝集・乳化破壊してバター粒を形成させる．それを液相のバターミルクから分けてワーキング（練圧）し，成型して得られるものがバターである（**図 4・4-8**）．これは油中水滴型（W/O 型）（乳脂率 80 % 以上，水分 17 % 以下）の粘稠性エマルションというべきものである．

わが国では，**非発酵バター**（甘性バター）が主流で，クリームを乳酸菌で発酵させた**発酵バター**はあまり使われていない．**加塩バター**（1.3 ～ 2.0 % 食塩）は主に家庭用，**無塩バター**は主に業務用として使用されている．バターには可塑性，クリーミング性やショー

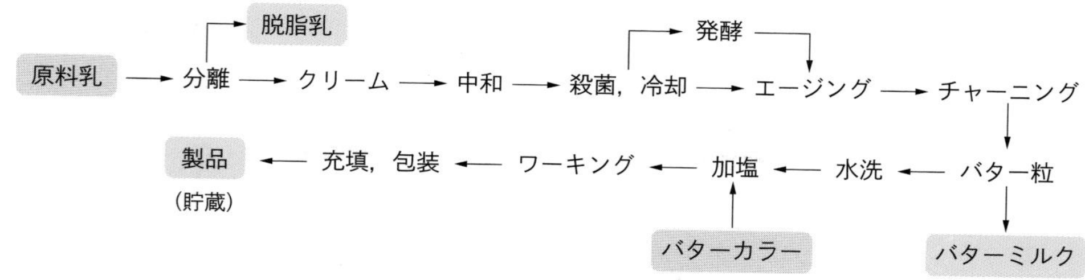

図 4・4-8 バターの製造工程

トニング性があるので製菓用に用いられている．

❽ 乳化油脂（合成クリーム）

乳等省令で定める生クリーム（「乳及び乳製品」）に代わる「乳又は乳製品を主要原料とする食品」としている．O/W 型乳化食品であるホイッピングクリームとコーヒー用クリームとがある．植物油脂，乳脂，生クリームに脱脂粉乳，カゼイン，乳糖を配合したものがホイッピングクリーム（脂肪 30 ～ 50 %），乳脂と植物油脂あるいは植物油脂だけを原料としたものがコーヒー用クリーム（フレッシュ）（脂肪 5 ～ 30 %）である．植物油脂としては，大豆油，なたね油，パーム油，やし油などの硬化油が用いられる．また，カゼインの代わりに大豆たんぱく質の利用も行われている．

練習問題

(1) 加工油脂に関する記述である．正しいのはどれか．1 つ選べ．
① 惣菜に使用するフライ油の遊離脂肪酸含量については規制がない．
② 植物油脂の水素添加によって，トランス脂肪酸が生じる．
③ 硬化油は水素添加酵素によって作られる．
④ 構造脂質は酵素のリポキシゲナーゼを用いるエステル交換反応で合成できる．
⑤ 近年，パーム油が食品によく使われるようになったのは，パーム油にパルミチン酸とステアリン酸が多く含まれるからである．

(2) 油脂の製造法に関する記述である．正しいのはどれか．1 つ選べ．
① ごま油は，融出法による．
② 大豆油は，圧抽法による．
③ ラードは，圧搾法による．
④ 硬化油は，酸素を添加する．
⑤ サラダ油は，脱ろう処理をする．

(3) 食用油脂に関する記述である．正しいのはどれか．1 つ選べ．
① 植物油の採油工程における脱ろう過程でリン脂質は除去される．
② ウインタリングは冷凍して沈殿するものを除去する操作である．

③ 業務用のてんぷら油を別名「白絞油」と呼ぶことがある．

④ 油脂の水素添加により，その融点は降下する．

⑤ パーム油のヨウ素価は，大豆油より大きい．

(4) 加工油脂に関する記述である．誤っているのはどれか．1つ選べ．

① ショートニングは窒素ガスを吹き込みながら急冷，捏和して作る．

② ショートニングは水分を含まず，ほぼ脂質でできている．

③ ドレッシングはO/W型の乳化食品である．

④ 魚油は自動酸化しやすいため，水素添加して硬化油として利用することが多い．

⑤ バター製造工程でクリームがバターになるとき，W/O型エマルションから，O/W型エマルションに変わる．

5 多 糖 類

多糖類はさまざまな食品の加工に利用され，その物理的な性質から主に増粘剤，安定剤，ゲル化剤，糊料として用いられている．多糖類の多くはヒトの消化酵素で加水分解されない難吸収性成分であることから，最近，これらの多糖類は，飲料，菓子，パン・クッキー類，その他加工食品に**食物繊維素材**として添加されている．

❶ デンプン

われわれがデンプンとして利用しているのは貯蔵デンプンである．じゃがいも，さつまいも，タピオカなどは地下茎・根にデンプンを貯蔵するので地下デンプン，とうもろこし，こむぎ，おおむぎ，こめなどの植物は種子にデンプンを蓄積するので地上デンプンと呼ばれる．一般に，デンプンはD-グルコピラノースがα-1, 4 グリコシド結合で直鎖状に連なった**アミロース**と，そのところどころにα-1, 6 結合の分岐を持っている**アミロペクチン**の混合物である．普通のデンプンはアミロースが約 20 % を占め，残りはアミロペクチンからなる．しかし，アミロースをほとんど含まないもち種のデンプン，たとえば，もち米，もちとうもろこしなどのデンプンがある一方，アミロース含量の高いハイアミロースコーン（アミロース含量 50 ～ 80 %）デンプンもある．

食品加工に用いられるデンプンの性質のうちで重要なのは，デンプンを水の中で加熱すると粘稠（ねんちゅう）性の糊ができる粘度特性である．デンプン粒を水の中で加熱していくと，ある温度を境にして粒は急激に吸水し，膨潤を開始する．この温度を**糊化開始温度**といい，デンプンの種類により異なる（**表 4・5-1**）．

デンプンは低温で老化する性質があり，加工食品，特に冷凍食品は，低温安定性の高いデンプンが求められる．その他，糊の透明性，保水性，粘結性はデンプンの起源によって異なり，利用目的によってそれらが使い分けられている．

デンプンの食品分野での主な用途は，

①ソース，スープなどの増粘剤，粘度安定剤
②エマルションの安定剤
③保水剤
④ガム，ドロップなどのゲル形成剤
⑤フライ用パン粉の粘結剤
⑥あめ菓子などの粘着防止
⑦ハム，ソーセージ，かまぼこなどの粘結・保水剤

である．

加工デンプンとしてα-デンプン，デキストリンがあり，特にα-デンプンは老化しにくく，冷水に透明に溶けて高粘度を示すため，粉末スープ，粉末飲料，マヨネーズ，ソースに利用されている．

さらに，デンプンを原料として，水あめ，グルコース（ブドウ糖），マルトオリゴ糖，カップリングシュガー，シクロデキストリンなどが製造される（6. B. 甘味料，p.132 参照）．最近の話題として，デンプンを原料として作られるフルクトースから，**希少糖**のプシコー

表4・5-1 各種デンプンの糊化温度

種　類	糊化温度範囲（℃）(Leach, 1965)	糊化開始温度（℃）(檜作, 1969)
じゃがいも	56.0 ～ 66.0	61.0
じゃがいも（大粒）		60.0
〃（中粒）		61.4
〃（小粒）		63.4
タピオカ	58.5 ～ 70.0	65.4
さといも		77.7
ひがんばな		66.3
さつまいも		65.8
とうもろこし	62.0 ～ 72.0	66.8
こめ	61.0 ～ 77.5	
こめ（アサヒ）		54.0
こめ（農林37号）		59.8
もちとうもろこし	63.0 ～ 72.0	71.8
もち米（農林モチ5号）		58.6
もちきび	67.5 ～ 74.0	
きび	68.5 ～ 75.0	
こむぎ	52.0 ～ 63.0	58.0
りょくとう		65.2
とらまめ		55.8
きぬさやえんどう		64.1
そてつ		67.3

※糊化温度範囲は顕微鏡による直接観測，糊化開始温度はフォトペースト法
［檜作　進：澱粉科学ハンドブック，二國二郎（監），朝倉書店，p.36，1977を参考に著者作成］

スの大量生産法が確立され注目が集まっている（次頁のコラム参照）.

❷ 増粘剤，安定剤，ゲル化剤，糊料

一般に，多糖類は水に溶けると高粘性溶液やゲルを形成し，水不溶性多糖類でも親水性（保水性）が強く，吸水，膨潤する．このような多糖類の物理的な性質を利用して，各種食品の増粘やゼリー形成に用いられている．

a. カルボキシメチルセルロースナトリウム（CMC）

植物細胞壁を原料とするセルロースの誘導体である．アイスクリーム，ドレッシング，マヨネーズなどの安定剤として利用される．

b. ペクチン

かんきつ類の果皮などから抽出される．pH 2.5 ～ 3.5，ショ糖 50％以上を加えるとゲル化する性質があり，ジャム，ゼリー，マーマレードに利用される．

c. 植物ガム質と粘質物

主として樹皮や果実からの分泌物や，種子，葉，根などに細胞膜の肥厚物質，細胞内貯蔵物質として存在し，アラビアガム，グアーガム，ローカストビーンガム，トラガントガ

ム，カラヤガム，コンニャクグルコマンナンなどが，その特徴を活かして各種食品に増粘剤，安定剤，ゲル化剤として使用される．

d. キサンタンガム

微生物の生産する多糖類である．きわめて粘度が高く，耐熱，耐塩，耐酸性が高く，サラダドレッシングなどに利用される．

e. 海藻由来の多糖類

1）寒　天

寒天（紅藻類のてんぐさ，おごのり，おにくさなどが原料）は，一般に硬くもろい，耐熱性が高いゲルを形成し，ゼリー，和菓子などの食品に広くゲル化剤として用いられる（3. D. d. 寒天，p.102 参照）．

2）カラギーナン

カラギーナン（紅藻類のつのまた，すぎのりなどが原料）は，粘稠性（増粘性），ゲル化性を持ち，カルシウムなどのミネラルやたんぱく質の存在においてもゲル状に固まる性質がある．デザートゼリー，牛乳を用いるデザート類，コーヒークリーマー，プリン，ソース類などに利用される．

3）アルギン酸ナトリウム

アルギン酸ナトリウム（褐藻類のこんぶ，かじめなどが原料）は，粘稠性を示し，カルシウムイオンの添加により熱に安定なゲルとなる．たれやソースの増粘剤，人工いくらや人工ふかひれのゲル化剤，アイスクリームの安定剤などに利用される．

column｜希少糖

D-プシコースはD-フルクトースのC-3エピマーであり，自然界にその存在量が少ない希少糖の1つである．香川大学希少糖センターが微生物酵素（D-タガトース3-エピメラーゼ）によるD-フルクトースからのD-プシコースの大量生産法を確立したことで，食品への応用が可能となった．D-プシコースは砂糖の約70％の甘味度を持ち，エネルギーは≦0.39 kcal/gと低い．食後の血糖値上昇を抑え，抗肥満効果などの生理作用があり，安全性に問題ないことから保健機能を高めた食品への利用が期待されている．市販品のD-プシコースやD-アロースなどの希少糖を13～15％含む希少糖含有シロップ（D-グルコースとD-フルクトースが主成分，砂糖の70％程度の甘味）も抗肥満効果，食後血糖値上昇抑制作用を示すとされ，菓子，デザート，キャンディー，ベーカリー，飲料などに使用されている．

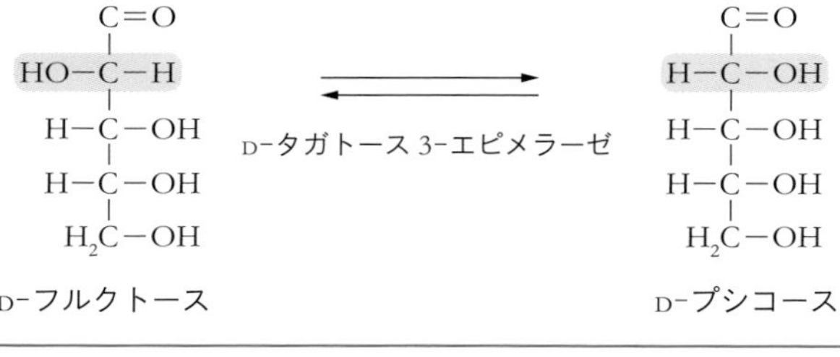

D-フルクトース		D-プシコース
H_2C-OH		H_2C-OH
$C=O$		$C=O$
$HO-C-H$	⇄	$H-C-OH$
$H-C-OH$	D-タガトース3-エピメラーゼ	$H-C-OH$
$H-C-OH$		$H-C-OH$
H_2C-OH		H_2C-OH

❸ シクロデキストリン

シクロデキストリン（CD）はデンプンを原料として製造され，グルコース（ブドウ糖）分子が環状に結合したマルトオリゴ糖であり，グルコース分子 6 個の α–CD，7 個の β–CD，8 個の γ–CD が代表的なものである．CD はその環状構造の内部空洞に各種の物質を取り込んで安定な包接複合体を形成する．CD の利用はこの包接作用に基づいている．

食品への利用は，

①紅茶，ジュース，アルコールなどの粉末化基材

②わさび，からしなど分解しやすい香味食品の安定化

③水産食品や畜産食品の不快臭の低減化

④香り，味，色素などの揮発防止，安定化

などである．

❹ 食物繊維素材

食物繊維は「ヒトの消化酵素で消化されない食品中の難消化性成分の総体」と定義され，以前は栄養素以外のエネルギーにならない“カス”として扱われていたが，その生理作用が明らかとなり，生活習慣病の予防などに効果があると評価されている（**図 4・5–1**）．腸内細菌により水溶性食物繊維が発酵・分解することで生成する酪酸などの短鎖脂肪酸は，大腸の粘膜上皮細胞のエネルギー源となり，水分・ミネラル吸収向上，腸内細菌叢改善，血糖値上昇抑制，免疫機能の調節などの健康効果があることで，近年注目されている．

食物繊維には多糖類が多く，植物の細胞壁構造物質や非構造物質（貯蔵多糖類），動物（甲殻類）の構成成分（キチン），微生物の産出する粘質物がある．水不溶性食物繊維は小麦ふすま，コーンファイバー，キチン・キトサンに代表され，食パン，クネッケ，クッキー類に利用されている．水溶性食物繊維は飲料類，ゼリー，キャンディーなどに使用され，グアーガム分解物，低分子アルギン酸ナトリウム，難消化性デキストリンなどや，非天然の**ポリデキストロース**がこれらの食品に利用されている．

column ｜ ポリデキストロース

“体にいいもの”が入った飲料すなわち生体調節機能を期待した飲料は，1988（昭和 63）年 1 月に発売された“飲む食物繊維飲料”の登場をきっかけとして種々の商品が開発されてきた．火付け役となった非天然水溶性食物繊維のポリデキストロースはグルコース，ソルビトール，クエン酸を減圧下，135 ～ 300 ℃で脱水縮合させたもので分子量 160 ～ 20,000 の間にあり，5,000 以下のものが 90 % を占める．エネルギーは約 1 kcal/g とされ，非常に水に溶けやすく，低粘性で安全性も確認され，「食品」として広く健康食品などに利用されている．また，特定保健用食品（規格基準型）においては「おなかの調子を整える」関与成分として認められている（**表 4・7–5**，p.169 参照）．

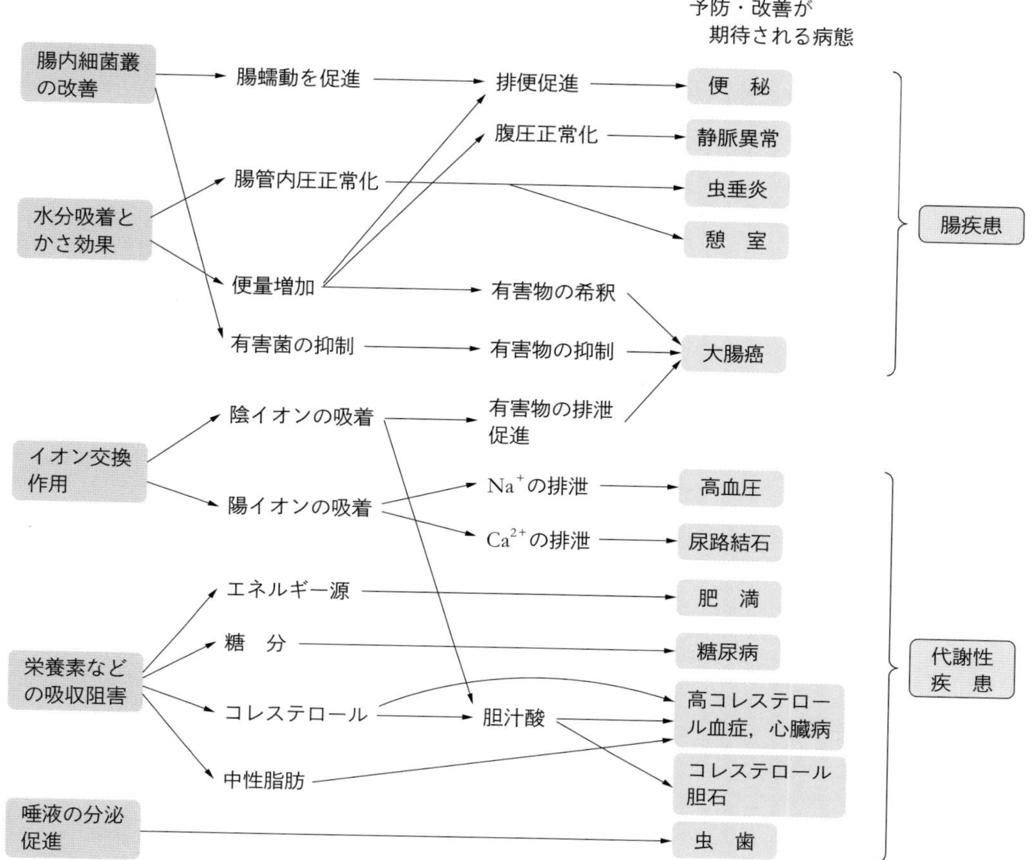

図 4・5-1 食物繊維の生理作用と疾患との関連
［辻　啓介：食物繊維と健康．臨床栄養 **73**(6)：677–680，1988 より引用］

練習問題

(1) 多糖類に関する記述である．正しいのはどれか．1 つ選べ．
 ① キサンタンガムは植物由来の多糖類である．
 ② アルギン酸ナトリウムはカルシウムイオンの添加により熱に安定なゲルとなる．
 ③ アミロペクチンはグルコースが α-1,6 グリコシド結合で直鎖状に連なったところどころに，α-1,4 グリコシド結合の分岐を持つ．
 ④ デンプン粒は水を加えて加熱すると糊化するが，糊化する温度を糊化開始温度といい，デンプンの種類に関わらず一定である．
 ⑤ もち米のデンプンはアミロースがほぼ 100 % である．

(2) 多糖類に関する記述である．正しいのはどれか．1 つ選べ．
 ① ペクチンは中性 pH 付近でショ糖を 50 % 以上加えるとゼリー化する．
 ② カラギーナンは微生物が作る多糖類で，ゲル化剤として使用される．

③　ゲル化剤に用いられるアルギン酸ナトリウムは褐藻類のこんぶなどから抽出される.
④　シクロデキストリンはデキストリンが環状につながった多糖で，その環状構造内部に各種の物質を取り込んで安定な複合体を作る.

6 調味料および嗜好食品

A 調 味 料

❶ み　そ

みそは，こめ，おおむぎなどの穀類やだいずを蒸して**種麹**を植え付けて**麹**を作り（**製麹**），これに蒸しただいず，食塩，水を加え発酵，熟成させた調味料（食塩濃度 5 ～ 13 %）である．用途から調味料用の**普通みそ**と副菜用の**なめみそ**に分類される．

普通みその種類は，用いる原料やその配合割合，さらには熟成に関与する諸要素などの違いにより**表 4・6-1** に示したように非常に多い．麹に用いる原料により，米みそ，豆みそ，麦みそに分類され，この中で米みその生産量が最も多い．米みその製造工程を**図 4・6-1** に示す．米みそは米麹の割合が高いほど糖分が増えるので甘みそになると同時に，だいずの割合が低くなるので白みそになる傾向がある．また，辛口みそのほうが食塩含量が高い．

表 4・6-1 みその分類

麹原料による分類	味や色による分類		麹歩合*	食塩（%）	醸造期間	生産地（銘柄）
米みそ	甘みそ	白	15 ～ 30	5 ～ 7	5 ～ 20 日	近畿地方，岡山，広島，山口，香川（西京味噌，讃岐味噌）
		赤	12 ～ 20	5 ～ 7	5 ～ 20 日	東京（江戸甘味噌）
	甘口みそ	淡色	8 ～ 15	7 ～ 12	20 ～ 30 日	静岡，九州地方（相白味噌）
		赤	10 ～ 15	11 ～ 13	3 ～ 6 カ月	徳島，その他（御膳味噌）
	辛口みそ	淡色	5 ～ 10	11 ～ 13	2 ～ 3 カ月	関東甲信越，北陸，ほぼ全国的（信州味噌）
		赤	5 ～ 10	11 ～ 13	3 ～ 12 カ月	関東甲信越，東北，北海道，ほぼ全国的（仙台味噌，越後味噌，津軽味噌，秋田味噌）
豆みそ	辛口みそ	赤	（全量）	10 ～ 12	5 ～ 20 カ月	愛知，三重，岐阜（八丁味噌，名古屋味噌，三州味噌）
麦みそ	甘口みそ	淡色	15 ～ 25	9 ～ 11	1 ～ 3 カ月	九州，四国，中国地方
	辛口みそ	赤	8 ～ 15	11 ～ 13	3 ～ 12 カ月	北関東地方

*麹歩合：だいず重量に対する麹の重量割合×10

［杉田浩一ほか（編）：日本食品大事典，医歯薬出版，p.664，2003 を参考に著者作成］

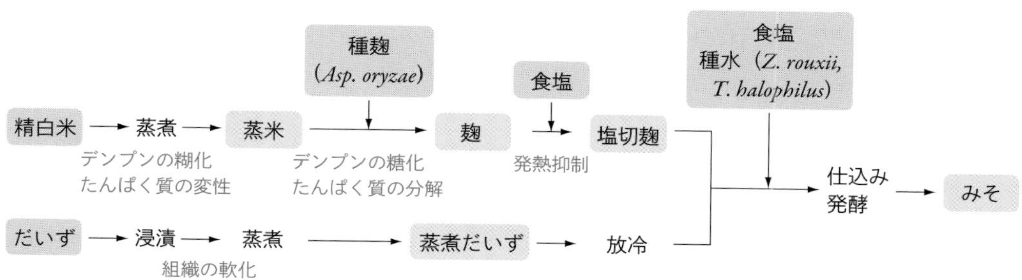

図 4・6-1 米みその製造工程

a. 米麹の製麹

蒸米にアミラーゼとプロテアーゼ活性の強い種麹（**コウジカビ** *Aspergillus oryzae*）の成熟胞子を植え付け，30 ℃前後で約 3 日間かけて米麹を作る．この工程は原料中のデンプンを糖化するとともに，たくぱく質を分解してうま味を生成することでも重要である．できあがった麹（出麹）は，コウジカビの代謝熱で酵素力が低下しないように総食塩量の約 1/3 を添加し，塩切麹として発熱を抑える．

b. 仕込み

塩切麹，蒸煮だいずおよび種水として**耐塩性酵母**（*Zygosaccharomyces rouxii*）と**耐塩性乳酸菌**（*Tetragenococcus halophilus*）の培養液を含む水を混合して仕込む．この発酵を促す酵母や乳酸菌のことを**スターター**ともいう．

c. 発酵，熟成

発酵温度を約 30 ℃に保ち 3 ～ 4 ヵ月発酵，熟成を行う．この間，酵母の活動を活発にして発酵，熟成を促すため，もろみを 1 ～ 2 回別のタンクに移しかえて好気的にする．熟成期間中，コウジカビの種々の酵素作用による糖やペプチド，アミノ酸の生成，酵母によるエタノールやエステル類の生成，乳酸菌による有機酸の生成，そしてこれらの生成物間の相互作用の結果，みその複雑な風味が醸し出される．

❷ しょうゆ

しょうゆは，だいずとこむぎを用いて麹を作り，高塩濃度環境下で発酵，熟成させた独特の風味を持つ液体調味料である．現在，輸出が増え海外で現地生産されるなど，Soy source として世界的な調味料となっている．

みそがルーツとされ製造法は似ているが，原料のすべてを麹とする，熟成後，固液分離するなどの点がみそとは異なっている．JAS 規格により，**濃口**，**淡口**（うすくち），**たまり**，**白**，**再仕込み**に分類される．**図 4・6-2** に濃口しょうゆの製造工程を示すが，このように微生物の力のみで原料の分解を行う製造方法を**本醸造方式**という．

a. 濃口しょうゆの製造工程

1）製　麹

蒸しただいずと炒ったこむぎをほぼ同量混合し，種麹を散布し全原料を麹とする．種麹に用いるコウジカビは，みそと同様 *A. oryzae*，あるいは同じコウジカビである *A. sojae* である．これらのコウジカビには，アミラーゼやプロテアーゼのほかにグルタミナーゼ活性が強いことが求められる．現在，強制通風製麹装置が用いられ，前半は品温約 35 ℃，後半は約 25 ℃に下げて 3 日間でできあがり（三日麹）とする．

2）仕込み

三日麹は冷却した食塩水（最終食塩濃度 17 ～ 18 %）と混合し，**もろみ**となる．もろみに *Z. rouxii* を主として *Candida versatilis* や *C. etchellsii* などの耐塩性酵母や，耐塩性乳酸菌である *T. halophilus* を混合する．均一に混合するため圧縮空気で撹拌する．

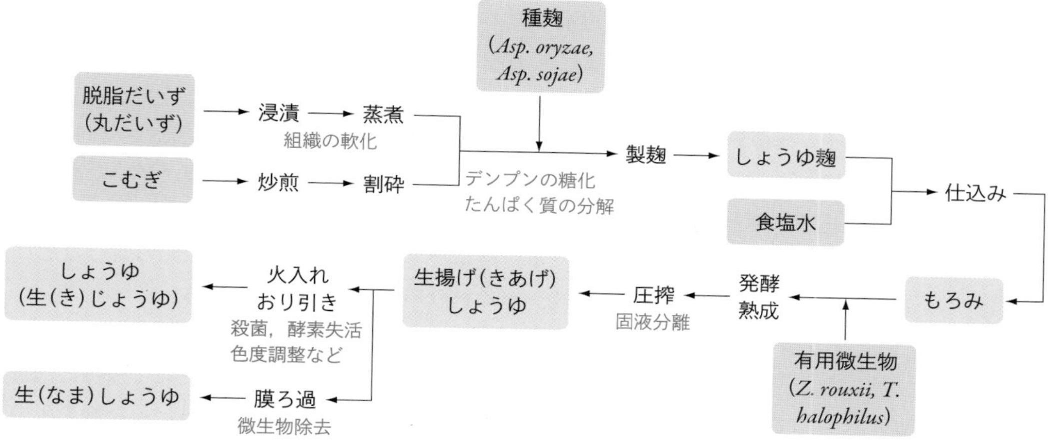

図 4・6-2　濃口しょうゆの製造工程

3）発酵，熟成

初めの1ヵ月弱は品温を約15℃に保ち，その後徐々に25℃まで上げていき，全体で6～8ヵ月かけて発酵，熟成させる．この間，圧縮空気などで頻繁に撹拌することにより酸素の供給が図られ，微生物の発酵作用が盛んになり，しょうゆ独特の風味が増していく．

酵母の作用により，エタノールや香気成分である4-ヒドロキシ-2-エチル-5-メチル-3(*2H*)-フラノンが生成される．また，後期には4-エチルグアヤコールや4-エチルフェノールなどが生成され，よりいっそうしょうゆの風味が醸成される．一方，乳酸菌の作用により，乳酸などの有機酸が生成され，熟成もろみのpHが下がることにより雑菌の繁殖が抑えられると同時に，より深い風味の付与をもたらす．

4）圧搾，火入れ，おり引き

熟成したもろみは，ナイロン製の布袋に入れられ折りたたむようにして積み重ねられ，圧搾され，液分と固形分であるしょうゆ粕とに分離する．得られた液分を静置して上層の油を除く．さらに2～3日静置しておりを除き，生しょうゆとなる．これを殺菌，酵素失活，アミノカルボニル反応（メイラード反応）による香りや色沢を付ける目的で加熱殺菌（110～130℃のプレートヒーターで数秒～数十秒）することを火入れという．一般的なしょうゆは，保存性を高めるためにアルコールや保存料が添加されるが，無添加のだいず，こむぎ，食塩だけのしょうゆを生（き）じょうゆという．このとき，酵素たんぱく質などが加熱変性して沈殿してくるのでおりとして除く．その後，品質基準を満たすよう全窒素分や色度などを調整する．最近では，膜ろ過による微生物の除去技術や密閉容器の開発による火入れを行わない「生（なま）しょうゆ」も商品化されている．

b. しょうゆの種類

1）淡口しょうゆ

色，香りやうま味を抑えて作るため，料理の素材を活かす関西料理によく用いられる．また，だし味を利かせるのにも向いている．製造方法は濃口とほぼ同じであるが，もろみの食塩濃度を約1割程度高めたり，甘味付けもかねて熟成時に甘酒を加えたり，火入れの温度や時間を調整して，できるだけ着色しないようにして作られる．

2）たまりしょうゆ

だいずを主原料として麹を作るので，豆みその製造方法に似ている．だいずはデンプンをほとんど含まないため糖分の生成は少ないが，グルタミン酸が多いためうま味の強いしょうゆができる．とろりとした黒っぽい色で甘ったるい濃厚な味を有し，特有の香気を持っている．愛知，三重，岐阜で主に生産され，刺身や照り焼きなどに使われる．また，米菓用，めん類用，つくだ煮用などにも使用される．

3）白しょうゆ

淡口しょうゆの一種で，色がさらに薄く，味は淡白ながら甘味が強く独特の麹香に富んだもので，主に愛知で生産されている．蒸したこむぎを主原料とした麹を用い，アルコール発酵させないようにして作られる．着色を防ぐため，火入れは行われない．料理の素材を活かす調理専用のしょうゆとして，鍋物，汁物，茶碗蒸し，めん類のつゆなどに使用される．

4）再仕込みしょうゆ

濃厚で粘稠性のあるしょうゆで，山口県柳井市を中心に山陰から九州地方で作られている．仕込み時に食塩水の代わりに火入れしない生しょうゆを用いて熟成させたもので，窒素分，エキス分や糖分が高い．刺身やすし用のしょうゆとして用いられる．

❸ みりん

みりんは最終製品としてアルコール度数が1％以上であるため，酒類（混成酒）に分類される．製造工程を**図4・6–3**に示す．

1）本みりん

蒸したもち米と米麹を混合し，焼酎または醸造用アルコールを加えて，糖化熟成させたものである．最終アルコール濃度は約14％である．なお，**みりん風調味料**は，アルコール含量が1％未満で，水あめやグルコースを主体とし，これに調味料や有機酸を加えて作られる．

2）本直し

飲料用の本直しは，焼酎やアルコールを加えてアルコール濃度を22％以上に高め

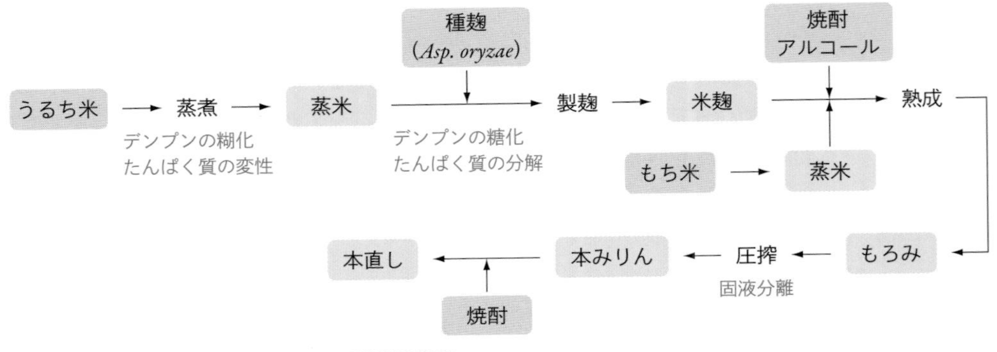

図4・6–3　みりんの製造工程

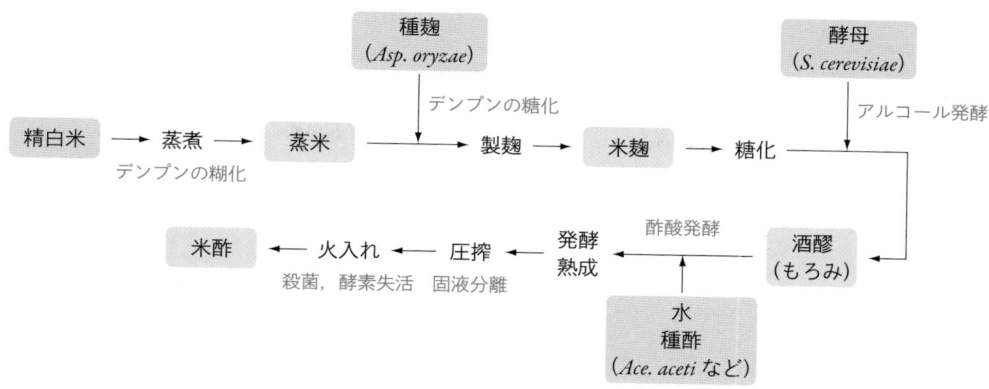

図 4・6-4 米酢の製造工程

たもので，甘味は薄められている．

❹ 食　酢

食酢は 4 ～ 5 % の酢酸を主成分とする酸性調味料である．穀類や果実を発酵させ，得られたエタノールを酢酸菌の酸化作用により酢酸に変化させて作る**醸造酢**と，合成酢酸にいろいろな調味料を混合して作る**合成酢**がある．市販食酢のほとんどは醸造酢である．こめを原料とした米酢の製造工程を**図 4・6-4** に示す．

こめを原料とする場合，酵母が**アルコール発酵**できるようコウジカビによりデンプンをグルコースやオリゴ糖に分解する**糖化**工程が必要である．なお，果実酢は原料そのものに含まれる糖分をそのままアルコール発酵に利用できるため，コウジカビの糖化反応を利用しなくてよい．

その糖化物を酵母が発酵し，もろみ酒である**酒醪**（しゅろう）を作る．この酒醪にアルコール分 4 ～ 6 % になるよう水を加えた後，酸度約 5 % の**種酢**を添加する．種酢は**酢酸菌** *Acetobacter aceti* や *A. pasteurianus* である．この酢酸菌は，生酸量が多く，生酸速度が速く，芳香物質を生成し，さらには生成した酢酸を分解しないものが望ましい．

酢酸発酵は酸化発酵であるため，昔ながらの製法では仕込み液の表面積が広くなるように浅い発酵槽を用いる．この製法を**表面発酵法**（静置発酵法）という．現在では，タンク内に空気を送り込み，激しく撹拌しながら液内全体を急速に酸化する方法をとる．この製法を**深部発酵法**（全面発酵法）という．表面発酵法は，30 ℃で 1 ～ 2 ヵ月かけて発酵させるが，深部発酵法では 2 ～ 3 日で酸度 10 ～ 15 % の高酸度醸造酢を大量生産できる．

❺ ソ ー ス

ソースは，他の食品に添えたり調理に用いられる液状またはペースト状の調味料の総称だが，わが国ではウスターソース類を指す場合がほとんどである．

ウスターソース類は，トマト，たまねぎ，にんじんなどの野菜もしくは果実の搾汁，煮出し汁，ピューレまたはこれらを濃縮したものに砂糖類，食酢，食塩および香辛料を加えて調製したもの，あるいはこれらにコーンスターチなどのデンプンや調味料を加えて調製したものと日本農林規格（JAS 規格）で定義されている．不溶性固形分の含量の違いにより，ウスターソース，中濃ソース，濃厚ソース（とんかつソース）に区分される．

B 甘 味 料

甘味は本能的に好まれる味であり，砂糖（ショ糖）が古くから利用されてきたが，現在，**表4・6-2** に示したように糖質系および非糖質系天然甘味料や合成甘味料など，多くの種類がある．

❶ 糖質系天然甘味料

a. 砂　糖

砂糖は**ショ糖（スクロース）**の工業製品の総称である．ショ糖は，α-グルコースと β-フルクトースが 1, 2-結合した非還元性の二糖類であり，植物界に広く存在する．特に甘蔗（かんしょ）（サトウキビ）や甜菜（てんさい）（ビート，砂糖だいこん）に多く含まれており，それぞれ**甘蔗糖**（ケインシュガー），**甜菜糖**（ビートシュガー）として工業的に製造されている．

1）甘蔗糖

甘蔗は熱帯および亜熱帯地方で栽培され，茎に 10 ～ 20 % のショ糖を含む．

i）原料糖（粗糖）　甘蔗を破断機で細片とし，圧搾機にかけて搾汁する．その搾りかすをバカスという．搾汁液には不純物が多く含まれているため，加熱後，石灰乳（水酸化カルシウム）を加えて中和後，放置し不純物を除去する．上澄は清澄液とした後，多重効用蒸発缶に入れ，蒸発，濃縮し，得られた濃厚糖液を真空結晶缶にてさらに濃縮し，溶解しているショ糖を晶析させる．この操作を**煎糖**といい，結晶缶にできた砂糖を**白下糖**（しろした）という．

白下糖を遠心分離機である分蜜機にかけ，沈殿部の砂糖（一番糖）と液部の糖蜜に分離する．砂糖はさらにその結晶表面の糖蜜を除くため，水で洗浄する．この操作を**洗糖**という．この結晶を 30 ℃以下で乾燥し水分含量が低い分蜜糖を得る．分蜜糖は

表4・6-2　甘味料の分類

糖質系天然甘味料	天然糖	ショ糖，ブドウ糖，果糖，麦芽糖，転化糖，キシロース，乳糖，はちみつ，メープルシロップ，水あめ
	糖アルコール	ソルビトール，キシリトール，エリスリトール，マンニトール，マルチトール，還元パラチノース，還元水あめ
	オリゴ糖	カップリングシュガー，パラチノース，フルクトオリゴ糖，乳果オリゴ糖，トレハロース，ガラクトオリゴ糖，キシロオリゴ糖
非糖質系天然甘味料	配糖体およびその誘導体	ステビオシド，グリチルリチン，フィロズルチン
	アミノ酸	グリシン，D,L-アラニン
	たんぱく質	タウマチン（ソーマチン），モネリン，ミラクリン
合成甘味料	低分子化合物	サッカリン，アセスルファムカリウム，スクラロース
	ペプチド	アスパルテーム

［北尾　悟：N ブックス 食品加工学，第2版，菅原龍幸（編著），建帛社，p.176，2005 を参考に著者作成］

黄色みかかった色を呈しており，ショ糖含量は 95 ～ 98 % である．この段階を**粗糖**あるいは**原料糖**ともいう．分蜜を何回か繰り返し最後に結晶が析出されなくなった糖蜜を**廃糖蜜**といい，アルコールやアミノ酸発酵の原料などに利用される．

ii）精製糖　次に粗糖をさらに精製して，**グラニュー糖**などの高級糖を作る．

粗糖結晶の表面を覆っている不純物を洗糖分離機で洗い落として溶解する．ここに，石灰乳を加えた後，二酸化炭素ガスやリン酸を用いて不純物を沈殿させ，珪藻土類を用いてろ過する．得られた清澄液を活性炭や骨炭を用いて脱色後，**イオン交換樹脂**に通し脱塩する．この段階で糖液は無色透明になる．

この糖液をさらに真空結晶缶に入れて濃縮し，煎糖する．過飽和状態になったとき，たねとしてショ糖のような小さい結晶を加える．たねを多く加え急速冷却すると**車糖**のような細かい結晶が得られ，逆にたねを少なくして時間をかけて冷却すると**ザラメ糖**のような大きな結晶となる．結晶ができたら分蜜機にかけて母液と分離し，さらに結晶表面を水でよく洗い乾燥させる．

2）甜菜糖

甜菜は温帯および寒帯地方で栽培され，根に 12 ～ 18 % のショ糖を含む．わが国では主に北海道で栽培され，現地で精製して白砂糖としている．このように栽培地で製造する白砂糖のことを**耕地白糖**という．

製造はまず，甜菜を洗浄切断後，細片を浸出釜に入れ，約 70 ℃の湯を加えてショ糖を抽出する．この抽出液は不純物が多く，灰黒色である．抽出液の夾雑物を取り除いた後，炭酸飽充，さらに亜硫酸飽充を行い，ろ過後，清澄な液を得る．また，甜菜はラフィノースを含むので，酵素メリビアーゼ（スクロースとガラクトースに分解）を添加し回収率を高める．その後は甘蔗糖と同様，脱色，脱塩以降の工程を経て結晶を得る．

3）砂糖の種類と分類

製造工程から砂糖を分類すると，**表 4・6-3** のようになる．まず，分蜜の有無で含蜜糖と分蜜糖に分けられる．**含蜜糖**は色が黒く，強い甘味とともに特有の糖蜜臭を持っている．灰分，ミネラルそしてビタミン類も少量含まれている．一方，**分蜜糖**は製造法により粗糖，精製糖および加工糖に分類される．このうち，精製糖は結晶が小さい車糖と大きいザラメ糖に分かれる．このザラメ糖を加工したものを**加工糖**という．なお，車糖には湿潤性の保持と固結防止のため，転化糖溶液（ビスコ）が約 1.5 % 加えられている．世界で生産される砂糖の大半を分蜜糖が占める．

表 4・6-3　砂糖の分類

<table>
<tr><td colspan="2">含蜜糖</td><td colspan="2">黒糖，赤糖，白下糖，再生糖</td></tr>
<tr><td rowspan="4">分蜜糖</td><td>粗糖</td><td colspan="2">原料糖，赤ザラ糖</td></tr>
<tr><td rowspan="2">精製糖</td><td>ザラメ糖</td><td>グラニュー糖，白ザラ糖，中ザラ糖</td></tr>
<tr><td>車糖</td><td>上白糖，中白糖，三温糖</td></tr>
<tr><td>加工糖</td><td colspan="2">粉糖，角糖，氷糖，顆粒状糖</td></tr>
</table>

［北尾　悟：N ブックス 食品加工学，第 2 版，菅原龍幸（編著），建帛社，p.179，2005 を参考に著者作成］

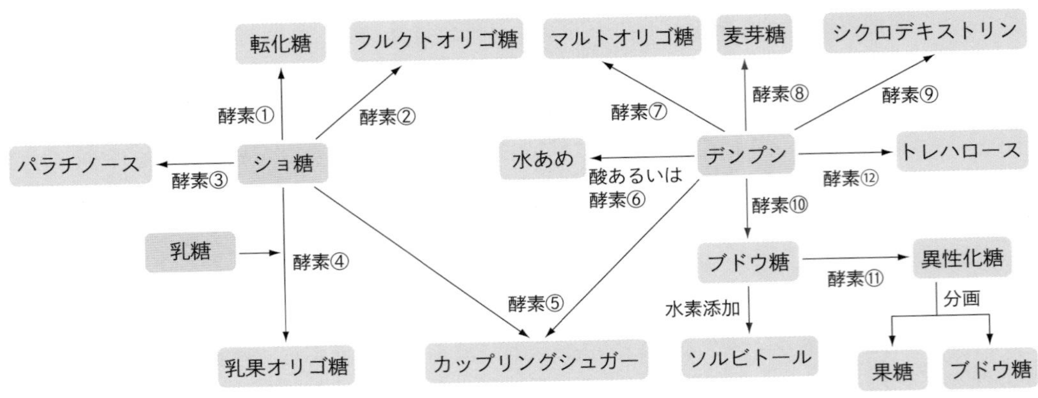

①インベルターゼ（スクラーゼ），②β-フルクトシルフラノシダーゼ，③α-グルコシルトランスフェラーゼ，④β-フルクトフラノシダーゼ，⑤シクロデキストリン合成酵素，⑥α-アミラーゼ＋β-アミラーゼ，⑦糖転移アミラーゼ，⑧α-アミラーゼ＋β-アミラーゼ，⑨シクロデキストリン合成酵素，⑩α-アミラーゼ＋グルコアミラーゼ，⑪グルコースイソメラーゼ，⑫マルトオリゴシルトレハロース生成酵素＋トレハロース遊離酵素

図 4・6-5　ショ糖，デンプンを原料として製造される各種甘味料やオリゴ糖

b. ショ糖から作られる甘味料

糖質に作用する微生物起源の酵素が多く開発され，種々の甘味料が製品化されている（**図 4・6-5**）．

1）転化糖

ショ糖（スクロース）溶液に酵素**インベルターゼ**（スクラーゼ）を作用させて加水分解し，ブドウ糖（グルコース）と果糖（フルクトース）を 1：1 の比率にしたものである．フルクトースを含有するため，特に低温で砂糖より甘味を強く感じる．

2）パラチノース

ショ糖溶液に酵素 ***α*-グルコシルトランスフェラーゼ**を作用させて，スクロースの結合様式を *α*-1, 6 結合に変換させたもので還元性を有する．スクロースに似た良質の甘味を呈し，甘味度は約半分である．はちみつなどにも含まれ，抗う蝕性や，過度なインスリン分泌を促さないので血糖値の上昇を抑える作用を持つ．

3）フルクトオリゴ糖*

ショ糖溶液に酵素 ***β*-フルクトフラノシダーゼ**を作用させて，スクロースのフルクトース側に 1 ～ 3 個のフルクトースを *β*-1, 2 結合させたものである．このオリゴ糖はアスパラガスやたまねぎなどにも存在する．甘味度はショ糖の約 30 ～ 40 % 程度であり，小腸で消化吸収されにくく（難消化性），ビフィズス菌などの腸内善玉菌の増殖を促すので，整腸作用がある．また，ミネラル吸収促進効果も注目されている．

4）乳果オリゴ糖（ラクトスクロース）

乳糖に果糖が結合した構造から，乳果オリゴ糖，あるいは乳糖（ラクトース）とショ糖（スクロース）を反応させて作ることからラクトスクロースと呼ばれる．乳糖とショ糖の混合液に酵素 ***β*-フルクトフラノシダーゼ**を作用させて，乳糖のグルコース側に

* フラクトオリゴ糖と表記する場合もあるが，どちらも fructo をカタカナ表記したもので同じ意味である．

スクロースのフルクトース部分をβ-1,2結合させたものである．甘味度はスクロースの約30％であり，ガラクトースとグルコースの結合様式がラフィノースとは異なるため，難消化性でありビフィズス菌増殖作用がある．

c. デンプンから作られる甘味料

デンプンを酸または酵素で加水分解すると，構成糖であるグルコースになる．分解の度合によりデキストリン，マルトース（麦芽糖）なども得られ，これらを**デンプン糖**という（**図4・6-5**）．

1）ブドウ糖（グルコース）

デンプン乳（懸濁液）に**液化酵素**（α-**アミラーゼ**）を作用させ液化する．次いで，酵素**グルコアミラーゼ**を作用させ糖化する．糖化終了後，加熱処理を施し酵素を失活させ，ろ過する．そのろ液をショ糖製造時と同様に活性炭とイオン交換樹脂にて精製，濃縮，結晶化する．甘味度はショ糖の60～70％であり，医薬用，菓子類への用途がある．

2）異性化糖

デンプン糖化液あるいは精製グルコース液に酵素**グルコースイソメラーゼ**を作用させて，グルコースの一部をフルクトースに変換して製造される液状糖である．一般にグルコースとフルクトースの比率は等量ではなく，グルコースの組成比が50％以上のものを“ブドウ糖果糖液糖”，フルクトースが50％以上のものを“果糖ブドウ糖液糖”という．甘味度はスクロースとほぼ同程度であるが，フルクトースを含むので低温で甘味を強く感じる．清涼飲料水や冷菓によく利用される．

3）果糖（フルクトース）

異性化糖を**陽イオン交換樹脂**に通すと，グルコースは素通りするが，フルクトースは吸着され水を通して溶出される．これを濃縮して高果糖液糖（フルクトース80％以上）を得る．フルクトースは低温での甘味度が高く（ショ糖の1.3～1.7倍），ゼリーや清涼飲料水に利用される．

4）水あめ

デンプンを完全加水分解しないで**部分分解**を行って，グルコースの鎖長がさまざまなデキストリンを残した状態で濃縮したものである．加水分解には酸あるいは酵素が用いられる．酸にはシュウ酸が用いられ，このとき主成分はグルコースとデキストリンである．一方，酵素の場合，α-アミラーゼとβ-アミラーゼが併用され，主成分はマルトースとデキストリンである．菓子類，調味料，酒類の製造への用途があり，吸収効率が高いため治療食の素材としても利用されている．

5）カップリングシュガー

デンプンとショ糖の混合液に**シクロデキストリン合成酵素**を作用させ，スクロースのグルコース側に数個のグルコースがα-1,4結合したグルコシルスクロースが生成する．これらデンプン，ショ糖およびグルコシルスクロースの混合物をカップリングシュガーという．このオリゴ糖は，ショ糖の約半分の甘味度を有し，ショ糖の結晶析出を抑制するため，糖の割合が高いあめやキャンディーに用いられる．

6）シクロデキストリン

デンプンにシクロデキストリン合成酵素を作用させると，グルコースが α-1, 4 結合で環状に結合した非還元性のマルトオリゴ糖が合成される．グルコース数が 6，7，8 個のものの生成量が多く，おのおの，α-，β-，γ-**シクロデキストリン**（CD）と呼ばれている．ドーナツ状で内部に空洞を有するユニークな構造をしており，空洞の内部は疎水性を，外側は親水性を示す．その性質を利用して，空洞内部にさまざまな物質（ゲスト）を取り込み安定化する働きがある（**包接作用**）．甘味料ではなく，苦味や不快臭のマスキング，香料の安定化，難溶あるいは不溶物質の可溶化や徐放助剤として食品素材に利用されている（5. ③シクロデキストリン，p.124 も参照）．

7）トレハロース

デンプンに**マルトオリゴシルトレハロース生成酵素**と**トレハロース遊離酵素**を作用させると，グルコース 2 分子が α-1, 1 結合した非還元糖トレハロースが生成する．甘味度はショ糖の約 45 % で，動・植物や昆虫類から酵母などの微生物まで広く存在する．安定性が高く，保湿性やデンプン老化抑制効果があるため，製菓・製パンなどの食品への用途が広がっている．

8）プシコース

希少糖の一種で，D-フルクトースから微生物酵素により D-プシコースが量産されるようになった．抗肥満，低エネルギー甘味料として利用される（前出のコラム，p.123 参照）．

d. 糖アルコール

1）ソルビトール（ソルビット）

グルコースのアルデヒド基を**高圧還元**もしくは**電解還元**して得られる糖アルコールで，糖アルコールの中で最も生産量が多い．果実や海藻など自然界に豊富にも存在し，安定性や保湿性に優れていることから，魚肉冷凍すり身や畜肉加工品などに幅広く利用されている．また，体内ではフルクトースに変換後代謝されるので，インスリン分泌に無関係であることから糖尿病者用の甘味料としても利用されている．なお，甘味度は砂糖の約 60 % である．

2）キシリトール（キシリット）

原料であるキシロースは，シラカバやカシの木，トウモロコシの芯などから得られるキシランやヘミセルロースを熱酸性溶液で加水分解し，分離，精製して調製する．そのキシロースをニッケルなどの触媒を用いて還元して製造される．いちごやプラムなどに含まれる．甘味度はショ糖と同程度であり，溶解時に**吸熱反応**が起こるため強い冷涼感がある．**非う蝕性**があり，チューインガムを始めとする菓子類や洗口液などに使用される．

3）エリスリトール

グルコースを原料に，酵母による**発酵法**で製造される炭素数 4 の糖アルコールである．果実や発酵食品に存在し，甘味度はショ糖の 70 ～ 80 % である．体内で代謝されないのでゼロカロリーである．低カロリー食品や味質改善剤として利用されている．

e. その他

1）はちみつ

糖の主成分はグルコース，フルクトース，スクロースで，その他にたんぱく質などを含み，独特の香味がある.

2）メープルシロップ

カナダで主に生産されており，サトウカエデの樹液からスクロースが主成分の粘性のある液として調製される.

3）酵素的手法で製造されるその他のオリゴ糖

ガラクトオリゴ糖，イソマルトオリゴ糖，キシロオリゴ糖などがある.

❷ 非糖質系天然甘味料

a. ステビオシド

南米原産のキク科の植物であるステビアの葉に含まれるテルペノイド配糖体である. ショ糖の約 250 倍の甘味度を持ち，漬物，清涼飲料水などに利用されている.

b. グリチルリチン

中国やイランなどの亜熱帯地方に産するマメ科の多年草甘草(かんぞう)の根に含まれる，グリチルリチン酸のグルクロン酸配糖体である. ショ糖の約 100 倍の甘味度を持つがやや苦味があり，漬物，みそ，しょうゆなどに利用される.

c. たんぱく質系甘味料

1）タウマチン（ソーマチン）

西アフリカ原産のクズウコン科の果実に含まれる分子量約 22,000 のたんぱく質で，ショ糖の 2,000 ～ 3,000 倍の甘味度を持つ.

2）モネリン，ミラクリン

モネリンは，西アフリカ原産のつる状のベリー果実に含まれる分子量約 11,000 のたんぱく質で，ショ糖の約 3,000 倍の甘味度を持つ.

ミラクリンは，西アフリカ原産のアカテツ科のミラクルフルーツの果実に含まれる分子量約 25,000 のたんぱく質である. ミラクリンはそのもの自体では甘味を持たないが，酸味を持つものと一緒に食べると水素イオンがミラクリンと結合して構造が変化し，甘味受容体と結合し甘味を感じるとされている. いわゆる**味覚修飾物質**である.

なおモネリンとミラクリンについては，現在，商品化の実績がないため，厚生労働省の食品添加物のリストには入っていない.

❸ 合成甘味料

a. アスパルテーム

アスパラギン酸と**フェニルアラニン**のメチルエステルが縮合したジペプチドである. ショ糖の約 200 倍の甘味度を持つ.

b. スクラロース

ショ糖の3つのヒドロキシ基を選択的に塩素で置換した化合物で，ショ糖の約600倍の甘味度を持つ．熱に安定であり，清涼飲料水やアイスクリームに使用されている．

c. サッカリン

トルエンを原料として作られる．ナトリウム塩として水に溶けやすくしている．甘味度はショ糖の約500倍である．使用基準がある．

d. アセスルファムカリウム

サッカリンに似た構造を持ち，ショ糖の約200倍の甘味度を有する．ショ糖に似た味質である．

C うま味調味料と食塩

❶ うま味調味料

アミノ酸系の**グルタミン酸ナトリウム**（**MSG**）と核酸系の**イノシンーリン酸**（**IMP**）および**グアノシンーリン酸**（**GMP**）に大別される．

MSGは現在，**グルタミン酸生産菌**（*Corynebacterium glutamicum* など）による発酵法が主流である．発酵により得られたグルタミン酸を中和してナトリウム塩とする．IMPやGMPも，デンプンを主原料として直接発酵により得る方法が主流となっている．

うま味の**相乗効果**があることから，市販のうま味調味料は複合調味料として，MSGを主体にIMPやGMPを添加したものとなっている．

❷ 天然調味料

天然の原料からエキスを抽出したエキス系調味料と，酸や酵素で加水分解したアミノ酸系調味料に分類される．

a. エキス系調味料

家畜の骨などの原材料から熱水抽出法や超臨界流体抽出法などにより抽出された成分を濃縮したものである．

b. アミノ酸系調味料

脱脂だいずやこむぎグルテンなどの植物性たんぱく質を加水分解したHVP（hydrolyzed vegetable protein）と，家畜の骨や魚粉，ゼラチン，カゼインなどの動物性たんぱく質を加水分解したHAP（hydrolyzed animal protein）に分けられる．

❸ 風味調味料

うま味調味料にない天然の風味を持たせた調味料のことである．うま味調味料に天然調味料を添加した原料を用いることが多い．そこにかつおだし，こんぶ，貝柱などの風味原料を加えたバラエティ豊富な商品が開発されている．吸湿性が強く，酸化されて風味が損なわれないように密封包装されている．

❹ 食　　塩

塩は調味料の中で最も古い歴史があり，基本調味料として家庭用のみならず食品工業用にも広く利用されている．食塩は**塩化ナトリウム（NaCl）**を主成分とする塩味物質である．わが国では専売制度が 1997（平成 9）年に廃止され，塩の製造や小売りが自由化された．それに伴い，一部を塩化カリウムで置換した低ナトリウム塩，あるいは，カルシウムやマグネシウムなどミネラルを含む**自然塩**が流通するようになった．

世界でみれば，岩塩，地下鹹水（かんすい：塩分を含む水のこと），塩湖を原料にすることが多いが，わが国では，海水から濃縮，結晶工程により製造される．従来，塩田製塩が主流であったが，1972（昭和 47）年に**イオン交換電気透析法**に切り替えられた．**図 4・6-6** に示したように，濃縮工程では交互に配列された陽・陰イオン交換膜を用い，直流電流を海水に通して，両イオンを濃縮することに特徴がある．

食卓塩には防湿性を付与するため，塩基性炭酸マグネシウムを添加するものもある．なお，副産物の**にがり**成分は塩化マグネシウム，塩化カリウム，硫酸マグネシウムなどである．豆腐製造において豆乳の凝固剤としての利用がある．

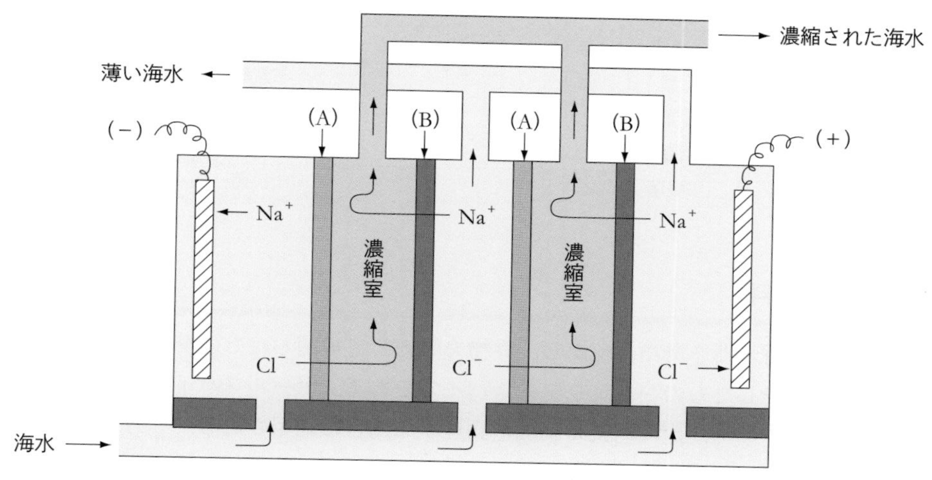

図 4・6-6 イオン交換電気透析法による海水濃縮の工程略図

D 香 辛 料

香辛料（**スパイス**）は，熱帯，亜熱帯，温帯地域に産する芳香性や刺激性のある香味あるいは色を有する植物の種子，果実，花，蕾，葉茎，樹皮，根茎などから得られ，飲食物に香味を付ける（**賦香**（ふこう）**作用**），畜肉，魚肉などの不快臭を消す・マスキングする（**脱臭・矯臭**（きょうしゅう）**作用**），辛味を付ける（**辛味作用**），美しい色を付ける（**着色作用**）ことで食欲を増進させ，消化機能を助長する働きがある．これらの他に，香辛料には抗酸化，抗菌，生理・薬理作用を持つものがある（**表4・6-4**）．数少ない日本原産の香辛料としてわさび，さんしょが知られている．

近年，食生活の変化に伴い多種多様な香辛料が市場に出回るようになり，現在わが国では，およそ100種類の香辛料が使用されている．香辛料の年間輸入量は，2017（平成29）～2019（令和元）年の財務省貿易統計では約10万トンを推移しており，輸入量の上位をしょうが，とうがらし，こしょうが占めている．

表4・6-4 主な香辛料の使用部位と作用

香辛料名	使用部位	賦香作用	脱臭・矯臭作用	辛味作用	着色作用	その他の作用
からし	種子	○	○	◎		抗菌，利尿
こしょう	果実	○	○	◎		発汗，消化促進
シナモン	樹皮	◎	○			抗菌，消化促進，解熱
しょうが	根茎	○	○	◎		抗酸化，抗菌，発汗，消化促進，鎮嘔
ターメリック（うこん）	根茎				◎	抗酸化，抗腫瘍，利胆
とうがらし	果実			◎	○	抗菌，抗カビ，体熱産生，消化促進
ナツメグ	種子	○	◎			抗酸化，抗菌，消化促進
にんにく	鱗茎	○	◎			抗菌，血圧降下，血小板凝集抑制
バニラ	果実	◎	○			－
はっか	葉	◎	○			鎮痛，消化促進，解熱
ローレル	葉	○	◎			鎮痛
ローズマリー	葉	○	◎			抗酸化
わさび	根茎	○	○	◎		抗菌，血小板凝集抑制

❶ 天然香辛料

生の香辛料を洗浄，乾燥し，異物を除去して殺菌したものを**ホールスパイス**といい，これを粉砕したものが**グラウンドスパイス**である．ホールスパイスは長期保存しても香味の変化が少なく，比較的長時間加熱調理する場合に利用される．一方，グラウンドスパイスは，手軽に使用でき香味の発揮がよいため，料理の仕上がり時期に利用するのに向いている．

複数の香辛料を配合したものを**ブレンドスパイス**といい，七味唐辛子，五香粉，ガラムマサラ，カレーパウダー，チリパウダーなどがよく知られている．1種類の香辛料では香りが強く感じられるが，複数を混合することにより互いに香りを弱めあってマイルドな香味を形成することができる．最近は，料理・用途別に香辛料と調味料が配合されたシーズニングスパイスの需要が伸び，種類も増加している．また，生の香辛料をピューレ状（わさび，しょうが，にんにくなど）や塩漬け（グリーンペッパー，ケーパーなど）に加工して利用されることもある．特にチューブタイプのピューレ状の香辛料は生鮮代替品として需要が高まっている．

❷ 香辛料抽出物

天然香辛料を水蒸気蒸留することによって得られる**精油**（**エッセンシャルオイル**）や有機溶剤抽出物（**オレオレジン**），また溶剤抽出よりも原料香辛料に近い香味が得られる超臨界二酸化炭素抽出物を，一般に香辛料抽出物として天然香辛料と区別している．生の香辛料の葉や果実を抽出してフレッシュさを強調したものや，焙煎した香辛料を抽出して深い香りを引き出した抽出物など，需要に応じた製品も作られている．天然香辛料とは異なり，微生物のリスクが少ないので衛生的であり，保存や品質管理がしやすいという利点がある．

❸ 香辛料抽出物製剤

香辛料抽出物を原料として，利用形態にあわせて液体状，乳化状，粉末状などに加工製剤化したものを**香辛料抽出物製剤**という（**表 4・6-5**）．これらは多様化した加工食品や調味料の風味付け，食肉加工品の風味改良などに利用されている．

また，香辛料には抗酸化性や抗菌性を示すものがあり，実際に抗酸化性の強いローズマリー，セージ，セイヨウワサビ抽出物は酸化防止剤として，抗菌・抗カビ性の強いとうがらしやわさびの抽出物は日もち向上剤の素材として利用されている．さらに，香辛料は植

表 4・6-5 香辛料抽出物製剤の種類と特徴

香辛料抽出物製剤	調 製 法	特 徴
水溶性液体型	アルコールなどの溶剤を用いて製剤化する	水に溶解するので一般食品に使用できる
油溶性液体型	植物油などの溶剤を用いて製剤化する	速香性があり香味の発現も強い．耐熱性がある
乳化型	植物性ガム質や乳化剤を用いてエマルション化する	油溶性の香辛料抽出物でも一般食品に使用できる．成分が乳化液中に微粒子状に分散しているので，風味の均一化がしやすい
コーティング粉末型	アラビアガムなどの天然賦形剤に香辛料抽出物を分散化させた後，スプレードライによって粉末化する．粉末化後油脂類などで表面をコーティングしたものもある	水分散性が高く，風味の均一化がしやすい．成分の酸化や揮発などの変化が少なく，熱にも安定である．天然香辛料に比べ微生物リスクが少ないので，菌数管理の厳しい食肉加工品にも応用できる
吸着粉末型	香辛料抽出物を糖質，食塩などの粉末担体に吸着させる	粉末表面に成分が露出しているので，速香性があり香味の発現も強いが，成分の酸化や揮発などの変化を受けやすい
マイクロカプセル型	乳化させた香辛料抽出物を耐水性加工を施したゼラチンや多糖類溶液に分散させ，表面に皮膜を形成させる	香り・呈味が長期間保持される．熱安定性が高い．熱湯に溶けやすいタイプのカプセルも作ることができ，インスタント食品に活用できる

物性生薬として利用されてきたことからもわかるように，種々の生体調節機能を示すことが知られており，健康食品素材としても注目されている．また，バニラやシナモンのフレーバーは甘味を増強するので糖分の使用を控えることができるなど，香辛料の中には減糖あるいは減塩効果を有するものがあり，減糖，減塩食品など健康志向型の商品の開発にも利用できる．

このように，香辛料抽出物製剤は嗜好飲料や加工食品の付加価値を高める食品素材として今後も需要が伸びていくことが予想される．

E　嗜好飲料類

❶ 水

水は生命維持ならびに健康維持に不可欠である．成人が1日に摂取する量は，飲料水が約1.2 L，食品中の水分が約1 L，栄養素の代謝で生じる水（代謝水）が約0.3 Lである．

わが国では，水道法で水質が決められている水道水が，飲料水として主に利用されている．水道中には微量の無機質が含まれている．日本食品標準成分表2020年版（八訂）によれば，わが国の水道水中の無機成分含量中央値（mg/100 g）はナトリウム（0.79），カルシウム（1.13），マグネシウム（0.27）であり，硬度は39である．鉄，亜鉛，銅，マンガン，セレンはほとんど含まれていない．

ミネラルウォーターとは，地下水などの飲用に適した水（硬度およびpHを除いて，水道法に適合する水）を容器に詰めたもので炭酸飲料を除いたものをいう．**図4・6-7**に製造工程を示す．

特定の水源から採取された地下水を原水とし，沈殿，ろ過，加熱殺菌以外の物理的，化学的処理を行わないものは**ナチュラルウォーター**と記載できる．ナチュラルウォーターのうち，鉱化された地下水（無機塩類が地下で自然に溶解した地下水で天然の炭酸ガス（二酸化炭素）が溶け込んだものも含む）を原水としたものは，ナチュラルミネラルウォターと記載できる．

なお，**硬水**と**軟水**の区別は，溶解しているカルシウムおよびマグネシウム量でなされる．**硬度**はカルシウムイオンとマグネシウムイオンの量を，これに対応する炭酸カルシウム量に換算したもので，

硬度(mg/L)＝カルシウム(mg/L)×2.5＋マグネシウム(mg/L)×4.1

と定義されている．0 mg/L≦軟水＜60 mg/L，60 mg/L≦中程度の硬水＜120 mg/L，120 mg/L≦硬水＜180 mg/L，180 mg/L≦非常な硬水，となる．

原水 → 粗ろ過 → 加熱殺菌 除菌ろ過 オゾン殺菌 など → 冷却 → 充填 → 密封 → 製品

図4・6-7 ミネラルウォーターの製造工程

❷ 茶

a. 茶の種類

チャ（*Camellia thea*）はツバキ属に属する永年性の照葉樹で，中国種とアッサム種がある．わが国に自生するヤマチャは中国種の一種である．**表4・6-6**に茶の製造法による分類を示す．

茶は**ポリフェノール**を多く含み，また**ポリフェノールオキシダーゼ**活性も高い．そのため，酵素活性を維持したまま茶を作ると酵素的褐変が起こる．茶は，葉を加熱処理（殺青（さっせい））し，酵素を失活させた**不発酵茶**（緑茶），発酵（ポリフェノールオキシダーゼによるカテキン類の酸化）を行い特有の色と風味を形成させた**発酵茶**（紅茶），その中間の**半発酵茶**（ウーロン茶）の3種に大別できる．また，加熱処理のしかたは，蒸し（日本式）と釜炒り（中国式）に分けられる．緑茶は，初めに蒸煮や釜炒りによって酵素を失活させるため，基本的には生葉の成分がそのまま緑茶に移行する．わが国では主に緑茶を飲用するが，その中にもさまざまなものがある（**表4・6-7**）．茶における発酵とは，茶葉に存在する各種酸化酵素の働きを利用することを意味するが，特殊な例として，茶葉の酵素を加熱失活

表4・6-6 茶の製法による分類

発酵の有無	生葉の最初の工程での加熱処理	栽培における遮光の有無	例
不発酵茶（緑茶）	蒸し	あり なし	玉露，抹茶 煎茶，番茶，ほうじ茶
	釜炒り	−	嬉野茶（佐賀），竜井茶，大方茶（中国）
半発酵茶	なし	−	ウーロン茶，包種茶（中国）
発酵茶（紅茶）	なし	−	紅茶
後発酵茶	蒸し	なし	阿波番茶（徳島），碁石茶（高知），黒茶（富山），プアール茶（中国）

表4・6-7 日本茶の種類

種　類	特　　徴
煎　茶	日本で最も一般的なお茶．日光を十分受けて育った茶葉を原料とする
玉　露	新芽が出てからよしずなどで茶畑をおおい（1ヵ月程度），直射日光を避けてうま味を増し，苦みを抑えて育てた高級茶．覆下茶（おおいしたちゃ）ともいう
棒　茶	煎茶，玉露などの茶葉の仕上げ工程で出てくる茶の茎を集め，一部玉露を混ぜたもの．くき茶ともいう
粉　茶	茶葉の仕上げ工程で出てくる茶の粉を集めたもの．湯を注ぐと浸出するので，ティーバッグ用や給茶器用の需要が多い
番　茶	茶の葉の大きな煎茶の一種．夏・秋摘みの比較的大きく固めの葉を主原料とした茶で，渋味成分のカテキンが豊富
ほうじ茶	番茶，煎茶を火で炒り，香ばしい香りを出したもの
玄米茶	番茶，煎茶に高圧で煎った玄米などを加えたもので，香ばしい玄米の香りがある
抹茶，碾（てん）茶	玉露と同様に日光を避けて育て，蒸した後乾燥させ葉脈を取り除き，切断して石臼で挽いて，細かな粉末にしたもの．抹茶を石臼で挽く前のものを碾茶という
後発酵茶	茶葉を蒸煮して酵素活性を失活させた後，微生物の作用を利用して発酵させた茶

させた後，微生物を接種して本来の発酵を行わせたもの（後発酵茶）もある．

b. 茶の製造法

1）緑　茶

茶の製造法を**図4・6-8**に示す．酵素による酸化を防止するため，摘み取った茶葉は，蒸し，急冷して変色を防ぐ．次に75℃程度の熱風の中で40～50分程度，粗揉（そじゅう）し，乾燥させる．これにより茶葉の内部の水分は均一になる．次に茶葉の水分が外部に出るように，茶葉を壊さぬように強く揉む（揉捻（じゅうねん））．再び水分を均一させるために，揉む（中揉み）．さらに水分量を少なくするためと，形状を整えるために，熱と力を掛けて乾燥させる（精揉（せいじゅう））．最後に貯蔵できるようにするために，水分量を3～5％になるまで乾燥する．こうしてできた荒茶は仕上げ工程（再製工程）を経て製品煎茶になる．

仕上げ工程では，粉，芽，茎を取り除き，またさまざまな形状のものをふるい分け，形状を整える．最後に火入れし，乾燥させると同時に独特の煎茶の香りを作り出す．煎茶の香味には品種，産地，栽培条件そして加熱の影響が大きい．煎茶の製造では荒茶までは100℃を越えることはないが，再製工程では火入れと呼ばれる120℃の高温処理が行われる．このとき，アミノ酸，還元糖，脂質が一部分解し，風味形成に寄与する．

ほうじ茶は，下級の煎茶や番茶を160～180℃，5～9分焙焼して作られる．この過程でカテキン類やアミノ酸が著しく減少し，香ばしい香りを生じ，また渋みも軽くなる．

2）紅　茶

紅茶の製造では生葉中の酵素作用を利用する発酵を行うため，成分に大きな変化が生じ，独特の色や風味が生じる．最も顕著な変化は，カテキン類がポリフェノールオキシダーゼの作用により酸化，重合する反応である．紅茶の製造中に茶中のカテキン類の約80％以上が消失する．カテキン類は対応するキノン類に酸化され，二量体である**テアフラビン**（橙色）を生じるとともにさらに重合したテアルビジン（赤褐色）を生じる．

主にティーバッグの紅茶製造（**図4・6-9**）で行われるCTC（crushing tearing culling）法では，製造時間を短縮するため葉を機械（CTC機）で押しつぶし，引き裂き，丸め，酸化酵素を働かせる．香気はやや劣るが色は濃い．

3）ウーロン茶

ウーロン茶の製造（**図4・6-10**）では，萎凋（いちょう）（放置してしおれさせる）の間に酵素が働き，その後の殺青（加熱）により酵素を失活させている．萎凋の程度により香気に違いが出る．テアフラビン量は紅茶の1/10程度である．

4）後発酵茶

摘み取った茶葉を蒸煮して酸化酵素を加熱失活させた後，好気性のカビや嫌気性の細菌などを利用し，本来の微生物による発酵を行わせたものである．発酵により，酸や香気成分の生成により独特の風味を与える．国内では，徳島の阿波番茶，高知の碁石茶，富山の黒茶（バタバタ茶）などがある．中国茶として雲南省のプアール茶が知

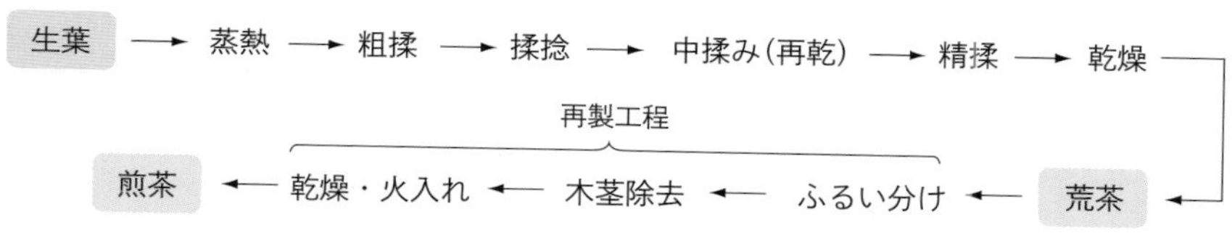

生葉 → 蒸熱 → 粗揉 → 揉捻 → 中揉み(再乾) → 精揉 → 乾燥 → 荒茶 → ふるい分け → 木茎除去 → 乾燥・火入れ → 煎茶（再製工程：ふるい分け～乾燥・火入れ）

図 4・6-8 煎茶（緑茶）の製造工程

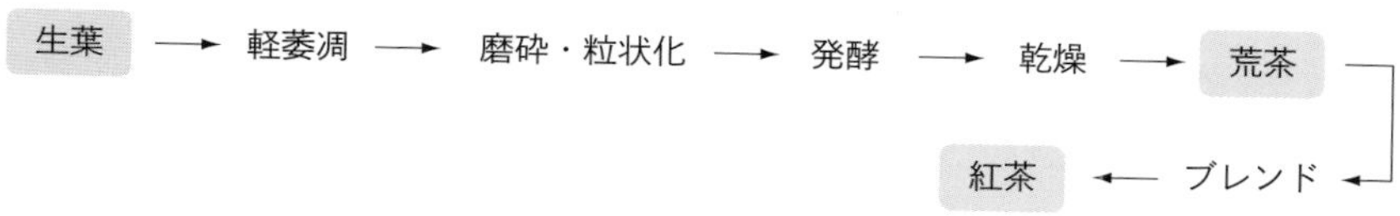

生葉 → 軽萎凋 → 磨砕・粒状化 → 発酵 → 乾燥 → 荒茶 → ブレンド → 紅茶

図 4・6-9 紅茶の製造工程（CTC 法）

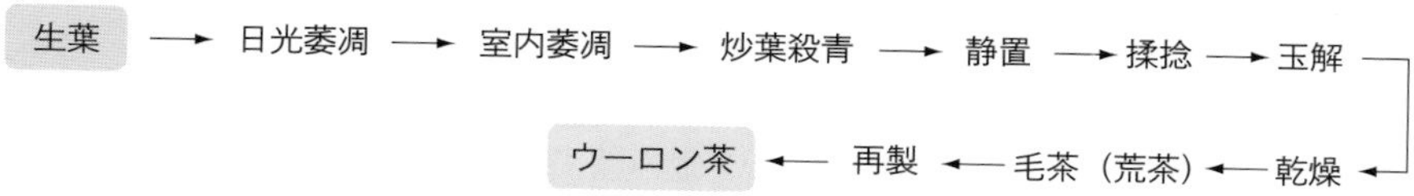

生葉 → 日光萎凋 → 室内萎凋 → 炒葉殺青 → 静置 → 揉捻 → 玉解 → 乾燥 → 毛茶（荒茶） → 再製 → ウーロン茶

図 4・6-10 ウーロン茶の製造工程

られている.

c. 茶の成分

茶および浸出液の主要成分のタンニン（ポリフェノール）は，カテキン類とその没食子酸エステルの混合物で，主要なものは**エピガロカテキンガレート**である. これらがポリフェノールオキシダーゼの作用により二量体になったのがテアフラビンで，橙色を示す. 緑茶にはビタミン C が含まれるが，ウーロン茶や紅茶には含まれない.

❸ コーヒー

a. コーヒーの種類

コーヒーは，コーヒーノキ（アカネ科の常緑小低木または高木）の種子を焙煎した後，熱湯で抽出した飲料である. コーヒーの商業用品種は大別してアラビカ種（*Coffea arabica*）とロブスタ種（*C. canephora* var. *robusta*）の 2 種に大別できる. アラビカ種は高地栽培品種で品質に優れている. コーヒー店で供されるものはアラビカ種である. 一方，ロブスタ種は病害虫に強く，高温にも強い. インスタントコーヒーや缶コーヒーなど加工用途に使用される場合が多い.

b. 製造法

1）コーヒー

製造法を**図 4・6-11** に示す. コーヒーの果実からグリーンコーヒー（グリーンビーン，生豆）を得る工程と，生豆からコーヒーを作る工程に大別できる.

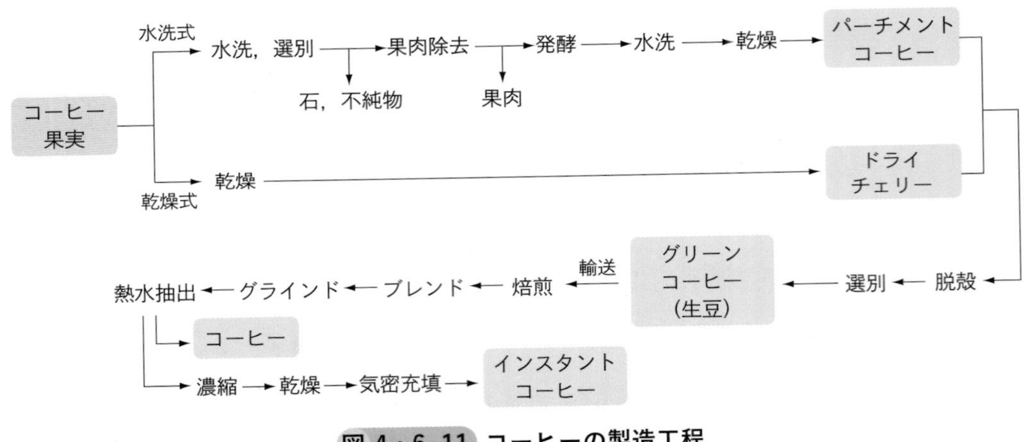

図 4・6-11　コーヒーの製造工程

コーヒーの果実は，外側から外皮，果肉，パーチメント（内果皮），シルバースキン（銀皮）があり，中心部に2個の種子が入っている．種子以外のすべての部分を取り除き，生豆（グリーンコーヒー）とする．貯蔵には，パーチメントがついたパーチメントコーヒーが過度の乾燥を防ぎ風味も変りにくいので適している．輸出時にパーチメントとシルバースキンを脱殻機で除く．

生豆を焙煎（ロースト）すると，生豆の成分がさまざまな化学変化を起こし，コーヒー特有の色，味，香りを形成する．焙煎に伴いたんぱく質，ショ糖，**クロロゲン酸**が減少し，高分子の褐色色素が形成される．この褐変反応は**アミノカルボニル反応**（**メイラード反応**）とポリフェノールの重合の両者を含む．焙煎には浅煎り，中煎り，深煎りの3段階がある．一般に浅煎りでは酸味が強く，深煎りになるにつれて酸味が減少し苦味が加わる．

2）インスタントコーヒー

可溶性コーヒーともいい，湯に溶かしてそのまま飲める．コーヒー原液を乾燥し，水分を除いた製品である．乾燥の方式には，**スプレードライ**（噴霧乾燥法）と**フリーズドライ**（凍結乾燥法）がある．スプレードライでは，熱風中に濃縮コーヒー液をノズルの先から噴霧し水分をとばす（第3章A.②c.噴霧乾燥（スプレードライ），p.38参照）．フリーズドライではコーヒー液を−40℃程度で凍らせた後，真空下で氷を昇華させ，乾燥する（第3章A.②g.凍結乾燥（真空凍結乾燥），p.38参照）．真空ポンプで空気を除いた真空包装や窒素ガスなどの不活性ガスで空気を置換したガス充填包装を施し製品とする．

3）カフェインレスコーヒー

生豆を水蒸気で軟化させ，カフェインを塩化メチレンなどの有機溶媒で抽出した後，焙煎して作る．また，風味の変化を少なくするため，超臨界状態の二酸化炭素を用いた脱カフェイン法（**超臨界流体抽出法**）も行われている．抽出後，二酸化炭素は炭酸ガスとなり気化するため，残留性も大変低い（第3章A.③抽出，p.39参照）．

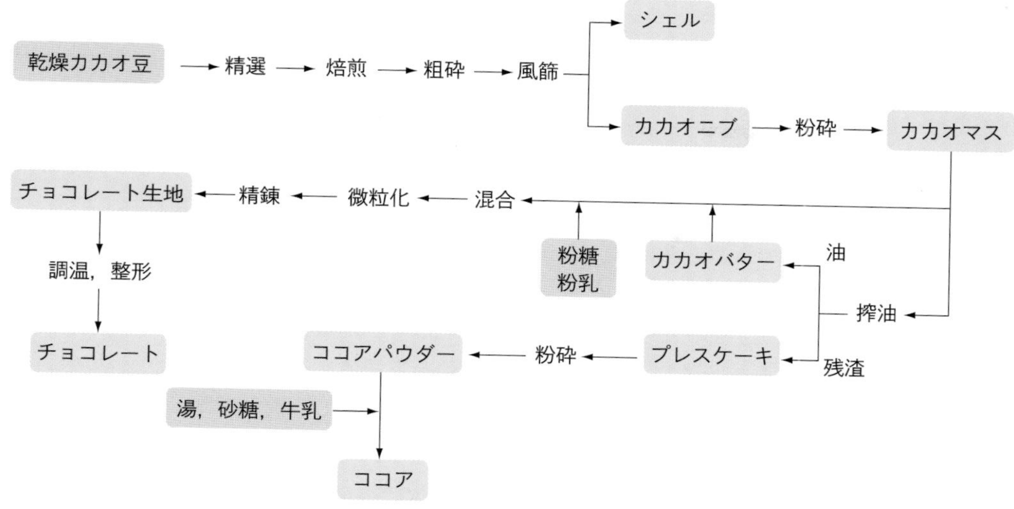

図 4・6-12 ココアとチョコレートの製造工程

c. コーヒーの成分

飲用されるコーヒーの色，味，香りは焙煎中の分解反応やアミノカルボニル反応（メイラード反応）などさまざまな化学反応により，生豆中の前駆体から新たに作られるものである．アミノ酸，オリゴ糖（ショ糖が主体），クロロゲン酸類が焙煎により著しく減少する．トリゴネリンは一部分解するが，**カフェイン**は焙煎によりほとんど減少しない．また，アラビカ種とロブスタ種を比べると，クロロゲン酸量およびカフェイン含量は後者のほうが多い．

❹ ココア

ココアはカカオの種子（カカオ豆）を主原料とする飲料である．また，ココア飲料の原料となるココアパウダーのことを指す場合もある．**図 4・6-12** にチョコレートの製造法とともにココアの製造法を示す．カカオ豆を発酵させた後，水洗，乾燥する．焙煎した後，種皮と胚芽を取り除いてすり潰し，**カカオマス**とする．ココアは，カカオマスを脱脂して得られる**ココアパウダー**に湯，砂糖，牛乳などを加えて作られる．

❺ 清涼飲料

a. 清涼飲料の種類

食品衛生法上，清涼飲料とは，乳酸菌飲料，乳および乳製品を除くエタノール 1 容量％未満を含有する飲料をいう．この定義では，一般的な炭酸飲料や果汁飲料だけでなく，トマトジュース，ミネラルウォーター，豆乳，ガラナ飲料などすべて清涼飲料水に該当する．わが国では，清涼飲料とは，一般的に炭酸飲料と果汁飲料を指す場合が多い．欧米では，ソフトドリンクとは主に炭酸飲料を指す．

b. 清涼飲料の製造法

1）炭酸飲料

炭酸飲料とは，JAS規格では，飲料に適した水に炭酸ガス（二酸化炭素）を注入したものおよびこれに甘味料, 酸味料, フレーバリングなどを加えたものをいう．フレーバリングは，①香料，②果汁または果実ピューレ，③植物の種実，根茎，木皮，葉，花などまたはこれらからの抽出物，④乳または乳製品の4種に分類されている．

炭酸飲料の製造方法には，**カーボネーション**（炭酸ガスの注入）の違いにより，ポストミックス法とプレミックス法の2つがある．ポストミックス法では，まず一定量の調合シラップをびんに注入し，次に炭酸水を一定量まで充填，打栓し，びん詰後に上層の炭酸水と下層のシラップを混合させる方法である．プレミックス法では，調合シラップと処理水とを計量装置で一定の割合に配合し，次に冷却しながら炭酸ガスを圧入する．これを充填機に送り，密栓・密封する．

調合シラップは，砂糖などの糖類を水に溶解し，まず55～60％の糖液を作る．これに酸味料，香料，その他の原料を調合し，シラップを作る．

2）果汁飲料

JAS規格では，果汁飲料は，**濃縮果汁**，**果汁ジュース**，果汁ミックスジュース，果粒入りジュース，果実・野菜ミックスジュース，果汁入り飲料に分けられる．

たとえば，うんしゅうみかんジュースの製造では，搾汁後，果汁を5～6倍濃縮し濃縮果汁とし，これを冷凍貯蔵するのが一般的である．貯蔵，輸送後，解凍し，もとの果汁濃度になるように水で希釈（**還元**という）し，脱気後殺菌し，充填される．一般的には，プレート式殺菌機を通して殺菌し充填機に送り，殺菌温度に近い状態で，缶または温びん機を通したびんに充填し，密封した後，冷却工程を経て製品になる．調合された果実飲料の製品液は必要に応じて均質化した後に，脱気後，殺菌，充填される．食品衛生法上は，pH 4.0未満のものは65℃，10分，pH 4.0以上のものは85℃，30分またはこれと同等以上殺菌することが義務付けられている．

❻ 機能性飲料

JAS法などで規定された法律的な用語ではない．機能性成分などを含み，飲むことで人間の健康によい影響を及ぼす可能性の高いと思われる飲料のことを指している．スポーツドリンク（水分やミネラル類補給の目的），アミノ酸やペプチドを主体とする飲料，カテキンなどのポリフェノールを強化した飲料などが相当する．なお，機能性を表示できる食品には，国が個別に許可した「特定保健用食品（トクホ）」，国の規格基準に適合した「栄養機能食品」，そして特定の保健の目的が期待できる（健康の維持および増進に役立つ）という食品の機能性を表示することができる食品「機能性表示食品」がある（p.163参照）．

❼ アルコール飲料（酒類）

a. 酒類の分類

酒類は製造法から，**醸造酒**，**蒸留酒**，**混成酒**に分けられる（**表4・6-8**）．酒税法上，

表 4・6-8 酒類の製造法による分類

分類	性　質	例
醸造酒	原料をそのまま，もしくは糖化した後酵母により発酵させ作った酒	日本酒，ビール，ワイン，老酒
蒸留酒	醸造酒を蒸留してアルコール分を濃縮した酒	ウイスキー，ブランデー，焼酎，マオタイ酒
混成酒	醸造酒や蒸留酒に植物の花，葉，根，果実を浸して，風味や色を付けた酒	梅酒，各種リキュール

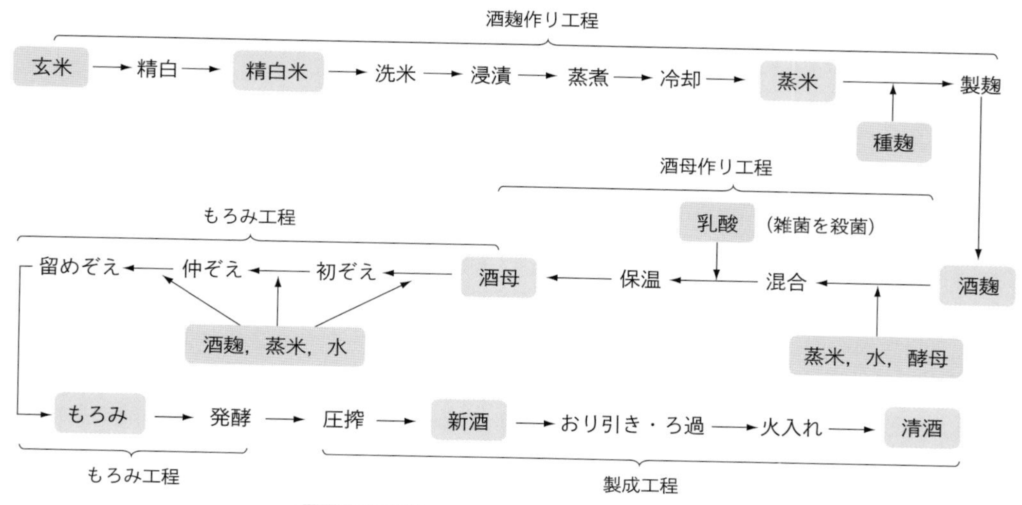

図 4・6-13 日本酒（清酒）の製造工程

酒類とは，アルコール分 1 度（体積 %）以上の飲料をいう．酒類は，酒税法上，①発泡性酒類，②醸造酒類，③蒸留酒類，④混成酒類の 4 種類に分類される．

発泡性酒類は，**ビール**，**発泡酒**（麦芽またはむぎを原料の一部とした酒類で発泡性を有するもの），その他の発泡性酒類（アルコールが 10 度未満のもの）に分けられる．醸造酒類は，**清酒**，**果実酒**，その他の醸造酒に分けられる．蒸留酒類は，**連続式蒸留焼酎**，**単式蒸留焼酎**，**ウイスキー**，**ブランデー**，**原料用アルコール**，**スピリッツ**（エキス分が 2 度未満のもの）に分けられる．混成酒類は，**合成清酒**，**みりん**，**甘味果実酒**，**リキュール**（酒類と糖類その他の物品を原料とした酒類でエキス分が 2 度以上のもの），粉末酒，雑酒に分けられる．

b. 日本酒（清酒）の製造法と種類

日本酒の製造工程は，**酒麹**作りの工程（製麹（せいきく）），**酒母**作りの工程，原料を**仕込み**発酵させるもろみの工程および製成工程からなる（**図 4・6-13**）．まず原料のこめ（玄米）を精米する．このときの精米歩合［(白米 kg/玄米 kg)×100］は 30 ～ 60 % 程度で，通常の精米歩合（約 90 %）に比べてずっと低くする（1. A. ①こめ，p.50 参照）．一般に高品質な酒用のほうが精米歩合は低い．精米を蒸し（蒸しによりこめのデンプンが糊化する），冷やした蒸米に**コウジカビ**（*Aspergillus oryzae*）の胞子を付け，酒麹を作る．この麹が酵素

表 4・6-9 日本酒の種類

種　類	特　　徴
吟醸酒	こめ，米麹，醸造アルコールを原料とする．精米歩合が 50 % 以下（大吟醸酒）もしくは 60 % 以下（吟醸酒）
純米酒	こめと米麹を原料とする
純米吟醸酒	こめと米麹を原料とする．精米歩合が 50 % 以下（純米大吟醸酒）もしくは 60 % 以下（純米吟醸酒）
本醸造酒	こめ，米麹，醸造アルコールを原料とする．精米歩合が 70 % 以下
生　酒	もろみを絞っただけのもの．火入れをしていない
生貯蔵酒	もろみを絞ったものを低温で貯蔵し，出荷時に火入れをしたもの
生一本	単一の製造場（自社工場のみ，他社から買った酒を混ぜていない）で製造した純米酒
原　酒	加水していないもの（一般の市販酒は加水してアルコール濃度を調整している）

源となる．酒麹と蒸米，水，酵母，乳酸を混ぜ，発酵させ酒母を作る．酒母に酒麹，蒸米，水を 3 回に分けて添加し（三段仕込み），発酵させ，圧搾，ろ過して日本酒となる．貯蔵性を高めるために低温殺菌する．この低温殺菌のことを**火入れ**という．

日本酒の発酵形式は，コウジカビの酵素（**α-アミラーゼ**と**グルコアミラーゼ**）によりこめのデンプンをグルコースに**糖化**すると同時に，酵母が糖をアルコールに発酵（**アルコール発酵**）する**並行複発酵**（並行糖化発酵）である．日本酒では酵母添加の前に煮沸殺菌工程がないため，伝統的仕込み法では**乳酸発酵**を利用した殺菌法（山廃仕込みなど）を行っていた．現在では同様の効果を示す**乳酸添加**を行っている．

原料や製造法の違いにより多様な日本酒ができる．**表 4・6-9** に日本酒の種類を示す．

c. ビールの製造法と種類

図 4・6-14 にビールの製造工程を示す．ビールの原料となる**麦芽**を作ることを製麦という．おおむぎを水に浸け発芽させ，緑麦芽とした後，焙燥する．焙燥により水分が減少し貯蔵性が増すとともに，アミノカルボニル反応（メイラード反応）が起こりビール独特の琥珀色のもとができる．麦芽はビール製造における酵素源となる．粉砕した麦芽，副原料（コーンスターチやこめなど）を温水に混ぜ，仕込む．ここでデンプンは麦芽の**α-アミラーゼ**および**β-アミラーゼ**の作用により，加水分解されマルトース（麦芽糖）が生じる（糖化）．ろ過して得られた麦汁に**ホップ**の毬花（きゅうか）を加え，煮沸する．ホップはビールに**苦味**と**芳香**を付与する．ホップは雌雄異株のアサ科植物で，雌花にルプリンと呼ばれる黄色い樹脂が存在し，その中に苦味成分，芳香成分，抗菌成分などが含まれる．煮沸は殺菌工程であると同時に，煮沸の過程でホップ成分であるフムロンなどの**α 酸**が異性化する．異性化したものを**イソ α 酸**といい，水溶性が高まり苦味が強まる．冷却後麦汁に酵母を添加し**アルコール発酵**を行う．

発酵形式には上面発酵酵母による**上面発酵**と下面発酵酵母による**下面発酵**の 2 種類がある．上面発酵では，酵母が表層に浮上するのに対し，下面発酵では凝集沈殿する．ドイツや日本などの多くのビールは下面発酵であり，上面発酵の例としては，イギリスのエールやスタウトなどがある．下面発酵では，主発酵終了後さらに後発酵（貯酒）を行い，熟成

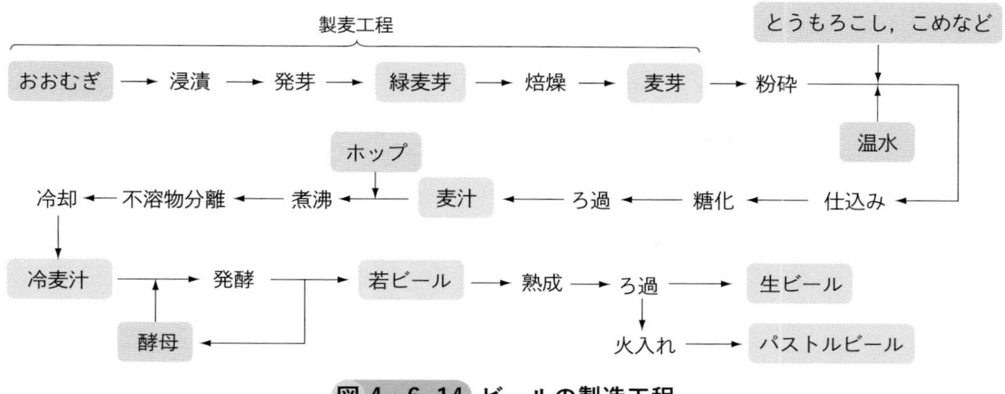

図 4・6-14　ビールの製造工程

表 4・6-10　ビールの種類

分類の基準		例
酵母の種類	上面発酵酵母（貯酒なし）	エール，スタウト
	下面発酵酵母（貯酒あり）	ラガー（下面発酵ビールの一般名称），ピルスナー
低温殺菌	あり	熱処理ビール
	なし	生ビール，ドラフトビール
色	淡色	ピルスナーなど通常のビール
	中濃色	ペールエール，ビター
	濃色	黒ビール，デュンケル

させる．ろ過したものが生ビールである．**表 4・6-10** にさまざまなビールの種類を示す．

日本酒の発酵形式が並行複発酵であるのに対し，ビールの発酵形式は**単行複発酵**（単行糖化発酵）である．日本酒とビールの製造法を比較すると，両者の間には原料がこめ/麦芽（おおむぎ），酵素源がコウジカビ/麦芽，糖化主産物がグルコース/マルトース，発酵形式が並行複発酵/単行複発酵，酵母添加の前に煮沸殺菌の工程がない/あるという特徴的な違いがある．

d. 果実酒（ワイン）の製造法

ぶどうの果実を発酵させたものがワインである．製造法から，**非発泡性ワイン**，**発泡性ワイン**，**酒精強化ワイン**，**混成ワイン**に分けられる（**表 4・6-11**）．非発泡性ワインを色調で分けると赤ワイン，白ワイン，ロゼワインがある．

ワインはぶどう果汁の中のグルコースを発酵させたもので，デンプンの糖化過程はなく，発酵形式は**単発酵**である．非発泡性ワインの製造工程を**図 4・6-15** に示す．ワインの発酵では**亜硫酸**を添加することが多い．亜硫酸には抗菌作用，抗酸化作用がある．果汁中の糖分が足りない場合は，糖分を添加（補糖）し，発酵させる．

1）赤ワイン

赤ぶどうをそのままつぶし発酵させる．7 ～ 10 日間主発酵させ果皮や種子から成分を溶出させた後，果皮，種子などの粕を除く．残糖を発酵させるため後発酵を行い，

表 4・6-11 ワインの製造法による分類

分 類	性質，特徴	例
非発泡性ワイン	通常のテーブルワイン	赤ワイン，白ワイン，ロゼワイン
発泡性ワイン	炭酸ガスを含んでいるもの	シャンパン，バン・ムスー，ゼクト
酒精強化ワイン	製造中にブランデーや濃縮果汁を添加したワイン	ポート酒，シェリー酒，マデラ酒
混成ワイン	非発泡性ワインに草木や木皮などを浸けこんで香味を付けたワイン	ベルモット，人工甘味ワイン

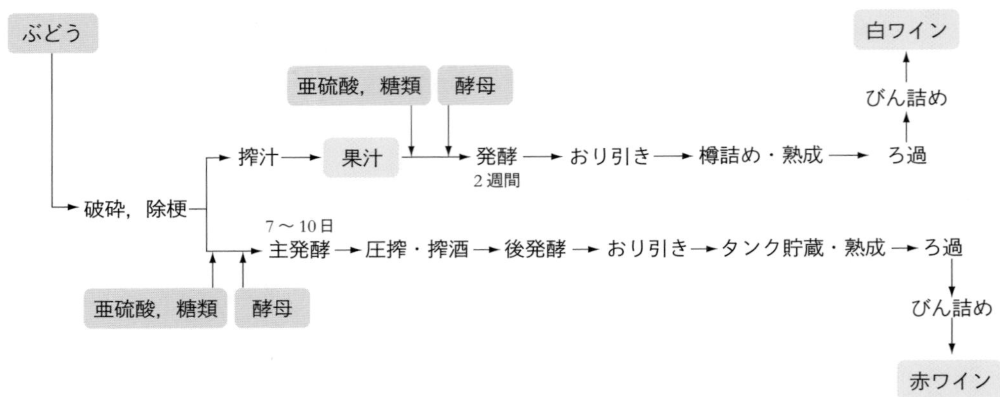

図 4・6-15 ワインの製造工程

その後樽で熟成させる．主発酵中にぶどう果皮の色素（**アントシアニジン**）が溶け出し，熟成中に徐々に重合する．そのため濃い赤紫色を呈する．

2）白ワイン

赤ぶどうもしくは白ぶどうを搾汁し，ぶどうジュースを得た後，発酵させる．ぶどうジュースにアントシアニジンはほとんど含まれないため，色は薄い．

3）ロゼワイン

赤ワイン用ぶどう品種を仕込んだ後，24 ～ 36 時間後に圧搾するのが本格的方法であるが，赤ぶどうと白ぶどうの混合仕込みや，赤ワインと白ワインをブレンドする方法などもある．

e．焼酎の製造法

焼酎は，アルコール含有物を**蒸留**した酒類で，ウイスキー，ブランデー，原料用アルコール，スピリッツ以外のものをいう．蒸留法により**連続式蒸留機**により蒸留されたものと**単式蒸留機**により蒸留されたものに二分される．

1）連続式蒸留焼酎

廃糖蜜などを原料とした発酵もろみを，連続式蒸留機で蒸留して得た高濃度のアルコールを加水，調整したものである．焼酎甲類，ホワイトリカーともいう．

2）単式蒸留焼酎

穀類やいも類などのデンプン含量の多い原料を用い，**糖化剤**として**クロコウジカビ**

（黒麹菌，*Aspergillus niger*）による米麹を用いる．この米麹と水と酒母により一次もろみを作り，これに蒸した二次原料を仕込み，発酵させる．この熟成もろみを単式蒸留機で蒸留する．二次原料の違いにより，米製，麦製，いも製，黒糖製などがあり，それぞれ原料により特徴ある風味を呈する．クロコウジカビが使われているのは，産生される**クエン酸**によりもろみが酸性に保たれ，雑菌の繁殖が抑えられるためである．本格焼酎，焼酎乙類ともいう．

f. ウイスキーの製造法

蒸留酒の一種で，おおむぎ麦芽だけを用いるか，おおむぎ，ライむぎ，とうもろこしなどの穀類も用いるかで，**モルトウイスキー**と**グレーンウイスキー**に分かれる．

1）モルトウイスキー

おおむぎ麦芽のみを用い，糖化，発酵，蒸留したものである．麦芽の製造はビールと同様であるが，乾燥の際に**ピート**（泥炭）で煙香（スモーキーフレーバー）を付けることが特徴的である．モルトウイスキーでは蒸留には通常ポットスチル（単式蒸留機）を用い，2 回蒸留する．アルコール分は 60 ～ 70 % で，60 % 程度に加水して，カシかナラの樽で熟成させる．一定のアルコール分に調整して，ろ過後，びん詰めする．

2）グレーンウイスキー

とうもろこし，こむぎ，ライむぎなどの穀類を麦芽で糖化，発酵，蒸留したものである．一般的にパテントスチル（連続式蒸留機）で連続蒸留する．単式蒸留機で蒸留して樽熟成したものに，アイリッシュウイスキーがある．

g. ブランデーの製造法

果実酒を蒸留したものをブランデーという．一般的にはワインを蒸留したものを指すことが多い．原料ぶどうを搾汁後発酵させ，おり引きをせず蒸留する．通常 2 回蒸留を行い，アルコール分 68 % 程度の無色透明のスピリッツを得る．カシかナラの新樽で貯蔵熟成させる．熟成したブランデーを適宜混合後，加水してアルコール分を整え，ろ過，びん詰めし，製品とする．アルコール分は 40 ～ 45 % 程度である．

h. 酒類の成分

酒類の共通の主成分はアルコール（エタノール）である．エタノール含量は通常度数もしくは % で表示されるが，これは 100 mL 中のエタノールの mL 数（容量 %）である．**表 4・6-12** に各種酒類のアルコール含量を，度数表示と重量 % 表示（g/100 g）で示した．蒸留酒（ウイスキー，ブランデー，焼酎など）は，醸造酒（ビール，ワイン，日本酒など）よりアルコール度数が高い．醸造酒の中では，一般に日本酒のアルコール含量が最も高く，次いでワイン，ビールの順になる．各酒類のエネルギー（カロリー）は，後から糖類を添加したもの（梅酒，甘味果実酒，カクテルなど）や残糖の多いもの（貴腐ワインなど）を除けば，ほぼアルコール含量に比例する．

表 4・6–12 酒類のアルコール含量およびカロリー

酒　類	アルコール度数 (mL/100 mL)	アルコール含量 (g/100 g)	エネルギー (kcal/100 g)
日本酒（純米）	15.4	12.3	102
ビール（淡色）	4.6	3.6	39
ワイン（白）	11.4	9.0	75
ワイン（赤）	11.6	9.2	68
焼酎（連続式蒸留）	35.0	28.8	203
焼酎（単式蒸留）	25.0	20.3	144
ウイスキー	40.0	33.2	234
ブランデー	40.0	33.2	234
ウオッカ	40.4	33.6	237
梅　酒	13.0	9.9	155

［文部科学省科学技術・学術審議会資源調査分科会：日本食品標準成分表 2020 年版（八訂）を参考に著者作成］

column　アルコール濃度と酔い

酔いの程度は脳中のアルコール（エタノール）濃度による．アルコールはほぼ全量吸収されるので，短時間であれば体内のエタノール濃度は飲んだアルコール量によりほぼ決定されることになる．また，脳中のアルコール濃度と血中のアルコール濃度は短時間でほぼ平衡になる．酔いの程度と血中アルコール濃度の関係は，0.02 ～ 0.04 %（爽快期），0.05 ～ 0.10 %（ほろよい初期），0.11 ～ 0.15 %（ほろよい後期），0.16 ～ 0.30 %（酩酊期），0.31 ～ 0.40 %（泥酊期），0.41 ～ 0.50 %（昏睡期）である．

仮に，アルコール度数 20 度のお酒 1 L を短時間に飲んだとすると，血中アルコール濃度はおよそ 0.5 % になり，昏睡期になる．つまり，死の危険が迫っていることになる．これはいわゆるお酒に強い弱いとは関係ない．一気飲みや濃いお酒を短時間に飲むことは決してしてはいけない．

F 菓　子　類

平和のシンボル，あるいはその国の文化のバロメーターともいわれる菓子類は，わが国だけでも数万という数多くの種類がある．大きくは**和菓子**，**洋菓子**に分けることができる．菓子の材料としては，穀類，豆類，砂糖類，乳製品などが用いられ，これらの材料を縦横に駆使して，もとの材料からは想像もできないような菓子類が誕生する．その中には，人間の智恵や技術の歴史が刻み込まれている．近年では，健康への配慮から製法にも低甘味などの工夫がこらされたものや，機能性を謳った菓子類も増えてきている．

❶ 和 菓 子

図 4・6–16 に和菓子の分類を示す．それらの中の代表的な和菓子の製造方法を以下に述べる．

1）あ　ん

「あんに始まりあんに終る」といわれるように，あんは和菓子の基本的原料で，し

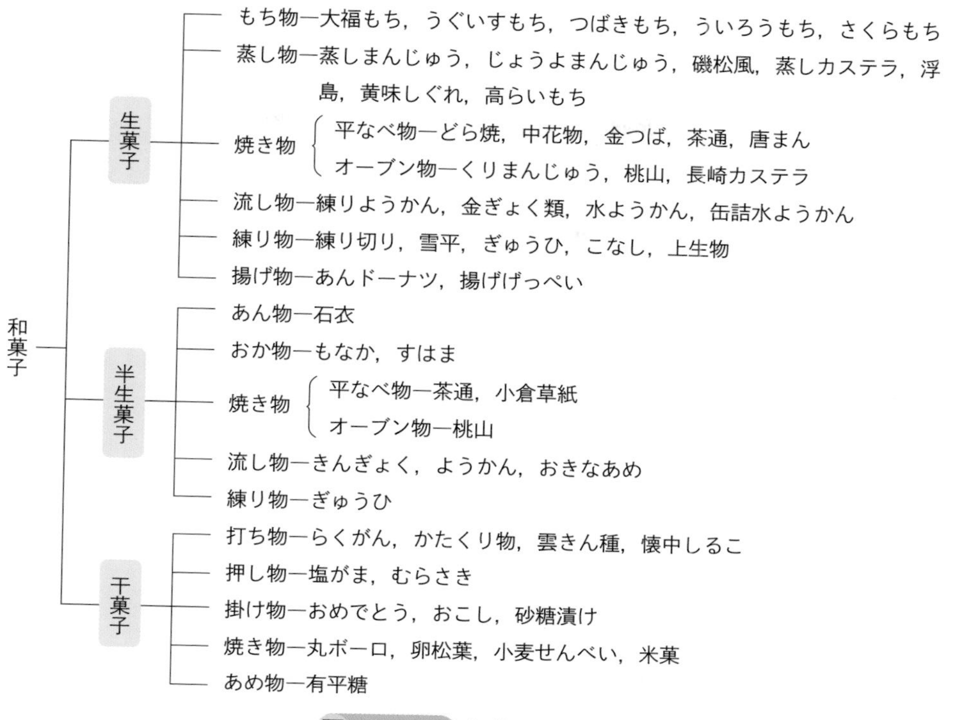

図 4・6–16 **和菓子の分類**

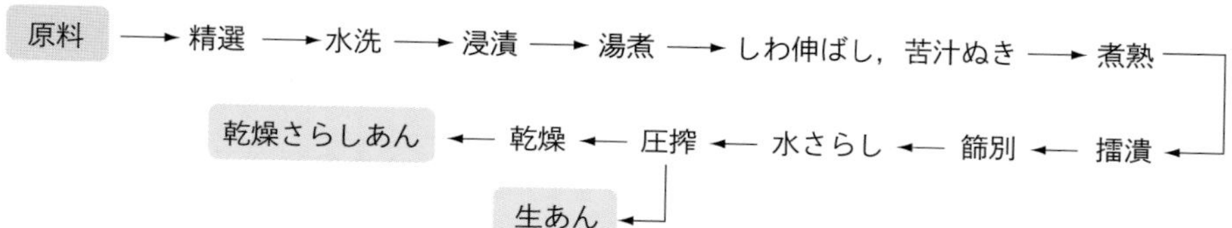

図 4・6–17 **あんの製造工程**

かもわが国独特の製菓原料である．あんの製造工程を**図 4・6–17** に示す．

あんの原料としては，なるべくデンプン含量が高く，脂質含量の低い**あずき**，**手亡**（てぼ）（いんげんまめの一種），**ビルマまめ**などが用いられる．あずきは特に重要で，さらに**大納言**，**中納言**，**小納言**などの品種がある．色がよく，形が丸く，皮が薄く粒のそろっていることが条件である．手亡やビルマまめは白あんの原料になる．ビルマまめは，微量の青酸が含まれているため，製造許可が必要である．

あずきあんの独特のさらさらとした食感は，あずきの子葉細胞の性質による．子葉細胞は肥厚した強固な細胞壁に包まれている．あずきを水に浸漬し，加熱するとデンプン粒は膨潤し，粒子を囲むたんぱく質が凝固して粒子を保護する．このため，あんに加工されても分離した細胞の中でデンプン粒子は安定に保たれる（**図 4・6–18**）．原料豆から作られた生あんに砂糖を加えて練り上げた**並あん**，さらにそれにもち米の粘りを付けた**練り切りあん**や卵黄を加えた**黄味あん**がある．これらは**生あん**に対し**加工あん**という．

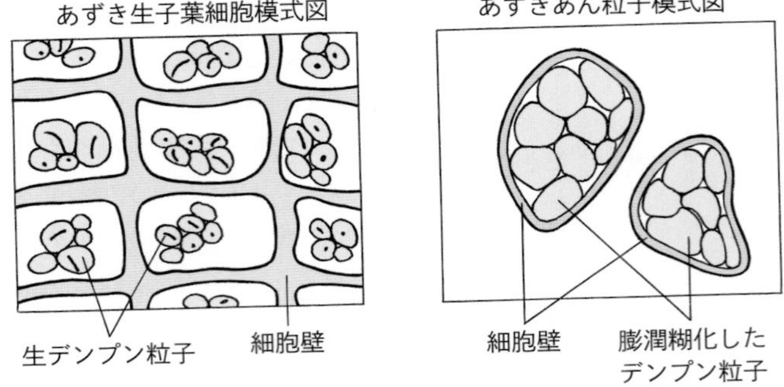

図 4・6-18 あずきあん

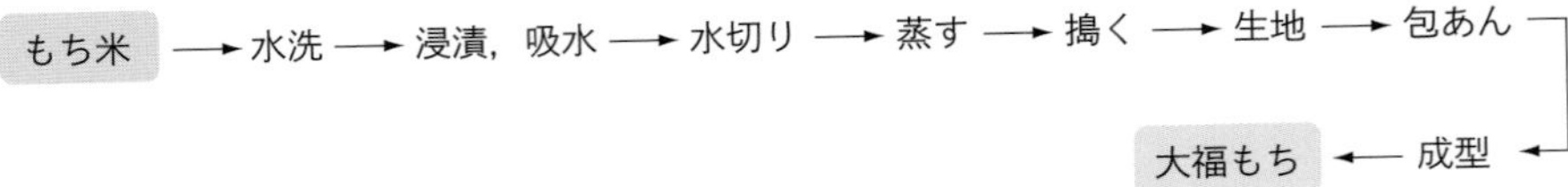

図 4・6-19 大福もちの製造工程

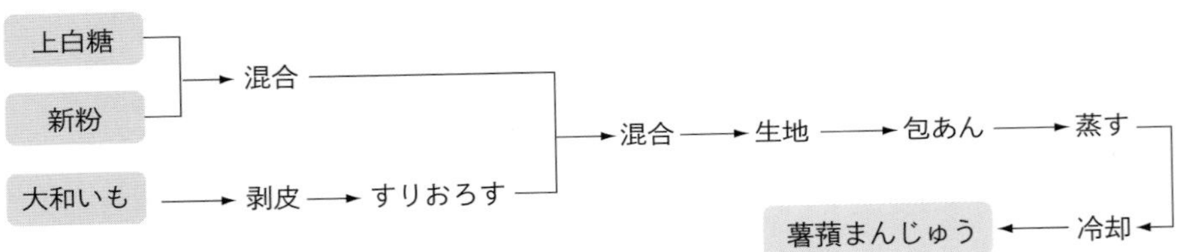

図 4・6-20 薯蕷（じょうよ）まんじゅうの製造工程

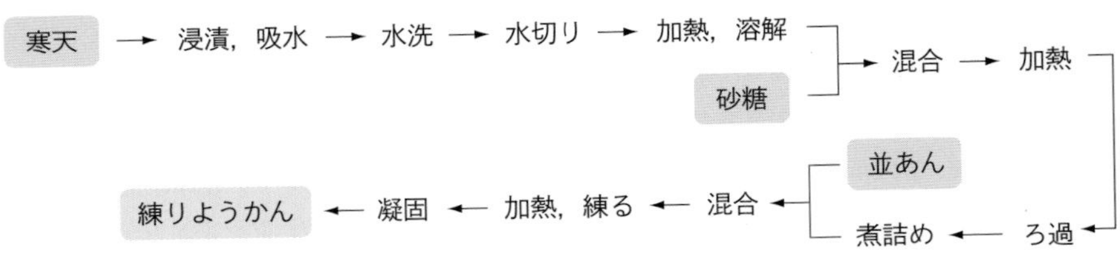

図 4・6-21 練りようかんの製造工程

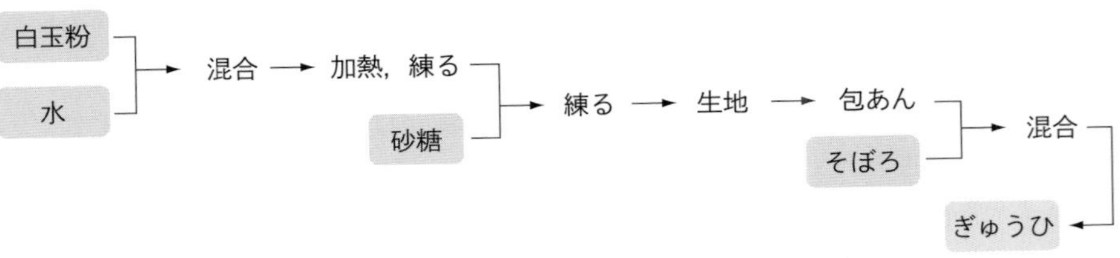

図 4・6-22 ぎゅうひの製造工程

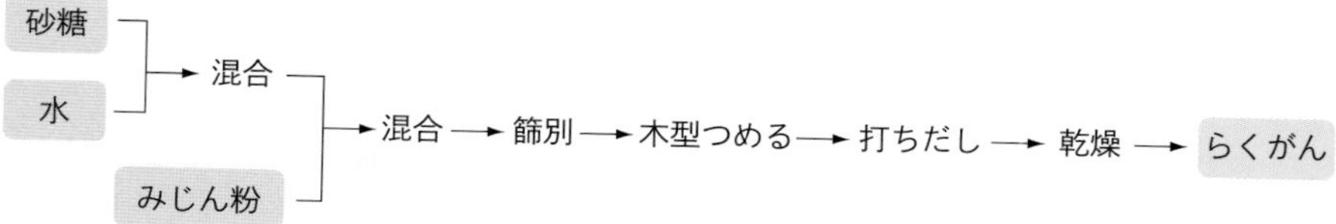

図 4・6-23 らくがんの製造工程

2）大福もち

もち物の代表的な大福もちの製造工程を**図 4・6-19** に示す．

3）薯蕷（じょうよ）まんじゅう

蒸し物の1つで，関西では“上用まんじゅう”関東では“そばまんじゅう”という．**図 4・6-20** にその製造工程を示す．

4）練りようかん

流し物の1種類の練りようかんの製造工程を**図 4・6-21** に示す．

5）ぎゅうひ

練り物の1種類の**ぎゅうひ**（求肥）の製造工程（水練り）を**図 4・6-22** に示す．

6）らくがん

打ち物の例として，**らくがん**の製造方法を**図 4・6-23** に示す．

7）米　菓

せんべいやおかき，あられなどがある．もち米を原料とする米菓を一般的には「あられ」や「おかき」という．うるち米を原料とする米菓は，せんべいと呼ばれる．焼きせんべいと揚げせんべいに分けられる．

❷ 洋 菓 子

図 4・6-24 に洋菓子の分類を示す．これらの中の代表的な洋菓子の製造方法について述べる．

1）ミルクキャラメル

ミルクキャラメルの製造工程を**図 4・6-25** に示す．

2）マシュマロ

ゼラチンの気泡を利用し製造される．

3）チョコレート

熱帯産のカカオの種子である**カカオ豆**（カカオビーンズ）を主原料とする．製造工程は**図 4・6-12**（p.147）を参照．

4）ビスケット

原料配合から**ソフトビスケット**（クッキー），**ハードビスケット**に分けられる．ハードビスケットは針穴があり，硬いビスケットである．ソフトビスケットはグルテン形成をなるべく抑えた製造方法をとる（後出のコラム，p.159 参照）．

5）スナック菓子

コーン系のスナック菓子（コーンカールパフ）の製造工程を**図 4・6-26** に示す．

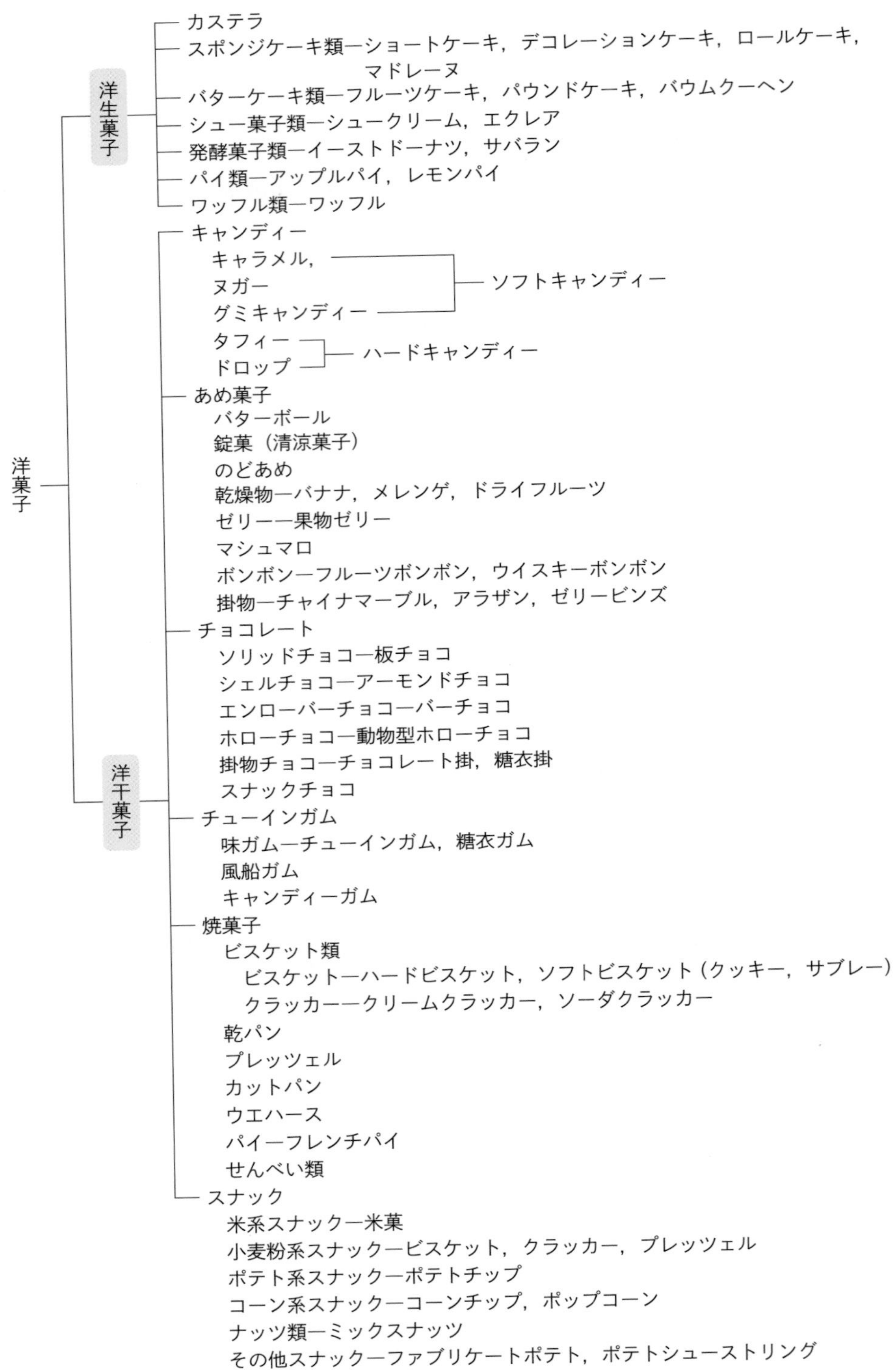

図 4・6-24　洋菓子の分類

砂糖
水あめ
水
混合，加熱
練乳
撹拌，煮詰
冷却
切断
包装
ミルクキャラメル

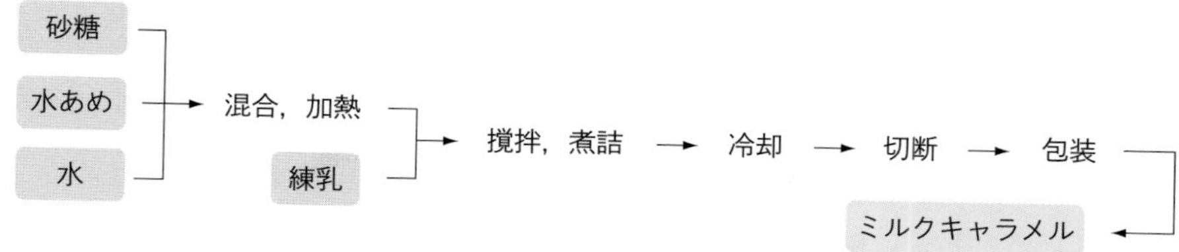

図 4・6-25 ミルクキャラメルの製造工程

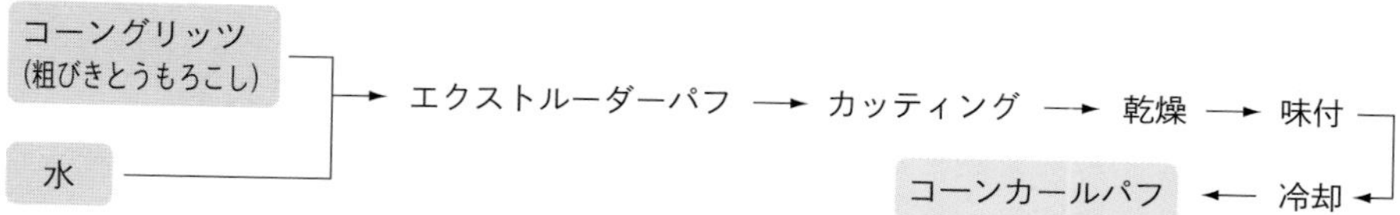

図 4・6-26 コーンカールパフの製造工程

また，ポテトチップも人気の菓子である．じゃがいもを薄く切り植物油で揚げ，塩やコンソメ風味に仕上げたものである．

6）ガ　ム

ガムベースに味や香りを付けたもので，チューインガムともいう．ガムベースはアカテツ科の樹木であるサポジラの樹液から調製する天然チクルや酢酸ビニル樹脂が主剤となり，その他の材料を併用する．

column │ ビスケット，クッキー，サブレー

「ビスケットとクッキーの違いは？」と誰しも一度は疑問に思うところだろう．あまりはっきりした線引きはないが，日本でソフトビスケットと呼んでいるものがアメリカではクッキーと呼ばれているもののようだ．1971（昭和 46）年制定の公正競争規約（最終変更 2020（令和 2）年）によると，ビスケットとは「小麦粉，糖類，食用油脂及び食塩を原料とし，必要により澱粉，乳製品，卵製品，膨張剤等の原材料を配合し，又は添加したものを混合機，成型機及びビスケットオーブンを使用して製造した食品をいう」とされ，「クッキーとはビスケットのうち，「手づくり風」の外観を有し，糖分，脂肪分の合計が重量百分比で 40％以上のもの（以下略）」とされている．サブレーはビスケット，クッキーよりもバター，ショートニングの比率が 2 倍ほど高く，バター風味が強く，サックリ感の強い菓子である．

練習問題

(1) みそに関する記述である．正しいのはどれか．1 つ選べ．

① 麹に用いる原料の違いにより，米みそ，麦みそ，豆みそに分類される．

② 米みそは，麹の割合が高くなるほど赤みそになる．

③ みそ製造に用いられるコウジカビ（*Aspergillus oryzae*）の条件として，高いリパーゼ活性が求められる．

④ みそ製造時に高濃度の食塩水を加えるのは，酵母や乳酸菌などの発育をさせないためである．
⑤ 乳酸菌の作用によりエタノールやエステル類が生成される．

(2) しょうゆに関する記述である．正しいのはどれか．１つ選べ．
① しょうゆ製造に用いるむぎは，麦みそと同様おおむぎである．
② 日本農林規格（JAS 規格）により濃口，淡口，たまり，白，減塩にしょうゆは分類される．
③ みそと同じコウジカビ，酵母，乳酸菌でしょうゆを製造することができる．
④ 主に乳酸菌の働きにより，しょうゆ独特の香気成分が生成される．
⑤ 淡口しょうゆは着色を抑えるため，濃口しょうゆより食塩濃度を若干低めて仕込む．

(3) 調味料に関する記述である．正しいのはどれか．１つ選べ．
① 本みりんは，蒸したうるち米と米麹に焼酎またはアルコールを加えて製造される．
② 本みりんは，米麹中のアミラーゼによって米デンプンが糖化するので，まろやかな甘味を有する．
③ こめを原料として食酢を製造する場合，酵母，酢酸菌の２種類の微生物で十分である．
④ 深部発酵法により食酢を製造する場合，窒素をタンク内に送り込み酢酸菌の発酵を促進する．
⑤ ウスターソースのほうがとんかつソースより不溶性固形物が多く含まれている．

(4) ショ糖に関する記述である．正しいのはどれか．１つ選べ．
① ショ糖は還元性の二糖類である．
② 車糖とザラメ糖では，車糖のほうが結晶が大きい．
③ ショ糖は，ビート（サトウキビ）や甘蔗（てんさい，砂糖だいこん）に多く含まれている．
④ 甜菜糖は，現地で白砂糖とするので，その白砂糖のことを耕地白糖という．
⑤ 車糖には，湿潤性保持と固結防止のために異性化糖溶液が加えられる．

(5) 甘味料に関する記述である．正しいのはどれか．１つ選べ．
① 転化糖は，ブドウ糖と果糖の比率が異なる．
② パラチノースは，非還元糖である．
③ フルクトオリゴ糖は，小腸で消化吸収されやすいオリゴ糖である．
④ 乳果オリゴ糖は，その分子構造にショ糖と麦芽糖の部分構造を有する．
⑤ ブドウ糖は，デンプンに α-アミラーゼとグルコアミラーゼを作用させて製造される．

(6) オリゴ糖に関する記述である．正しいのはどれか．１つ選べ．
① カップリングシュガーは，デンプンと乳糖の混合液にシクロデキストリン合成酵素を作用させて製造される．
② シクロデキストリンは，デンプンにシクロデキストリン合成酵素を作用させて製造され，ブドウ糖が α-1,6 結合した環状オリゴ糖である．
③ ガラクトオリゴ糖はその構造に空洞を有し，その空洞内部にさまざまな物質を取り込み安定化させる包接作用がある．
④ トレハロースは２種類の酵素で合成され，ブドウ糖の２分子が α-1,1 結合したオリゴ糖である．

⑤ 乳果オリゴ糖には，虫歯抑制効果がある．

(7) 糖アルコールに関する記述である．正しいのはどれか．1つ選べ．

① ソルビトールはソルボースを還元して得られる．
② ソルビトールは糖アルコールの中で最も生産量が多い．
③ キシリトールはショ糖と同程度の甘味度を有し，溶解時に発熱反応が起こる．
④ キシリトールはう蝕性を有する．
⑤ エリスリトールはグルコースを還元して製造される．

(8) 甘味料に関する記述である．正しいのはどれか．1つ選べ．

① ステビオシドは，南米原産キク科の植物であるステビアの葉に含まれるオリゴ糖である．
② グリチルリチンは，中国やイランなどの亜熱帯地方に産する甘草の根に含まれるグルタミン酸の配糖体である．
③ ステビオシドやグリチルリチンは，漬物などに使用される．
④ アスパルテームは，アスパラギン酸とメチオニンのエチルエステルが縮合したジペプチドである．
⑤ スクラロースは，ショ糖の4つのヒドロキシ基を塩素置換した化合物である．

(9) うま味調味料に関する記述である．正しいのはどれか．1つ選べ．

① うま味調味料には，アミノ酸系のグルタミン酸ナトリウムと核酸系のイノシン酸ナトリウムとグアニル酸ナトリウムがある．
② グルタミン酸ナトリウムは，リボ核酸を酵素分解して製造される．
③ アミノ酸系うま味調味料と核酸系うま味調味料を混合すると，うま味の相加効果がある．
④ こんぶのうま味成分はグアニル酸ナトリウムである．
⑤ かつお節のうま味成分はグルタミン酸ナトリウムである．

(10) 食塩に関する記述である．正しいのはどれか．1つ選べ．

① わが国では食塩は専売制度となっている．
② 食塩の主成分は塩化カリウム（KCl）である．
③ 海水から食塩を製造する際に，イオン交換電気透析法が用いられ，海水に交流電流を流すことにより調製される．
④ 食卓塩は防湿性を付与するため，塩基性炭酸マグネシウムを添加するものもある．
⑤ にがりの成分には塩化マグネシウムなどがあり，牛乳を固めチーズを製造する際に用いられる．

(11) 香辛料に関する記述である．正しいのはどれか．1つ選べ．

① 香辛料は，熱帯，亜熱帯，温帯地域に産する芳香性や刺激性の香味あるいは色を有する植物の種子と果実のことである．
② ブレンドスパイスは複数の香辛料を配合したもので，互いの香りを強めあう効果がある．
③ 香辛料のオレオレジンは天然香辛料を水蒸気蒸留することによって得られ，天然香辛料とは異なり微生物のリスクが少なく衛生的で品質管理がしやすい．
④ コーティング粉末型の香辛料抽出物製剤は熱に安定であるが，水分散性が低い．

⑤　酸化防止剤や日持ち向上剤の原料として利用されている香辛料抽出物製剤がある．

(12) 酒類のうち醸造酒の組み合わせとして正しいのはどれか．１つ選べ．

①　日本酒，老酒，焼酎

②　日本酒，ビール，ブランデー

③　老酒，ワイン，ウイスキー

④　焼酎，梅酒，ビール

⑤　ビール，ワイン，老酒

(13) 茶やコーヒーに関する記述である．正しいのはどれか．１つ選べ．

①　緑茶は，ポリフェノールオキシダーゼの作用を利用して，風味を形成させている．

②　発酵茶は，コウジカビの糖化力を利用して製造している．

③　紅茶の色の１つとして，テアフラビンがあげられる．

④　コーヒーの色は，主にアントシアニジンの重合によってできている．

⑤　コーヒー中のカフェインは，焙煎によりおよそ半減する．

(14) あんについての記述である．正しいのはどれか．１つ選べ．

①　あずきあんは，あずきの子葉細胞から溶出したデンプン粒子が凝集したものである．

②　黄味あんとは，手亡から作られるあんのことである．

③　あんの原料の豆類には，あずき，手亡などが使われる．

④　あんの原料には，脂質含量の高い豆類が用いられる．

⑤　あんの原料に青酸を含むビルマ豆などは用いることはできない．

7 新規加工食品（特別用途食品，保健機能食品など）

食品には，生鮮野菜，果物，生魚などのようにもっぱら生食する食品と，何らかの加工操作を加えられた後に食べるいわゆる加工食品とがある．加工の目的はさまざまであるが，近年，使用目的あるいは加工目的に従来にはなかった新基準をもとに開発されている加工食品，すなわち**新規加工食品**と呼ばれる食品群がある．

ここ30年の食品研究から，食品には，以下に分類される3つの基本的な機能が備わっていると考えられるようになった．

1）栄養に関係する機能 —— 一次機能
2）感覚や嗜好に関与する機能 —— 二次機能
3）身体の生理機能を調節する機能 —— 三次機能

この中でも三次機能（身体の生理機能を調節する機能）を有する食品成分に注目して製造される加工食品が，いわゆる**機能性食品**である．現在までに知られている食品の三次機能を**表4・7-1**にまとめた．

三次機能を有する食品素材やその成分およびそれらの効用（生理機能）に関しては，食品が薬とは異なり，不特定多数の一般人が毎日食べる物であることから，情報が必ずしも正確に伝わらない可能性，多く摂取するほどよく効く，などの誤った理解による過剰摂取の問題，また重複摂取の問題などが考えられる．そのため厚生労働省は，1991（平成3）年に消費者の安全の立場から，いわゆる機能性食品の名称，効用，分類，表示などに一定の基準を定めた特定保健用食品制度を施行した．その後，2001（平成13）年に国際的な食品の規格基準（コーデックス規格（国連食糧農業機関（FAO）/世界保健機関（WHO）

表4・7-1 生理機能を有する食品（いわゆる機能性食品）の概念と機能分類

概　念	身体の持つ本来の生理機能に働きかけて，生体防御能，体調リズムの維持などの健康機能を十分に発揮できるように設計された食品	
代表的機能	生体防御	免疫賦活 血小板凝集調節 血流維持 アレルギー低減化
	疾病予防	高血糖予防 高血圧予防 脂質異常症予防 骨粗鬆症予防 神経管閉塞障害低減化
	老化制御	動脈硬化制御 過酸化脂質生成制御 骨密度維持 脳機能維持
	体調制御	消化促進機能 吸収促進調節 食欲調節 体温調節

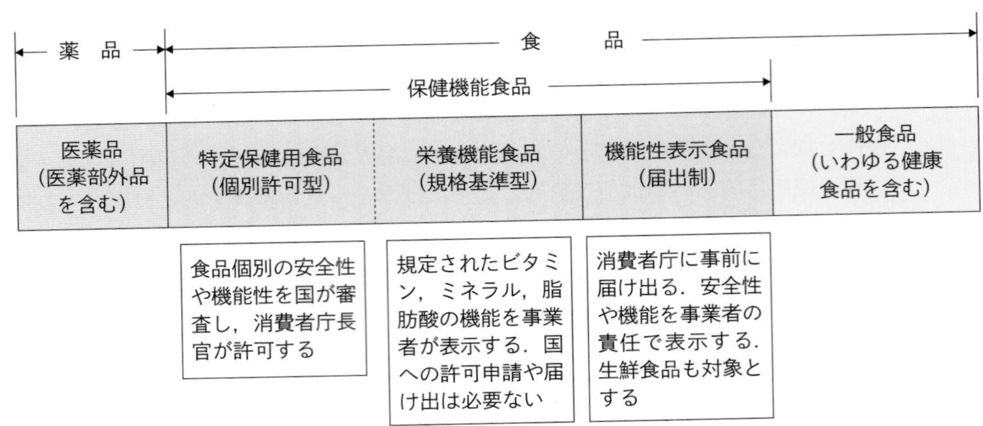

図 4・7-1 食品の分類と保健機能食品の位置付け
［寺尾純二ほか：四訂食品機能学，光生館，p.14，2020 より引用］

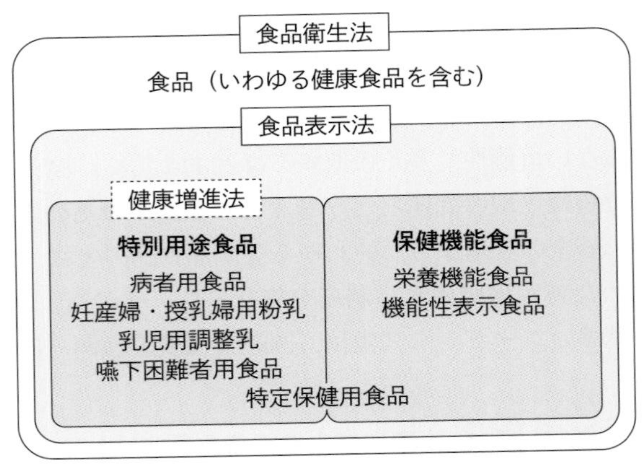

図 4・7-2 特別用途食品，保健機能食品，特定保健用食品，栄養機能食品の位置付け
［消費者庁ホームページ http://www.jhnfa.org/tokuho-0.html，https://www.fukushihoken.metro.tokyo.lg.jp/shokuhin/hyouji/shokuhyouhou_eiyou_hokenkinou_tokubetsuyouto.html（最終アクセス 2020 年 9 月 3 日）を参考に著者作成］

合同国際食品規格委員会による），第 6 章 C. ⑩国際食品規格委員会，p.202 参照）なども勘案して**保健機能食品制度**に変更され，さらに 2015（平成 27）年より食品表示法の創設とともに，ここに「機能性表示食品」も加わった．現在の食品の分類と保健機能食品の位置付けを**図 4・7-1** に示した．

新規加工食品に関しては，特別用途食品は健康増進法に規定され，食品表示法（第 6 章 B. ①食品表示法，p.185 参照）において詳細な規格・基準が定められている．その関係を簡単に整理して示したのが，**図 4・7-2** である．

A　特別用途食品

特別用途食品（**food for special dietary uses**）とは，健康増進法（旧栄養改善法）第

26条の「販売に供する食品につき，乳児用，幼児用，妊産婦用，病者用その他内閣府令で定める特別の用途に適する旨の表示をしようとする者は，消費者庁長官の許可を受けなければならない」との規定に基づき，「特別の用途に適する旨の表示」をすることが消費者庁長官により許可された食品である．ここでいう「特別の用途に適する旨の表示」とは，「食品に本来含まれている栄養成分を増減して，健康上特別な状態にある乳児，幼児，妊産婦，病者などの発育または健康の保持，あるいは回復のために使用するのに適当であることを，医学的・栄養学的な表現で記載し，用途を限定したものであることを示す表示」である．その対象は一般的には健常人ではなく，食品摂取に特別の配慮を必要とする人が対象であるが，健常人を対象とする特定保健用食品（後述）も健康増進法で規定されている特別用途食品である．

表4・7-2に示すように5種類の食品があり，**図4・7-3**の許可マークが付けられ，現在，68品目あまりの商品がある（特定保健用食品を入れると1,145品目）．糖尿病と腎臓病は，在宅での継続的な食事療法が重要であることから，2019（令和元）年9月に病者用食品として，糖尿病用組合せ食品および腎臓病用組合せ食品の区分が新設された．嚥下困難者用食品には，硬さ，付着性および凝集性の物性値に関する許可基準Ⅰ，Ⅱ，Ⅲが設けられており，ゼリー状食品やおかゆ状食品が表示許可されている．とろみ調整用食品についても規格基準が設定された．一方，**凍結含浸法**を利用した高齢者用食品は，これまで介護食として主流であったキザミ食やミキサー食に代わるものとして利用が拡大している．これは，生あるいは加熱した食材を－20～－7℃程度で凍結した後，酵素を溶解させた調味液に浸漬し解凍し，そのまま真空減圧することにより空気と酵素を置き換えて，酵素反応を作用させる新しい食品加工技術である（**図4・7-4**）．食材の見た目や風味は変わらず，

表4・7-2 特別用途食品の分類および表示許可品目数（2020（令和2）年8月）

種類		品目数
病者用食品		
許可基準型	低たんぱく質食品	12
	アレルゲン除去食品	5*1
	無乳糖食品	4*2
	総合栄養食品	4
	糖尿病用組合せ食品	0
	腎臓病用組合せ食品	0
個別評価型		12
乳児用調製乳		17
妊産婦・授乳婦用粉乳		0
嚥下困難者用食品		17
	小計	**71***3
特定保健用食品		1,074
	合計	**1,145**

*1 無乳糖食品としても計上している3件含む．
*2 アレルゲン除去食品としても許可している3件含む．
*3 アレルゲン除去食品および無乳糖食品として許可している3件については，それぞれの食品群で計上しているため，許可品数は68件．

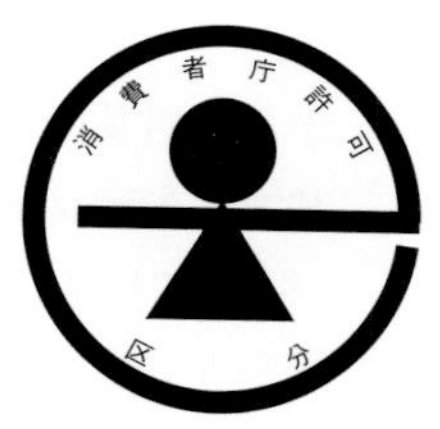

図4・7-3 特別用途食品の許可マーク

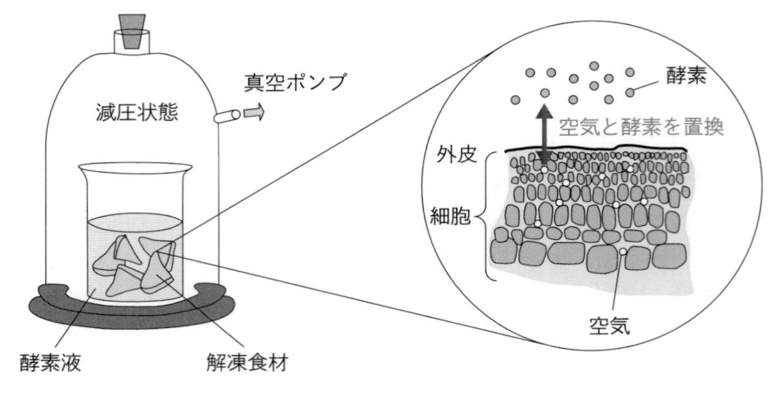

図 4・7-4 凍結含浸法の原理
［広島県ホームページ「凍結含浸法とは」https://www.pref.hiroshima.lg.jp/soshiki/26/gaiyo.html（最終アクセス 2022 年 1 月 26 日）より引用］

軟らかくすることが可能なため，咀嚼困難者や嚥下困難者への食事に適している．

B 保健機能食品

健康食品といわれるもののうち，一定の要件を満たした食品に対して，**保健機能食品**（**food with health claims**）と称することが認められている．

2001（平成 13）年 4 月に，コーデックス規格の定めている一定の機能を持つ食品に対する規格基準や，わが国での健康強調表示についての検討結果などをもとに，一定の規格基準や表示基準などを規定する制度として，保健機能食品制度が導入され，その後，2005（平成 17）年 2 月に制度の見直しが行われた．これは，それまでいわゆる健康食品として業者が独自の判断で，栄養補助食品，健康補助食品，サプリメントなどの名称で，「健康によい」「病状が改善する」などと称して明確な規格や基準などなしに無秩序に販売していた状況に対し，厚生労働省が国民の栄養摂取状況を混乱させたり，健康上の被害をもたらすことを危惧して，消費者に対して正しい情報を提供し，消費者の安全・安心を確保することを目的としたものである．

保健機能食品は，国への認可申請方法や食品の機能表示などの違いにより，**図 4・7-1** に示すように特定保健用食品と栄養機能食品および機能性表示食品の 3 つに分類される（消費者庁所管）．食品表示法に基づいて，**表 4・7-3** にあげた事項の表示が義務付けられている．

a．特定保健用食品

特定保健用食品（**food for specified health uses**）は，身体の生理学的機能や生物学的活動に影響を与える機能性成分を含み，食生活において特定の保健の目的で摂取することで，その効果が期待できる旨の表示（すなわち健康表示）をすることを許可された食品

表 4・7-3 保健機能食品の表示義務事項

分 類	事 項
特定保健用食品	1．特定保健用食品である旨 2．許可等を受けた表示の内容 3．栄養成分（関与成分を含む）の量および熱量 4．1日当たりの摂取目安量 5．摂取の方法 6．摂取をする上での注意事項 7．バランスのとれた食生活の普及啓発を図る文言 8．関与成分について栄養素等表示基準値が示されているものにあっては，1日当たりの摂取目安量に含まれる当該関与成分の栄養素等表示基準値に対する割合 9．調理または保存の方法に関し特に注意を必要とするものにあっては当該注意事項
栄養機能食品	1．栄養機能食品である旨および当該栄養成分の名称 2．栄養成分の機能 3．1日当たりの摂取目安量 4．摂取の方法 5．摂取をする上での注意事項 6．バランスのとれた食生活の普及啓発を図る文言 7．消費者庁長官の個別の審査を受けたものではない旨 8．1日当たりの摂取目安量に含まれる機能に関する表示を行っている栄養成分の量が栄養素等表示基準値に占める割合 9．栄養素等表示基準値の対象年齢および基準熱量に関する文言 10．調理または保存の方法に関し特に注意を必要とするものにあっては，当該注意事項 11．特定の対象者に対し注意を必要とするものにあっては，当該注意事項
機能性表示食品	1．機能性表示食品である旨 2．科学的根拠を有する機能性関与成分および当該成分または当該成分を含有する食品が有する機能性 3．栄養成分の量および熱量 4．1日当たりの摂取目安量当たりの機能性関与成分の含有量 5．1日当たりの摂取目安量 6．届出番号 7．食品関連事業者の連絡先 8．機能性および安全性について国による評価を受けたものでない旨 9．摂取の方法 10．摂取する上での注意事項 11．バランスのとれた食生活の普及啓発を図る文言 12．調理または保存の方法に関し特に注意を必要とするものにあっては当該注意事項 13．疾病の診断，治療，予防を目的としたものではない旨 14．疾病に罹患している者，未成年者，妊産婦（妊娠を計画している者を含む）および授乳婦に対し訴求したものではない旨（生鮮食品を除く） 15．疾病に罹患している者は医師，医薬品を服用している者は医師，薬剤師に相談した上で摂取すべき旨 16．体調に異変を感じた際は速やかに摂取を中止し医師に相談すべき旨

［東京都の食品安全情報サイト 食品衛生の窓 https://www.fukushihoken.metro.tokyo.lg.jp/shokuhin/hyouji/（最終アクセス 2022 年 1 月 26 日）を参考に著者作成］

である．食品の持つ三次機能に注目し，偏りがちな食生活や食習慣を正し，生活習慣病の一次予防に役立たせる目的で 1991（平成 3）年に創設された．この制度は，わが国における「食品の生理機能研究」に端を発した，世界で最初の食品の健康表示制度である．

特定保健用食品に認定されるためには，どのような生理機能に影響し，どのような保健機能を示すかを客観的な科学的実験事実により実証し，またその有効性や安全性についての国の審査を受けて認可（承認）を得なければならない．特定保健用食品として表示が許

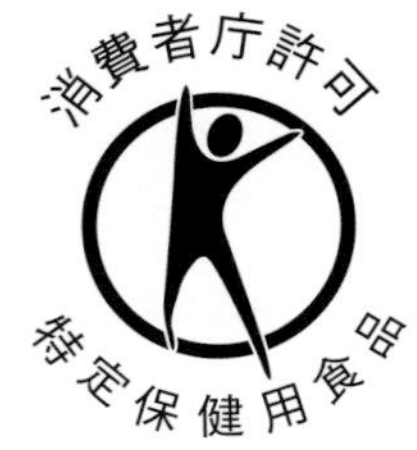

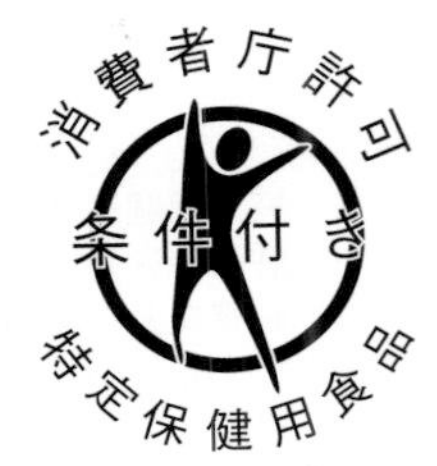

図 4・7-5 特定保健用食品と条件付き特定保健用食品の許可マーク

表 4・7-4 特定保健用食品の区分，認可用件と表示

特定保健用食品の区分	認可用件と表示
特定保健用食品	健康増進法第 43 条第 1 項の許可または同法第 63 条第 1 項の承認を受けて，食生活において特定の保健の目的で摂取をする者に対し，その摂取により当該保健の目的が期待できる旨の表示をする食品
特定保健用食品（疾病リスク低減表示）	関与成分の疾病リスク低減効果が医学的，栄養学的に確立されている場合，疾病リスク低減表示を認める特定保健用食品
特定保健用食品（規格基準型）	特定保健用食品としての許可実績が十分であるなど科学的根拠が蓄積されている関与成分について規格基準を定め，消費者委員会の個別審査なく，消費者庁において規格基準に適合するか否かの審査を行い許可する特定保健用食品
条件付き特定保健用食品	特定保健用食品の審査で要求している有効性の科学的根拠のレベルには届かないものの，一定の有効性が確認される食品を，限定的な科学的根拠である旨の表示をすることを条件として，許可対象と認める．許可表示：「○○を含んでおり，根拠は必ずしも確立されていませんが，△△に適している可能性がある食品です．」

［消費者庁ホームページ「特定保健用食品制度の概要」https://www.caa.go.jp/policies/policy/food_labeling/health_promotion/pdf/food_labeling_cms206_200602_02.pdf（最終アクセス 2022 年 1 月 26 日）より引用］

可された食品には，消費者が正確な情報を得られるように**図 4・7-5** に示す許可マークとともに保健の用途ラベル（**表 4・7-3**，**表 4・7-4**）が商品や箱に表示され，一般の食品と同様に店頭に並べて販売されている．**表 4・7-5** にこれまでに認められた機能の表示項目とその成分についてまとめた．2021(令和 3)年 8 月 20 日現在 1,077 品目に上り，その詳細な内容は消費者庁ホームページ(https://www.caa.go.jp/policies/policy/food_labeling/foods_for_specified_health_uses/）に一覧表として掲載されている．

特定保健用食品の表示の当初の運用時には，生理機能の改善や身体の構造に影響を及ぼすことに関する表示は認められていなかった．そのため，規制すれすれのあいまいな表現表示が横行する傾向がみられ，かえって消費者を惑わす結果となっていることが指摘されていた．これを受けて厚生労働省は，これまでの特定保健用食品の個別審査で要求される科学的証明のレベルには届かないが一定の有効性が確認されるものについて，摂取により特定の効果は期待できるという，限定的な科学的根拠であるとの表示の**条件付き特定保健用食品**を許可することになった．「根拠は必ずしも確立されていませんが」「(特定の保健の用途に適する）可能性のある食品です」という限定的条件文とすること，および条件付き特定保健用食品の許可証票（または承認証票）を付けることが許可条件である．また，

表 4・7-5 特定保健用食品の機能（用途）表示と機能成分

機能（用途）	機能成分
おなかの調子を整え，便通改善	各種オリゴ糖，食物繊維（難消化性デキストリン，グアーガム分解物，サイリウム種皮），ラクチュロース，ポリデキストロース，乳酸菌類など
血糖値調節	難消化性デキストリン，コムギアルブミン，グァバ葉ポリフェノール，L-アラビノースなど
血圧調節	カゼインペプチド，ラクトペプチド，イワシペプチド，杜仲茶配糖体（ゲニポシド酸），酢酸，クロロゲン酸，フラボノイドなど
コレステロール調節	キトサン，だいずたんぱく質，アルギン酸ナトリウム，植物ステロール，茶カテキンなど
歯の健康	パラチノース，マルチトール，エリスリトール，キシリトール，リン酸化オリゴ糖カルシウムなど
おなかの調子を整え，コレステロールと中性脂肪改善	低分子化アルギン酸ナトリウム，食物繊維など
骨の健全性	だいずイソフラボン，MBP（乳塩基性たんぱく質），フラクトオリゴ糖，ポリグルタミン酸など
ミネラルの吸収促進	クエン酸リンゴ酸カルシウム，カゼインホスホペプチド，ヘム鉄など
血中中性脂肪・体脂肪調節	グロビンたんぱく分解物，中鎖脂肪酸，茶カテキン，IPA（EPA）と DHA，ウーロン茶重合ポリフェノール，難消化性デキストリン，β-コングリシニンなど
肌の保湿効果	グリコシルセラミド

特定保健用食品の中で許可件数の多い食品成分に関する規格基準を作成し，それを含む食品について，消費者委員会の審査を省略して消費者委員会事務局で規格基準への適合性を確認できれば，規格基準型特定保健用食品として許可されるという，許可手続きの迅速化が図られた．

このような保健機能食品制度の見直しにより，従来からの特定保健用食品に加え，疾病リスク低減表示，**規格基準型**，条件付き特定保健用食品が創設された．したがって，特定保健用食品には，認可・表示法から**表 4・7-4** のような 4 種が存在する．

特定保健用食品の「保健用途の表示」許可内容を**表 4・7-6** に示す．これらのうち，用途として圧倒的に多いのは「おなかの調子を整える」食品，成分の中で最も多いのは食物繊維（難消化性デキストリン）である．また食品の種類では，飲料（清涼飲料，乳酸菌飲料，炭酸飲料），発酵乳，キャンディー，クッキー，ビスケット，テーブルシュガー．シリアル類，コーンフレーク，食用油などがある．なお，**疾病リスク低減表示**としては，カルシウムあるいは葉酸を関与成分とする食品についてそれぞれ骨粗鬆症リスク，二分脊椎などの神経管閉鎖障害を持つ子どもが生まれるリスクの低減の表示が認められている．

2016（平成 28）年に，消費者庁は特定保健用食品制度が始まって以来，初めて 6 品の表示許可を取り消した．機能に関与する成分の含有量が規格値を満たさない疑義があるのが理由である．なお，内閣府消費者委員会は特定保健用食品の事後チェックや再審査等の制度・運用見直しについての建議を提出している．

表4・7-6 特定保健用食品の保健用途の表示許可内容

1. おなかの調子を整える食品
   - ・オリゴ糖類を含む食品
   - ・乳酸菌類を含む食品
   - ・食物繊維類を含む食品
   - ・その他の成分を含む食品
   - ・複数の成分を含む食品
   - ・条件付き特定保健用食品
2. コレステロールが高めの方の食品
3. コレステロールが高めの方，おなかの調子を整える食品
4. 血圧が高めの方の食品
5. ミネラルの吸収を助ける食品
6. ミネラルの吸収を助け，おなかの調子を整える食品
7. 骨の健康が気になる方の食品
   - ・疾病リスク低減表示
8. むし歯の原因になりにくい食品と歯を丈夫で健康にする食品
9. 歯ぐきの健康を保つ食品
10. 血糖値が気になり始めた方の食品
11. 血中中性脂肪が気になる方の食品
12. 体脂肪が気になる方の食品と内臓脂肪が気になる方の食品
13. 血中中性脂肪と体脂肪が気になる方の食品
14. 血糖値と血中中性脂肪が気になる方の食品
15. 体脂肪が気になる方，コレステロールが高めの方の食品
16. おなかの調子に気をつけている方，体脂肪が気になる方の食品
17. おなかの脂肪，おなか周りやウエストサイズ，体脂肪，肥満が気になる方の食品
18. 肌が乾燥しがちな方の食品

［公益財団法人日本健康・栄養食品協会ホームページ http://www.jhnfa.org/tokuho-0.html（最終アクセス2022年1月26日）より引用］

b. 栄養機能食品

栄養機能食品とは，高齢化や不規則な生活により1日に必要な栄養成分を摂れない場合など，栄養成分の補給を主な目的として摂取する人に対して，その栄養成分の機能の表示をしている食品である．すなわち，食事から必要な栄養素を十分摂ることができない場合の補助として利用する食品であることを示している．したがって，特定保健用食品と同じ保健機能食品制度で定義されているが，特定保健用食品とは異なり，個別に消費者庁の許可を受けている食品ではない．栄養機能食品のマークはない．含まれる栄養成分が国が定めた規格基準に1つでも適合していれば製造販売者が各自の責任で「栄養機能食品（栄養成分名）」と表示し，その栄養成分の機能を表示できる食品である．現在，各栄養成分の栄養機能表示は，ビタミン13種類，ミネラル6種類およびn-3系脂肪酸に限られている（**表4・7-7**）．

栄養機能食品として表示しなければならない事項は，食品表示法の枠内の表示および**表4・7-3**に示す事項である．さらに，どの栄養成分についても「本品は，多量摂取により疾病が治癒したり，より健康が増進するものではありません．1日の摂取目安量を守ってください」の旨の過剰摂取に関する注意喚起表示が義務付けられている．具体的な栄養成分の強調表示，すなわち「高い旨」の表示や「含む旨または強化された旨」の表示や含まなければならない最低基準量（食品100g当たりまたは100kcal当たり），また，「含まない旨（無，ゼロ，ノン，レスなど）」の表示や「低い旨（低，ひかえめ，小，ライト，ダ

表 4・7-7 栄養機能食品の機能を表示できる栄養成分

栄養成分	下限値	上限値	栄養成分の機能	摂取をする上での注意事項
n-3 系脂肪酸	0.6 g	2.0 g	n-3 系脂肪酸は，皮膚の健康維持を助ける栄養素です.	本品は，多量摂取により疾病が治癒したり，より健康が増進するものではありません．1 日の摂取目安量を守ってください.
亜　鉛	2.64 mg	15 mg	亜鉛は，味覚を正常に保つのに必要な栄養素です. 亜鉛は，皮膚や粘膜の健康維持を助ける栄養素です. 亜鉛は，たんぱく質・核酸の代謝に関与して，健康の維持に役立つ栄養素です.	本品は，多量摂取により疾病が治癒したり，より健康が増進するものではありません．亜鉛の摂り過ぎは，銅の吸収を阻害するおそれがありますので，過剰摂取にならないよう注意してください．1 日の摂取目安量を守ってください．乳幼児・小児は本品の摂取を避けてください.
カリウム	840 mg	2,800 mg	カリウムは，正常な血圧を保つのに必要な栄養素です.	本品は，多量摂取により疾病が治癒したり，より健康が増進するものではありません．1 日の摂取目安量を守ってください. 腎機能が低下している方は本品の摂取を避けてください.
カルシウム	204 mg	600 mg	カルシウムは，骨や歯の形成に必要な栄養素です.	本品は，多量摂取により疾病が治癒したり，より健康が増進するものではありません．1 日の摂取目安量を守ってください.
鉄	2.04 mg	10 mg	鉄は，赤血球を作るのに必要な栄養素です.	
銅	0.27 mg	6.0 mg	銅は，赤血球の形成を助ける栄養素です. 銅は，多くの体内酵素の正常な働きと骨の形成を助ける栄養素です.	本品は，多量摂取により疾病が治癒したり，より健康が増進するものではありません．1 日の摂取目安量を守ってください．乳幼児・小児は本品の摂取を避けてください.
マグネシウム	96 mg	300 mg	マグネシウムは，骨や歯の形成に必要な栄養素です. マグネシウムは，多くの体内酵素の正常な働きとエネルギー産生を助けるとともに，血液循環を正常に保つのに必要な栄養素です.	本品は，多量摂取により疾病が治癒したり，より健康が増進するものではありません．多量に摂取すると軟便（下痢）になることがあります．1 日の摂取目安量を守ってください．乳幼児・小児は本品の摂取を避けてください.
ナイアシン	3.9 mg	60 mg	ナイアシンは，皮膚や粘膜の健康維持を助ける栄養素です.	本品は，多量摂取により疾病が治癒したり，より健康が増進するものではありません．1 日の摂取目安量を守ってください.
パントテン酸	1.44 mg	30 mg	パントテン酸は，皮膚や粘膜の健康維持を助ける栄養素です.	
ビオチン	15 μg	500 μg	ビオチンは，皮膚や粘膜の健康維持を助ける栄養素です.	
ビタミン A	231 μg	600 μg	ビタミン A は，夜間の視力の維持を助ける栄養素です. ビタミン A は，皮膚や粘膜の健康維持を助ける栄養素です.	本品は，多量摂取により疾病が治癒したり，より健康が増進するものではありません．1 日の摂取目安量を守ってください. 妊娠 3 ヵ月以内または妊娠を希望する女性は過剰摂取にならないよう注意してください.
ビタミン B_1	0.36 mg	25 mg	ビタミン B_1 は，炭水化物からのエネルギー産生と皮膚や粘膜の健康維持を助ける栄養素です.	本品は，多量摂取により疾病が治癒したり，より健康が増進するものではありません．1 日の摂取目安量を守ってください.
ビタミン B_2	0.42 mg	12 mg	ビタミン B_2 は，皮膚や粘膜の健康維持を助ける栄養素です.	

（表4・7-7 つづき）

栄養成分	下限値	上限値	栄養成分の機能	摂取をする上での注意事項
ビタミン B_6	0.39 mg	10 mg	ビタミン B_6 は，たんぱく質からのエネルギーの産生と皮膚や粘膜の健康維持を助ける栄養素です．	本品は，多量摂取により疾病が治癒したり，より健康が増進するものではありません．1日の摂取目安量を守ってください．
ビタミン B_{12}	0.72 μg	60 μg	ビタミン B_{12} は，赤血球の形成を助ける栄養素です．	
ビタミンC	30 mg	1,000 mg	ビタミンCは，皮膚や粘膜の健康維持を助けるとともに，抗酸化作用を持つ栄養素です．	
ビタミンD	1.65 μg	5.0 μg	ビタミンDは，腸管でのカルシウムの吸収を促進し，骨の形成を助ける栄養素です．	
ビタミンE	1.89 mg	150 mg	ビタミンEは，抗酸化作用により，体内の脂質を酸化から守り，細胞の健康維持を助ける栄養素です．	
ビタミンK	45 μg	150 μg	ビタミンKは，正常な血液凝固能を維持する栄養素です．	本品は，多量摂取により疾病が治癒したり，より健康が増進するものではありません．1日の摂取目安量を守ってください． 血液凝固阻止薬を服用している方は本品の摂取を避けてください．
葉　酸	72 μg	200 μg	葉酸は，赤血球の形成を助ける栄養素です． 葉酸は，胎児の正常な発育に寄与する栄養素です．	本品は，多量摂取により疾病が治癒したり，より健康が増進するものではありません．1日の摂取目安量を守ってください． 葉酸は，胎児の正常な発育に寄与する栄養素ですが，多量摂取により胎児の発育がよくなるものではありません．

イエット，オフなど）」の表示をする場合の含んではならない基準値（食品100 g当たりまたは100 mL当たり）については**表6-4**（p.190）を参照されたい．

なお，栄養機能食品は加工品ばかりでなく，鶏卵以外の生鮮食品についても基準の適用対象となっている．

c. 機能性表示食品

食品表示法の制定に伴って，2015（平成27）年4月から機能性表示食品の制度が開始された．機能性表示食品は保健機能食品に属し，表示の対象は健常人（ただし，未成年，妊産婦，授乳婦を除く）であり，機能性関与成分によって健康の維持および増進に資する特定の保健の目的（疾病リスク低減は含まない）が期待できる旨を科学的根拠に基づいて容器包装に表示することができる．ただし，アルコールや，脂質，糖質，ナトリウムなどの過剰摂取につながる食品は除かれる．特定保健用食品とは異なり，国の審査を経て許可されたものではなく，事業者の責任による事前届け出制である．すなわち，事業者は販売日の60日前までに消費者庁長官に届け出る必要がある．

機能性表示食品の基本的考え方は，

①安全性の確保
②機能性表示を行うに当たって必要な科学的根拠の設定
③適正な表示による消費者への情報提供

である．このうち，②に関する機能性評価については，「文献評価（研究レビュー）」も認めるため，特定保健用食品申請で要求される事業者によるヒト臨床試験は不要になっている．健康の維持増進の範囲内であれば，身体の特定の部位に言及した表現が可能である．なお，加工食品とともに生鮮食品も届け出することができる．機能性表示としては，体脂肪の減少，肌の乾燥防止，網膜保護，関節機能維持などがあるが，特定保健用食品の表示と重なるものも多い．なお，制度開始から5年で6回のガイドライン改正が行われており，対象となる機能性関与成分や研究レビューにおける軽症者データの取扱い範囲が拡大されている．

機能性表示食品に関してはいくつかの問題点が指摘されており，改善が望まれている．たとえば，①の安全性に関して，安全とされる「食経験」の考え方が不明瞭であることや③の消費者への情報提供については，消費者庁ホームページ（https://www.fld.caa.go.jp/caaks/cssc01/）に情報開示されるが，開示内容を消費者が理解できるかに疑問がある．②に関しても機能性を証明する研究レビューの質が疑問視されており，届け出された研究レビュー全体の質の検証が継続的に実施されている．一方，安全性と機能性を担保するための取り組みとして，2020（令和2）年4月1日から，「機能性表示食品に対する食品表示等関係法令に基づく事後的規制の透明性の確保等に関する指針」（事後チェック指針）の運用が開始された．本指針の目的は，不適切な表示に対する事業者の予見可能性を高めるとともに，自主点検や自主規制を円滑にし，それにより事業者の健全な広告活動の推進および消費者の自主的かつ合理的な商品選択の機会を確保することである．本指針には，

①機能性表示食品の科学的根拠に関する事項
②広告その他の表示上の考え方
③届出資料の不備等における景品表示法上の取扱いについて，基本的な考え方や科学的根拠として明らかに適切とは考えられない具体例，景品表示法上問題となるおそれのある事項

などが記載されている．

以上のように，本項で取り上げた新規加工食品は，ヒトの健康に関係する生理機能に対する効果効能の表示が，限定された範囲であっても認められる機能性食品である．しかし，その製造・流通・販売に関しては十分な注意が必要な食品である．今後とも食品の安全性を確保することを前提として，科学的な検証に基づいた機能性食品が開発されることが必要である．

練習問題

(1) 特別用途食品に関する記述である．正しいのはどれか．1つ選べ．

① 特別用途食品には，病者用食品と特定保健用食品の2種がある．

② 特定保健用食品に認定されるためには有効性や安全性に関する国の審査を受けなければならない．

③ 整腸作用が期待される特定保健用食品は難消化性オリゴ糖，食物繊維，ラクチュロース，イワシペプチド，カゼインペプチドなどを成分に含んでいるものである．

④ 特定保健用食品の中では，キノコの成分を含んだものはがん予防効果を表示することができる．

⑤ 保健機能食品制度は，2000（平成12）年に創設され，保健機能食品と特定保健用食品を区別するために制定されたものである．

(2) 栄養機能食品に関する記述である．正しいのはどれか．1つ選べ．

① 栄養機能食品の栄養機能表示は，個別の審査は必要がなく，その栄養の含量が消費者庁の基準量を満たしていれば表示が可能である．

② 栄養機能表示が認められているのは，現在，ビタミン10種，ミネラル5種のみである．

③ 栄養機能表示の認められているビタミンやミネラルの中で，水溶性ビタミンについては，過剰摂取の注意喚起表示の義務付けはされていない．

④ 栄養機能食品の栄養表示基準では，基準値より含量が少なくても含まれていれば，ゼロと表示はできない．

⑤ 栄養機能食品は特定保健用食品と異なり，保健機能食品でないので，保健用途の表示はできない．

5 包　装

A 食品包装の役割

食品は，収穫や漁獲，加工，貯蔵，流通などさまざまな過程を経て消費者のもとに届くが，これらの多くの過程で包装が重要な役割を担っている．昔から食品を保護するため，藁(わら)や蔓(つる)で作った籠(かご)，素焼きのかめ，籾殻(もみがら)などが包装材料として利用されてきた．一方，19世紀初頭にガラスを用いたびん詰や金属を用いた缶詰が発明され，また20世紀中頃にはプラスチックを用いた包装容器の普及が始まり，ともに広く利用されるようになり今日に至っている．わが国のように流通機構が発達した国では，無包装のままで流通される食品はきわめて少ない．その理由は，食品を安全にかつ経済的に流通させるために包装が不可欠であるからである．すなわち，現代の包装は食品の保護だけでなく，品質や履歴の説明，商品性の向上など，さまざまな役割を担っているということである（**表5-1**）．

表5-1 食品包装の役割

内容食品の保護	酸化，変色などの化学的品質変化の防止 カビ，細菌，酵母の繁殖による微生物的品質変化の防止 脱湿，吸湿による物性変化の防止 振動，衝撃などの物理的な外力による変形の防止
内容食品の説明	収穫から消費までの履歴表示 内容食品の成分表示 内容食品の加工製造日や消費期限などの表示 POS管理のためのバーコードや二次元コード表示
商品性の向上	購買意欲を刺激するための説明，キャッチコピーなどの表示 デザインなどによる差別化 小分け，易摂食性などの便利性付与 作業効率の向上

B 食品包装材料

❶ 紙

紙は包装材料として最も多量に用いられている．木材を破砕してチップとし，これを化学的あるいは物理的に処理して繊維状にしたものを**パルプ**という．紙はパルプの懸濁液を抄紙機上に広げ，脱水・乾燥したものである．紙の強さは繊維の主成分であるセルロース分子間の水素結合に依存する．パルプは**カーボンニュートラル**な再生可能資源なので，環境保全という点からも優れた材料であるといわれる．

包装に用いられる紙は，こめや小麦粉の袋などに用いられる包装用紙，**ダンボール**箱などに用いられるダンボール原紙，飲料容器などに用いられる紙器用**板紙**に大別される．紙は比較的軽量で遮光性，成形性，リサイクル性，焼却性，印刷適性などに優れている反面，酸素遮断性や防湿性，耐水性はない．

❷ 金　属

食品包装容器に用いられる金属は，鋼（**スチール**）板と**アルミニウム**板である．鋼板はスズをメッキした**ブリキ**板と，スズの代わりにクロムおよびクロム酸化物をメッキした**TFS**（**tin free steel**）板がある．スズは食品成分と反応して品質劣化の原因となることがあるので，近年TFS板の利用が増えている．アルミニウム板は軽くて熱伝導率もよいことから，広く普及している．これらの金属板から製造される容器は光や酸素を通さないので，優れた品質保持効果を期待できる．薄片（ホイル）状に加工したアルミニウム（**アルミホイル**）も複合材料の中間材として利用されている．アルミホイルは微細な孔（**ピンホール**）を有しているため，そこから気体が出入りするが，プラスチックと貼り合わせることできわめて高い気体遮断性を付与することができ，**真空包装**や**ガス置換包装**などに用いられる．

❸ ガラス

ガラスには，ソーダ石灰ガラス，鉛ガラス，ホウケイ酸ガラスなど多くの種類があるが，食品包装に用いられるのは，主にソーダ石灰ガラスである．けい砂，石灰石，ソーダ灰，**カレット**（使用済みガラスの破砕片）の混合物を加熱溶解することによりガラス化反応を起こさせ，生成した溶融状態のガラスを成形して容器とする．

ガラスは，衝撃や温度変化などの外部ストレスに弱い，重くて流通経費がかかる，熱伝導率が低いなどの短所がある．一方，透明で内容食品を目視できること，食品との相互作用がほとんどないこと，洗浄が比較的容易で容器のリユースが可能なこと，回収してカレットにすることにより再資源化が可能なこと，高級感を付与できること，などの多くの長所があり，重要な包装材料となっている．

❹ プラスチック

プラスチックは軽くて安価，成形が容易，複合化によってさまざまな特性を付与することが可能など，多くの利点があるため広く普及している．また紙，金属，ガラスを使った包装容器でも，多くの場合プラスチックと複合化することによってそれぞれの材料の欠点を補う工夫が施されている．代表的な食品包装用プラスチックの特性と化学構造を**表 5–2**と**図 5–1**に示した．

表 5-2 代表的な食品包装用プラスチックの特性

プラスチック名	略号	気体遮断性		温度耐性		ヒートシール性	保香性	透明性
		酸素	水蒸気	低温耐性	高温耐性			
ポリエチレン	PE	×	○	△	×	◎	×	◎〜△
ポリプロピレン	PP	×	○	×〜△	△	○	×	◎
ポリ塩化ビニル	PVC	×	○	○	△	○	○	◎
ポリ塩化ビニリデン	PVDC	◎	◎	○	○	○	◎	◎
エチレン-ビニルアルコール共重合体	EVOH	◎	×	○	△	×	◎	◎
ナイロン	Ny	△	×	◎	◎	×	○	◎
ポリエステル	PET	△	○	◎	◎	×	◎	◎
ポリスチレン	PS	×	△	○	○	○	×	◎
ポリビニルアルコール	PVA	◎	×	○	○	×	○	◎

◎優れている，○良好である，△やや劣る，×劣る

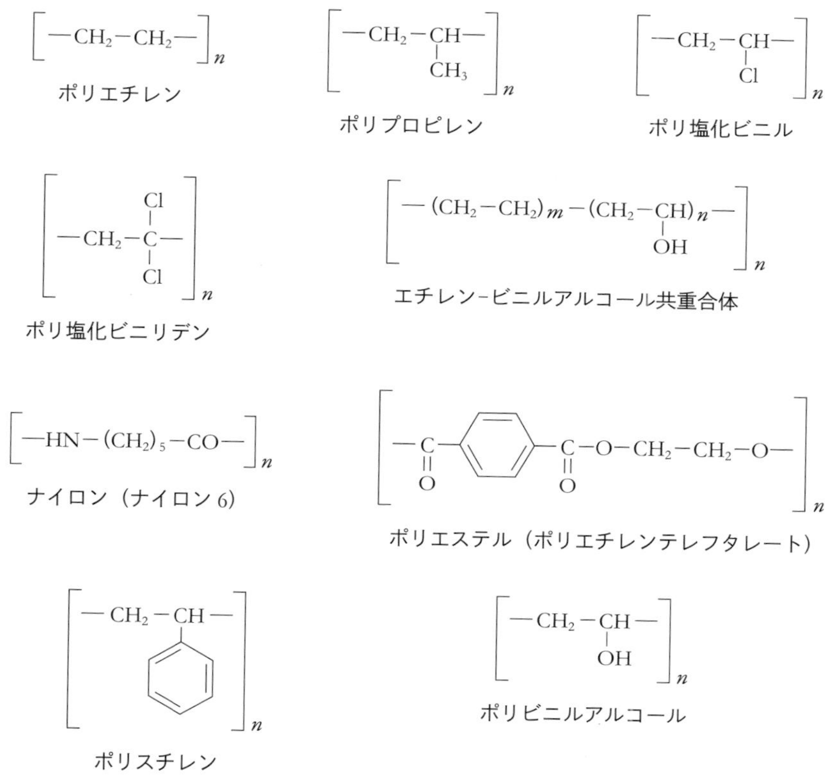

$[-CH_2-CH_2-]_n$

ポリエチレン

$[-CH_2-CH(CH_3)-]_n$

ポリプロピレン

$[-CH_2-CH(Cl)-]_n$

ポリ塩化ビニル

$[-CH_2-CCl_2-]_n$

ポリ塩化ビニリデン

$[-(CH_2-CH_2)_m-(CH_2-CH(OH))_n-]_n$

エチレン-ビニルアルコール共重合体

$[-HN-(CH_2)_5-CO-]_n$

ナイロン（ナイロン 6）

$[-C(=O)-C_6H_4-C(=O)-O-CH_2-CH_2-O-]_n$

ポリエステル（ポリエチレンテレフタレート）

$[-CH_2-CH(C_6H_5)-]_n$

ポリスチレン

$[-CH_2-CH(OH)-]_n$

ポリビニルアルコール

図 5-1 代表的な食品包装用プラスチックの化学構造

a. ポリエチレン（polyethylene，PE）

ポリエチレンは，レジ袋やゴミ袋としても大変身近な素材であるが，これら以外への用途も広く，最も汎用性の高いプラスチックである．密度の違いにより，低密度ポリエチレン（LDPE），中密度ポリエチレン（MDPE），高密度ポリエチレン（HDPE）の 3 種類に大きく分類される．

LDPE は良好な透明性があり，柔軟性や防湿性も良好なので，多くの食品の包装に用いられている．また，**ヒートシール**性がよいので，複合包装材料の最内面に積層して**熱接着層**として利用されている．HDPE は，透明性は劣るが低温耐性が高いので，冷蔵・冷凍食品の包装や防湿包装材料などとして利用される．MDPE は，高密度と低密度の中間の性質を示す．また近年，線状低密度ポリエチレン（LLDPE）と呼ばれる種類も広く普及し，低密度ポリエチレンの代わりに広く用いられている．

b. ポリプロピレン（polypropylene，PP）

ポリプロピレンは，ポリエチレンと同様に炭素と水素のみからなる汎用性が高いプラスチックである．フィルムあるいは成形容器として利用されることが多いが，ポリエチレンより強度や耐熱性（120℃），透明性，防湿性に優れている．このため，乾燥食品，中間水分食品の防湿包装，生鮮葉物野菜の蒸散防止や食パンの包装など広い用途がある．フィルム加工時に**延伸**処理を施し，分子の方向を整えたポリプロピレンは延伸ポリプロピレン（OPP）と呼ばれ，強度が高いため複合フィルムの外面材として広く利用されている．

c. ポリ塩化ビニル（polyvinyl chloride，PVC）

ポリ塩化ビニルはフタル酸エステルなどの**可塑剤**を添加することにより，強度や耐熱性，耐油性の異なるさまざまなトレイやフィルムへの加工が容易である．また，食塩の電気分解で水酸化ナトリウムを製造する際の副産物として得られる塩素を原料とするので，比較的安価である．食品用には，透明性や柔軟性，防曇性，自己接着性などを活かした業務用の**ラップフィルム**としての需要がある．

d. ポリ塩化ビニリデン（polyvinylidene chloride，PVDC）

ポリ塩化ビニリデンは防湿性や酸素遮断性が高いため，単体フィルムとして家庭用の**ラップフィルム**あるいはハム・ソーセージの**ケーシング**に広く利用される．また，複合フィルムに酸素遮断性を付与するための中間材としても広い需要がある．エチレン-ビニルアルコール共重合体（EVOH）と異なり，酸素遮断性は湿度の影響をほとんど受けないのが利点である．ポリ塩化ビニリデン樹脂を塗布したポリエステルや延伸ポリプロピレンフィルムは，気体遮断性が優れているのでガス置換包装や真空包装，脱酸素剤封入包装などに用いられている．

e. エチレン-ビニルアルコール共重合体（ethylene-vinylalcohol copolymer，EVOH）

エチレン-ビニルアルコール共重合体は，わが国で開発された酸素や二酸化炭素などの気体遮断性がきわめて高いプラスチックである．ポリエステルやポリエチレンと多層化された EVOH は，ガス置換包装，みそやハムの密着包装などの包装容器として重要である．また，プラスチック製のボトルやチューブのガス遮断層としても広く利用されている．一方，分子構造に水酸基を含むことから湿度の影響を受けやすく，高湿度下では気体遮断性が低下する．このため，湿度の影響をできるだけ受けないように耐湿性プラスチックと多層化された容器として用いられることが多い．

f. ナイロン（nylon, Ny）

1935（大正 10）年，アメリカのデュポン社はヘキサメチレンジアミンとアジピン酸の縮重合体（ナイロン 6,6）を開発し，「ナイロン」と命名した．現在では，ポリアミド系のプラスチックをナイロンと総称している．食品包装用のナイロンとして，わが国ではポリカプロアミド（ナイロン 6）が主流である．延伸処理したものは透明性が優れており，低温から高温まで温度耐性も高い．また，耐ピンホール性も良好であるため，熱接着層との複合フィルムとして，冷凍食品からレトルト食品の容器まで，広く用いられている．また，芳香環を有するナイロンは気体遮断性が高いため，ガス置換包装や脱酸素剤封入包装に用いられる．

g. ポリエステル（polyethylene terephthalate, PET）

通常ポリエチレンテレフタレート（polyethylene terephthalate）をポリエステルと称している．フィルムに加工したポリエステルは，保香性，透明性，耐熱性が良好で非常に丈夫である．また，寸法安定性や耐熱性が高いため，複合包装材料の印刷外面に多用されている．蒸着フィルムの基材としても重要である．また，上記の性質に加えて，強度，気体遮断性，衛生性，易廃棄性などが優れているため，**ペットボトル**として大量に生産され，飲料，食用油などの容器に広く利用されている．

h. ポリスチレン（polystyrene, PS）

ポリスチレンは高い透明性を有しており，食品に高級感を与えることができるため，生鮮果実，野菜などの包装に，また良好な成形性を活かして各種トレイ，カップに加工されている．合成ゴムを加えて耐衝撃性を高めたものは，アイスクリーム，ヨーグルトなど低温流通食品の容器に広く利用されている．樹脂内部に気泡を含ませた発泡ポリスチレン（**発泡スチロール**）は，鮮魚のトロ箱，生鮮野菜の流通箱，トレイや各種緩衝材として利用される．

i. ポリビニルアルコール（polyvinylalcohol, PVA）

ポリビニルアルコールは親水性樹脂であり，防湿性はないが，乾燥状態ではきわめて良好な気体遮断性がある．このため，延伸加工したフィルムをポリプロピレン層の間に挟んだ複合フィルムや，ポリプロピレンにポリビニルアルコール樹脂を塗布して気体遮断性を高めたフィルムが，ガス置換包装や脱酸素剤封入包装に広く用いられている．ただし，高湿度下では遮断性が低下するので，高水分食品の包装には適さない．

⑤ 複合材料

プラスチック包装材料は単体でも用いられるが，種類の異なるプラスチックを重ねて複合化したもの，あるいはプラスチック表面に無機物を蒸着させたものなどが多用されている．複合化の方法にはいくつかあるが，主として以下の 3 つの方法が用いられている．

①**ラミネート法**：異なる種類のプラスチックフィルム，シート，紙などを接着剤を用いて 2 層，3 層あるいはそれ以上に貼り合わせる方法

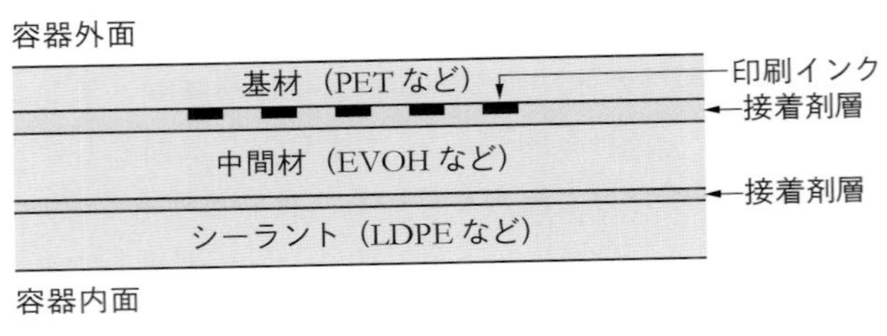

図 5-2 複合フィルムの構造例

②**共押し出し法**：種類の異なるプラスチックをそれぞれ溶融し，互いに混ざらないように狭い間隙から押し出すと同時に層状に加工する方法

③**コーティング法**：プラスチックフィルムに溶剤に溶かした別種のプラスチックを塗布する方法

複合化する理由は，種類の異なるプラスチックを組み合わせることで，単体のプラスチックだけでは得られない機能を複合材料に賦与するためである．複合化された各層の一番外側を**基材**，内側を**シーラント**，中側を**中間材**と呼ぶ（**図 5-2**）．

基材には主としてポリエステル，ナイロン，延伸ポリプロピレンなどが用いられる．基材の役目は印刷を施したり，包装容器に強度や耐熱性を付与したりすることにある．これらの基材は熱接着しにくいので，内側にシーラントすなわち接着層が積層されている．シーラントには主としてポリエチレンと無延伸ポリプロピレンが用いられる．これらのプラスチックは比較的低温で溶融するので，高速連続シールが可能である．また，水やその他の食品成分が付着していても接着強度が低下しにくい（夾(きょう)雑物シール特性が高い）ため，広く用いられている．

複合材料は基材とシーラントだけの組み合わせで必要な要求を満たすものもあるが，さらに中間材を間に挟んだ構造とすることも多い．これは，基材のみでは内部食品の品質保持や容器の強度の確保が十分ではない場合があるからである．中間材として，その目的に応じさまざまな材料が用いられている．容器に酸素遮断性を付与するためにエチレン-ビニルアルコール共重合体やポリビニルアルコール，アルミホイルなどが，また強度を高めるために基材としても用いられるナイロンなどが用いられている．これらの複合材料の構成例や食品への応用例を**表 5-3** に示した．

近年，無機物を蒸着させたプラスチックの生産量が著しく伸びており，応用範囲も広がっている．**蒸着プラスチック**は，アルミニウム，酸化アルミニウム（アルミナ），酸化ケイ素（シリカ）などの蒸気を，ポリエステルなどのプラスチック表面に付着させて製造される．いずれも酸素遮断性や水蒸気遮断性の優れたプラスチックとなる．アルミニウムを蒸着させたプラスチックは酸素遮断性だけでなく光遮断性も高い．

❻ その他の包装材料

a. バイオプラスチック

生分解性プラスチックと**バイオマスプラスチック**を総称してバイオプラスチックという．生分解性プラスチックは，環境中の微生物によって低分子化合物，最終的には二酸化炭

表 5-3 複合包装フィルムの構成例と食品への応用例

包装技法	フィルム構成例	食品への応用例
無菌包装	ONy/EVOH/PE PET/EVOH/PE	もち，スライスハム，米飯
冷凍食品包装	ONy/PE PET/PE	加工食品，ブランチング野菜類
ガス置換包装	バリア性 ONy/PE Ny(PET)/EVOH(PVDC)/PE PVA コート OPP/PE 蒸着（アルミナ，アルミニウム，シリカ）PET/PE	スナック類，茶葉，コーヒー豆，水畜産物（チーズ，ハム，ソーセージ），和洋菓子
脱酸素剤封入包装	バリア性 ONy/PE Ny(PET)/EVOH/PE PVDC コート OPP/PE	和洋菓子，もち，米飯，珍味類
乾燥食品包装	ONy/PE OPP/EVOH/PE PVA コート OPP/PE シリカ（アルミナ）蒸着 PET/PE	削り節，干しのり，スナック類，インスタント食品，粉末食品
レトルト食品包装	ONy/CPP PET/アルミホイル/CPP	カレー，シチュー，ハンバーグ，米飯
液体食品包装	ONy/PE PET/アルミホイル/PE	スープ，ジュース

PE：ポリエチレン（低密度ポリエチレンあるいは線状低密度ポリエチレン），CPP：無延伸ポリプロピレン，OPP：延伸ポリプロピレン，PVDC：ポリ塩化ビニリデン，Ny：ナイロン，ONy：延伸ナイロン，PET：ポリエチレンテレフタレート，EVOH：エチレン–ビニルアルコール共重合体，PVA：ポリビニルアルコール

素と水に分解される特性を有する．食品包装に用いられているプラスチックは，海洋に流出してしまうと海洋生物が誤食したり，微細な断片（**マイクロプラスチック**）となって長期間海中に浮遊したり，あるいは海底に蓄積したりする場合があり，生態系に影響を及ぼすことが懸念されている．このため，生分解性プラスチックへの関心が高まっている．なお，生分解性プラスチックには，ポリブチレンサクシネートのようにバイオマスを原料としないものもある．

バイオマスプラスチックは，バイオマス資源，すなわち再生可能な生物由来の有機材料から製造されたプラスチックであり，たとえば，穀物を発酵して得られるエタノールが原料の 1 つとなる．バイオマスプラスチック製品は，廃棄処理しても環境中の二酸化炭素を増やすことが少ないので，**カーボンニュートラル**なプラスチックとして地球温暖化に与える影響が小さいと考えられている．

一方，バイオプラスチックの製造には，既存の非バイオプラスチックの製造には不要な栽培，収穫，発酵などの工程が必要なものがあり，それぞれの工程はさまざまな環境要因に影響を与える．したがって，これらの影響を総合的に分析する**ライフサイクルアセスメント**を行い，どれだけ環境に「優しい」かを判断することが重要である．現在，食品包装用途に用いられているバイオプラスチックはきわめて少ないが，今後は増加すると予想される．

b. 可食性包装材料

多糖類やたんぱく質を薄膜に加工したものが**可食性フィルム**である．じゃがいも，さつまいも，キャッサバなどから得られたデンプンに食用油を添加し，加熱により糊化させてから熱ロールを通して薄膜としたものを**オブラート**といい，昔から粉薬の包装，キャラメルの包装などに用いられてきた．多糖類の可食性フィルム原料には，この他にも海藻から抽出した**アルギン酸**，**カラギーナン**，微生物多糖の**プルラン**などがある．動物性の可食性フィルムとしては，**コラーゲンケーシング**が重要である．動物の支持組織である皮や骨などから抽出したコラーゲンをチューブ状に加工したもので，豚や羊の天然腸の代わりにソーセージ類のケーシングとして使われる．

C 包装容器と包装方法

❶ 紙 容 器

外装や内装にはダンボールが広く用いられている．野菜などの包装には，内部に顔料や樹脂を塗布して防湿性を高めたものがある．紙容器は耐水性や熱接着性がないので，液体食品包装用途に用いられるものは内面にポリエチレンなどのプラスチックを積層してあり，牛乳や野菜ジュース，日本酒などの包装容器として広い需要がある．

液体食品用容器の形状は，ブリック（レンガ型），ゲーブルトップ（切り妻屋根型）などのタイプが多用される．また上部にプラスチック製の口栓を付けた大型容器は，軽くて割れにくいなどの利点があることから，ガラスびんに代わるものとして多用されている．

❷ 金 属 缶

金属缶は**ツーピース缶**と**スリーピース缶**に大別される．ツーピース缶の缶材はアルミニウムおよび鋼（スチール）で，これらの板材を円形などの所定の形に打ち抜き，ダイ（金型）の中に押し出して円柱状の缶に成形し，蓋材で密封したものである．密封には一枚の蓋材を使うのみであるからツーピース缶と呼ぶ．スリーピース缶の缶材はスチールで，帯状の板材を円筒型に丸め，両端の重なった部分を貼り合わせ，上蓋と底蓋で密封したものである．缶胴の貼り合わせは，主として溶接によって行われる．缶胴と二枚の蓋材からなることから，スリーピース缶と名付けられた．

スチール缶には**ブリキ缶**と **TFS 缶**がある．果実・野菜缶には，微量に溶け出るスズが食品の品質保持に有効であることから，ブリキ缶も用いられる．しかし，通常缶内面と食品成分との相互作用は望ましくなく，これを防止するために TFS 缶や，外内面にエポキシ樹脂やポリエステル樹脂による塗装処理を施した缶が用いられている．ポリエステルフィルムを貼って外内面を保護した缶も多い．**アルミニウム缶**は軽量で熱伝導率も高いため炭酸飲料容器などに広く用いられる．また，さびにくいのも特徴である．

従来，金属缶の開封には缶切りが必要であったが，現在では**易開封性（イージーオープン性）**の蓋材が汎用されており，開け口のつまみ（タブ）が開封後にも上蓋に残る**ステイオンタブ型**の缶が多用されている．また，スクリューキャップで密封されたボトル型の缶も清涼飲料，アルコール飲料，コーヒーなどに広く用いられている．

❸ ガラスびん

ガラスびんは溶融ガラスを型に入れ，内部に空気を吹き込んで成形する．ガラスはきわめて傷が付きやすく，微細な傷であっても破損しガラス片が飛散しやすくなることから，外面はさまざまな方法で破損防止のための加工が施されている．その1つがプラスチックによるコーティングである．飛散防止だけでなく，酸化防止や外観の向上のために紫外線吸収剤，着色剤なども同時にコーティングされることが多い．密封には金属の王冠や再密封可能なスクリューキャップが広く用いられる．

❹ プラスチック容器

生鮮魚介類や生鮮野菜類の流通では，発泡スチロールの大型箱が利用されている．一方，個装用プラスチック容器の形状には大きく分けて袋，**トレイ**，**ボトル**がある．袋にはさまざまな形態がある．代表的なものは，平面状の単体フィルムあるいは複合フィルムを適当な大きさに裁断して用途に応じて成形し，シール層を熱接着して製袋したものである．また，溶融プラスチック樹脂をリング状のスリットから押し出して，冷却後に巻き取って長い円筒状のフィルムとし，適当な長さにカットして上下の開口部のどちらかを熱接着することによって袋状に加工したものもある．

トレイは，熱成形あるいは射出成形で作られる．熱成形では加熱により軟化させた樹脂シートを金型に載せ，シートと金型の間の空気を真空ポンプで排気し，金型とシートを密着させてトレイとする．射出成形は溶融プラスチックを型に流して成形する手法である．ボトルは，ガラスと同様に溶融樹脂を型に入れ，樹脂内部に空気を吹き込んで成形する．

練習問題

(1) 食品包装フィルムに関する記述である．正しいのはどれか．1つ選べ．

① ポリエチレンフィルムとナイロンフィルムの複合フィルムで製袋した場合，袋の内側がポリエチレンフィルムになる．

② アルミニウム蒸着フィルムは，アルミホイルと異なりマイクロ波を通過させるので，電子レンジ加熱食品の包装に適している．

③ ポリプロピレンフィルムは酸素遮断性がきわめて高いので，真空包装用の包装中間材料として適している．

④ ポリエチレンフィルムは匂いを通さないので，家庭用ラップフィルムとして最適である．

⑤ 青果物の鮮度を保持するには，エチレン-ビニルアルコール共重合体などの酸素遮断性の高い包装フィルムで密封包装するとよい．

(2) 食品用の缶やボトルに関する記述である．誤っているのはどれか．1つ選べ．

① 金属缶に用いられている金属は，アルミニウム，スチールである．

② スチール缶として，スズをメッキしたブリキと，スズの代わりにクロム酸化物とクロムをメッキしたTFS缶などが用いられる．

③ アルミニウム缶は腐食しやすいので，内表面をプラスチックでコーティングする．

④ 飲料用の缶としては，ワンピース缶，ツーピース缶，スリーピース缶の3種類が広く用いられる．

⑤ ペットボトルは香気保持効果が高いので，果実ジュースなど香りが大切な飲料容器として適している．

(3) 食品包装容器と環境との関わりに関する記述である．正しいのはどれか．1つ選べ．

① 生物材料から製造したプラスチックはカーボンニュートラルであるとみなされる．

② 塩素を含むポリ塩化ビニルを除去して焼却すれば，一般廃棄物の焼却場においてダイオキシンは発生しない．

③ 生分解性プラスチックとは，生物材料から製造されたプラスチックのことである．

④ バイオマスプラスチックは海洋においてマイクロプラスチックになりにくい．

⑤ プラスチックは焼却すると有害ガスが発生するので埋め立てるほうがよい．

6 加工食品の規格・表示と安全性

現代の食生活において，加工食品は必要不可欠なものである．食の安全と安心を確保するため，さまざまな法律が制定されている．食品の表示に関する法律として，食品表示法が制定されている．以前は，食品の表示について，農林水産省所管のJAS法，厚生労働省所管の食品衛生法，健康増進法の3つの法律で別々に定められていたが，2009（平成21）年9月，消費者庁の発足に伴い，食品表示については消費者庁に移管され，食品の表示に関する規定を一元化するため，食品表示法が2015（平成27）年4月に施行された．

A 品質の規格化と表示の制度化の意義

加工食品は，食品の必要条件である安全性，栄養性，嗜好性を満たし，さらに，加工によって保存性，利便性，経済性などが付与されている．しかし，消費者の立場からみると，生鮮食品と比べ，加工食品は原材料や品質などが外見からはわかりにくく，安全面に不安を感じやすい．また，過去には，安全性に問題のある食品が流通してしまったこともあった．したがって，食の安全安心のためには，食品の製造方法，品質規格，内容などの情報を正しく伝えるため，品質の規格化と表示の制度を定め，これらを守ることで，事業者と消費者との信頼関係を保つことが必要となる．

わが国では，食品の表示に関する法律として食品表示法が，規格に関する法律としてJAS法，食品衛生法，健康増進法などが定められている．食品の表示に関する法律について**表6-1**に示す．

B 主要な規格・表示制度

❶ 食品表示法（消費者庁）

食品表示法は，「食品に関する表示が安全性や選択機会の確保に重要な役割を果たしていることから，表示基準を策定することでその適正を確保し，消費者の利益増進，健康の保護・増進，食品の生産・流通の円滑化，食品の生産振興に寄与することを目的としている」（第1条）．対象となる「食品」とは，「全ての飲食物（医薬品，医薬部外品，再生医療等製品を除き，添加物を含む）をいう」（第2条）．また，**食品表示基準**を定め（第4条），これに従わない食品の販売を禁じている（第5条）．なお，食品表示法に関連する法令・

表 6-1　食品表示制度の比較

	商品選択のための表示		公正な競争のための表示	内容量表示	特別用途表示
根拠法	食品表示法	日本農林規格等に関する法律（JAS法）	不当景品類及び不当表示防止法（景表法）	計量法	健康増進法
目　的	「国民の健康の保護及び増進並びに食品の生産及び流通の円滑化並びに消費者の需要に即した食品の生産の振興に寄与する」	「農林水産業及びその関連産業の健全な発展と一般消費者の利益の保護に寄与する」	「一般消費者による自主的かつ合理的な選択を阻害するおそれのある行為の制限及び禁止について定めることにより，一般消費者の利益を保護する」	「計量の基準を定め，適正な計量の実施を確保し，もって経済の発展及び文化の向上に寄与する」	「国民の健康の増進の総合的な推進に関し基本的な事項を定めるとともに，国民の栄養の改善その他の国民の健康の増進を図るための措置を講じ，もって国民保健の向上を図る」
表示対象	すべての食品（飲食店，バラ売り食品を除く）	JAS規格による格付を受けた製品	不当な表示：すべての商品 規約に基づく表示：各業界において表示に関する公正競争規約が設定された商品	密封された特定商品	特別用途食品
主な表示項目	名称		規約に基づく表示：公正競争規約で定められた項目		商品名
	保存の方法				保存の方法
	消費期限または賞味期限				消費期限または賞味期限
	原材料名，添加物				原材料名
	内容量			内容量	内容量
					1日当たりの摂取目安量，摂取の方法
	栄養成分の量，熱量				栄養成分量，熱量
	事業者の名称・住所			表記者の名称・住所	
	製造所所在地，製造者の名称				製造所所在地，製造者の名称
	その他品目ごとの表示項目	JASマーク			許可を受けた表示の内容，許可証票（マーク），その他注意事項など
備　考	食品表示基準で規定，上記は一般用加工食品の場合				健康増進法に規定する特別用途表示の許可等に関する内閣府令で規定

通知等は消費者庁のウェブサイト（https://www.caa.go.jp/policies/policy/food_labeling/food_labeling_act/）にまとめられている．

a．食品表示基準

食品表示基準は，食品表示法第4条第1項の規定に基づき定められた内閣府令である．

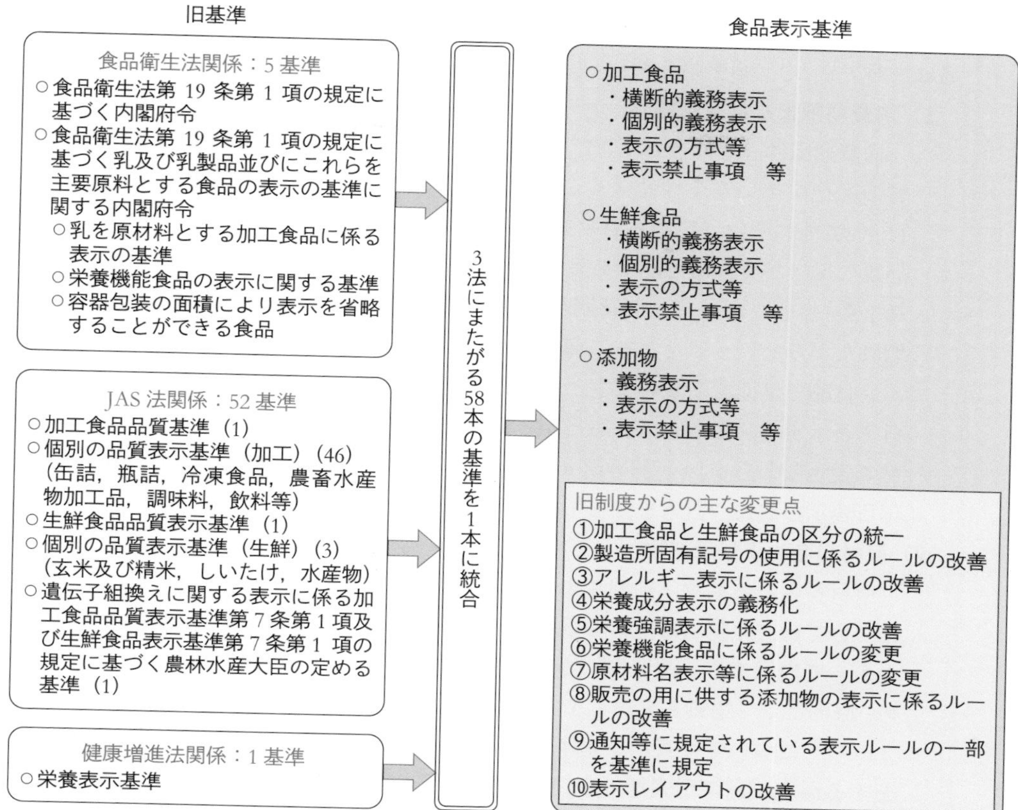

図 6-1　食品表示基準と旧基準の比較

［農林水産省ホームページ「(3) 消費者の信頼確保に向けた取組」http://www.maff.go.jp/j/wpaper/w_maff/h26/h26_h/trend/part1/chap1/c1_4_03.html（最終アクセス 2022 年 1 月 26 日）より引用］

食品衛生法に基づく表示基準府令および乳等表示基準府令，JAS 法に基づく各種食品の品質表示基準，健康増進法に基づく栄養表示基準を統合した上で，さまざまな追加，変更が行われている（**図 6-1**）.

食品表示基準では，食品を加工食品，生鮮食品，添加物に分類し，加工食品と生鮮食品については，一般用と業務用に分けて基準が定められている．ただし，「設備を設けて飲食させる場合（外食）」や「容器包装に入れられていない加工食品（バラ売り食品）」は基準の適用外である．容器包装に入れられた一般用加工食品の場合，「名称，保存の方法，消費期限又は賞味期限，原材料名，添加物，内容量，栄養成分の量及び熱量，食品関連事業者の氏名又は名称及び住所，製造所又は加工所の所在地及び製造者又は加工者の氏名又は名称を表示する」（基準第 3 条第 1 項）．なお，容器包装の表示可能面積がおおむね 30 cm^2 以下である食品（小包装食品）については，「原材料名，添加物，内容量，栄養成分の量及び熱量，食品関連事業者の氏名又は名称及び住所，遺伝子組換え食品，乳児用規格適用食品，原料原産地名，原産国名を省略できる」（基準第 3 条第 3 項）．その他，食品によって表示すべき事項が定められているものがある（基準第 4 条）．また，「食品を製造し，又は加工した場所で販売する場合」（インストア加工）の場合，「原材料名，内容量，栄養成分の量及び熱量，食品関連事業者の氏名又は名称及び住所，原産国名，原料原産地名は省略できる」（基準第5条）．

1）消費期限または賞味期限

消費期限は「定められた方法により保存した場合において，腐敗，変敗その他の品質の劣化に伴い安全性を欠くこととなるおそれがないと認められる期限を示す年月日」，**賞味期限**は「定められた方法により保存した場合において，期待される全ての品質の保持が十分に可能であると認められる期限を示す年月日」とされている（基準第2条）．したがって，消費期限を過ぎた食品は食べるべきではないが，賞味期限が切れたからといってただちに食べられなくなるわけではない．品質が急速に劣化しやすい食品では消費期限の文字と年月日を，それ以外の食品では賞味期限の文字と年月日を表示する．ただし，製造日から賞味期限までの期間が3ヵ月を超える場合は，年月で表示してもよい（基準第3条第1項）．年月日はこの順で示す必要がある．また，年月表示の場合，月末までと示したことになる．

2）原材料名および添加物

原材料名と**添加物**は別欄にするか，明確に区分して表示する必要がある．原材料名については，原材料に占める重量の割合の高いものから順に，その最も一般的な名称をもって表示する．添加物についても，添加物に占める重量の割合の高いものから順に，原則として物質名を表示する．添加物の場合，栄養強化目的，加工助剤，キャリーオーバーについては表示が免除される．また，用途によっては，物質名と用途名を併記する場合（基準別表第6），あるいは物質名を省略して用途名のみを表示することができる場合（基準別表第7）がある（**表6-2**）．

3）栄養成分の量および熱量

食品表示基準では**栄養成分**の量および熱量を表示することが義務となった．ただし，消費税免税事業者および小規模企業者（製造業等では従業員20名以下，サービス業等では従業員5名以下）については免除される（基準第3条第3項，附則）．表示が義務付けられている栄養成分は，たんぱく質，脂質，炭水化物，ナトリウムである．ナトリウムは原則として，食塩相当量で表示する．これらの栄養成分の量および熱量について，食品100 g，100 mL，1食分，1包装などの食品単位当たりの量を表示する．1食分の場合はその量も併記する．また，飽和脂肪酸と食物繊維について表示が推奨されており（基準第6条），他の栄養成分についても任意に表示することができる（基準第7条）．表示方法についても定められており（基準第8条，別表第9，別添様式2，3），熱量，たんぱく質，脂質，炭水化物，食塩相当量，他の栄養成分の順となっている（**図6-2**）．また，一部の栄養成分と熱量について，0と表示してよい上限量が定められている（基準第8条，別表第9）（**表6-3**）．

また，**強調表示**として，不足しやすい栄養成分について，食品100 gもしくは100 mL当たりに含まれる量が基準値以上の場合に，栄養成分の補給ができる（高い，含む，強化された）旨を表示することができる．一方，過剰になりやすい栄養成分または熱量について，食品100 gもしくは100 mL当たりに含まれる量が基準値未満（あるいは低減量が基準値以上）の場合に，適切な摂取ができる（含まない，低い，低減された）旨を表示することができる（基準別表第12，第13）（**表6-4**）．

表 6-2 添加物の表示

用途名を併記する添加物	甘味料，着色料，保存料，糊料（または増粘剤，安定剤，ゲル化剤），酸化防止剤，発色剤，漂白剤，防カビ剤（または防ばい剤）
物質名の代わりに用途名を表示できる添加物	イーストフード，ガムベース，かんすい，酵素，光沢剤，香料，酸味料，軟化剤，凝固剤（豆腐用凝固剤），苦味料，乳化剤，pH 調整剤，膨張剤（またはベーキングパウダー，ふくらし粉） 注）軟化剤はチューインガム軟化剤
調味料の場合	調味料（アミノ酸，アミノ酸等，核酸，核酸等，有機酸，有機酸等，無機塩，無機塩等） 注）構成成分によっていずれかを表示

［食品表示基準別表第 6 および第 7 より著者作成］

表 6-3 0 と表示できる栄養成分の量

栄養成分	100 g または 100 mL 当たりの量
熱　量	5 kcal
たんぱく質	0.5 g
脂　質	0.5 g
飽和脂肪酸	0.1 g
コレステロール	5 mg
炭水化物	0.5 g
糖　質	0.5 g
糖　類	0.5 g
ナトリウム	5 mg

［食品表示基準別表第 9 より著者作成］

①基本的な表示

栄養成分表示 食品単位当たり	
熱量	○ kcal
たんぱく質	○ g
脂質	○ g
炭水化物	○ g
食塩相当量*1	○ g

②他の栄養成分も表示する場合

栄養成分表示 食品単位当たり	
熱量	○ kcal
たんぱく質	○ g
脂質	○ g
飽和脂肪酸*2	○ g
n−3 系脂肪酸*3	○ g
n−6 系脂肪酸*3	○ g
コレステロール*3	○ mg
炭水化物	○ g
糖質*3, *4	○ g
糖類*3, *5	○ g
食物繊維*2	○ g
食塩相当量*1	○ g
上記以外の栄養成分*3, *6	○ mg

図 6-2 栄養成分表示の様式

*1 1,000 mg 以上の場合は g で表示しても可，それ未満の場合は mg で表示．食塩相当量はナトリウム量×2.54．ナトリウム塩を添加していない食品の場合に限り，ナトリウム量を表示し，（　）で食塩相当量を併記してもよい．

*2 推奨表示

*3 任意表示

*4 糖質は，炭水化物から食物繊維を除いたもの．

*5 糖類は，単糖類と二糖類のうち，糖アルコールでないもの．

*6 上記以外の栄養成分は，亜鉛（mg），カリウム（mg），カルシウム（mg），クロム（μg），セレン（μg），鉄（mg），銅（mg），マグネシウム（mg），マンガン（mg），モリブデン（μg），ヨウ素（μg），リン（mg），ナイアシン（mg），パントテン酸（mg），ビオチン（μg），ビタミン A（μg），ビタミン B_1（mg），ビタミン B_2（mg），ビタミン B_6（mg），ビタミン B_{12}（μg），ビタミン C（mg），ビタミン D（μg），ビタミン E（mg），ビタミン K（μg），葉酸（μg）について，任意のものを表示できる．

［食品表示基準別表第 9，別添様式 2 および 3 より著者作成］

なお，トランス脂肪酸について表示する場合は，消費者庁の「トランス脂肪酸の情報開示に関する指針」（2011（平成 23）年）に従い，栄養成分表示の脂質の欄に表示する．この場合，飽和脂肪酸とコレステロールについても表示が必須となり，飽和脂

表 6-4 栄養成分表示における強調表示の基準

栄養成分	高い旨の表示の基準値（以上）		含む旨の表示の基準値（以上）		強化された旨の表示の基準値（以上）
	食品 100 g 当たり*	100 kcal 当たり	食品 100 g 当たり*	100 kcal 当たり	食品 100 g 当たり*
たんぱく質（g）	16.2（8.1）	8.1	8.1（4.1）	4.1	8.1（4.1）かつ 25％以上
食物繊維（g）	6（3）	3	3（1.5）	1.5	3（1.5）かつ 25％以上
亜鉛（mg）	2.64（1.32）	0.88	1.32（0.66）	0.44	0.88（0.88）
カリウム（mg）	840（420）	280	420（210）	140	280（280）
カルシウム（mg）	204（102）	68	102（51）	34	68（68）
鉄（mg）	2.04（1.02）	0.68	1.02（0.51）	0.34	0.68（0.68）
銅（mg）	0.27（0.14）	0.09	0.14（0.07）	0.05	0.09（0.09）
マグネシウム（mg）	96（48）	32	48（24）	16	32（32）
ナイアシン（mg）	3.9（1.95）	1.3	1.95（0.98）	0.65	1.3（1.3）
パントテン酸（mg）	1.44（0.72）	0.48	0.72（0.36）	0.24	0.48（0.48）
ビオチン（μg）	15（7.5）	5	7.5（3.8）	2.5	5（5）
ビタミン A（μg）	231（116）	77	116（58）	39	77（77）
ビタミン B_1（mg）	0.36（0.18）	0.12	0.18（0.09）	0.06	0.12（0.12）
ビタミン B_2（mg）	0.42（0.21）	0.14	0.21（0.11）	0.07	0.14（0.14）
ビタミン B_6（mg）	0.39（0.20）	0.13	0.20（0.10）	0.07	0.13（0.13）
ビタミン B_{12}（μg）	0.72（0.36）	0.24	0.36（0.18）	0.12	0.24（0.24）
ビタミン C（mg）	30（15）	10	15（7.5）	5	10（10）
ビタミン D（μg）	1.65（0.83）	0.55	0.83（0.41）	0.28	0.55（0.55）
ビタミン E（mg）	1.89（0.95）	0.63	0.95（0.47）	0.32	0.63（0.63）
葉酸（μg）	72（36）	24	36（18）	12	24（24）

栄養成分	含まない旨の表示の基準値（未満）	低い旨の表示の基準値（未満）	低減された旨の表示の基準値（以上）
	食品 100 g 当たり*	食品 100 g 当たり*	食品 100 g 当たり*
熱量（kcal）	5（5）	40（20）	40（20）かつ 25％以上
脂質（g）	0.5（0.5） ただし，ドレッシングタイプ調味料は 3 g	3（1.5）	3（1.5）かつ 25％以上
飽和脂肪酸（g）	0.1（0.1）	1.5（0.75） ただし，飽和脂肪酸由来の熱量が食品の熱量の 10％未満	1.5（0.75）かつ 25％以上
コレステロール（mg）	5（5） ただし，飽和脂肪酸の量が 1.5 g（0.75 g）未満かつ飽和脂肪酸由来の熱量が食品の熱量の 10％未満	20（10） ただし，飽和脂肪酸の量が 1.5 g（0.75 g）未満かつ飽和脂肪酸由来の熱量が食品の熱量の 10％未満	20（10）かつ 25％以上 ただし，飽和脂肪酸の低減量が 1.5 g（0.75 g）以上
糖類（g）	0.5（0.5）	5（2.5）	5（2.5）かつ 25％以上
ナトリウム（mg）	5（5）	120（120）	120（120）かつ 25％以上

*（ ）内は，液状の食品 100 mL 当たり．

［食品表示基準別表第 12，第 13 より著者作成］

肪酸（必須），n−3系脂肪酸（任意），n−6系脂肪酸（任意），トランス脂肪酸，コレステロール（必須）の順に表示する．栄養成分以外の成分については，食品表示法施行以前に出された厚生労働省通知「栄養表示基準に定められていない成分の表示に関する取扱いについて」（2007（平成19）年）に従い，科学的根拠に基づき，栄養成分とは区別して表示することができる．

4）特定原材料

食物アレルギーを引き起こす危険性がある**特定原材料**8品目（えび，かに，くるみ，小麦，そば，卵，乳，らっかせい）を含む食品は，アレルゲンの表示が義務付けられている（基準第3条第2項，別表第14）．また，食品表示基準には記載されていないが，消費者庁通知「食品表示基準について」により，特定原材料に準ずる20品目（アーモンド，あわび，いか，いくら，オレンジ，カシューナッツ，キウイフルーツ，牛肉，ごま，さけ，さば，だいず，鶏肉，バナナ，豚肉，まつたけ，もも，やまのいも，りんご，ゼラチン）は可能な限り表示するよう求められている．なお，食品表示法施行前の旧通知で認められていた「特定加工食品」（特定原材料を原材料とする加工食品であって，その名称が特定原材料を原材料として含むことが容易に判別できるもの，たとえば，マヨネーズ，パンなど）による表示は認められなくなった．アレルゲンもしくはその代替表記（たとえば，卵の代替表記：玉子・たまご・タマゴ・エッグ・鶏卵，乳の代替表記：ミルク・バター・チーズなど）で表示する必要がある．

5）保健機能食品

保健機能食品は，目的や機能等の違いにより，特定保健用食品，栄養機能食品，機能性表示食品の3つに分けられる．これらについても，食品表示基準で決められているが，その詳細は，第4章 食品の加工において述べられているので参照されたい．

6）遺伝子組換え食品

遺伝子組換え食品の原材料となる対象農産物はだいず（枝豆および大豆もやしを含む），とうもろこし，ばれいしょ，なたね，綿実，アルファルファ，てんさい，パパイヤ，からしなである（基準別表第16）．これらを原材料とする加工食品のうち，「加工工程後も組み換えられたDNA又はこれによって生じたたんぱく質が残存する加工食品」として基準別表第17にあげる対象農産物を原材料とする場合，遺伝子組換え農産物では原材料名の次にかっこをつけて「遺伝子組換え」など，分別されていない農産物では「遺伝子組換え不分別」などと表示することが義務づけられている．それ以外の場合は原材料名だけを表示するか，任意表示として，遺伝子組換え農産物が混入しないように分別生産流通管理が行われた場合は「分別生産流通管理済」など，遺伝子組換え農産物の混入がないと認められる場合に限り「遺伝子組換えでない」などと表示できる．遺伝子組換え農産物を原材料に使用していても，基準別表17にあげられていないもの（しょうゆ，油脂，液糖，砂糖，コーンフレークなど）は，DNAやたんぱく質が残存していないとして，表示の対象外となっている．また，「対象農産物のうち組換えDNA技術を用いて生産されたことにより，組成，栄養価等が通常の農産物と著しく異なる」特定遺伝子組換え農産物については，基準別表第18にあげる形質を有する特定遺伝子組換え農産物（ステアリドン酸産生だいず，高リシンとうもろこし，エイコサペンタエン酸（EPA）産生なたね，ドコサヘキサエン酸（DHA）

表 6-5　遺伝子組換え食品の一覧

対象農産物	形質（特定遺伝子組換え農産物）	加工食品
だいず（枝豆および大豆もやしを含む）		1　豆腐・油揚げ類 2　凍り豆腐，おからおよびゆば 3　納豆 4　豆乳類 5　みそ 6　だいず煮豆 7　だいず缶詰およびだいずびん詰 8　きなこ 9　だいずいり豆 10　1から9までにあげるものを主な原材料とするもの 11　調理用のだいずを主な原材料とするもの 12　大豆粉を主な原材料とするもの 13　大豆たんぱくを主な原材料とするもの 14　枝豆を主な原材料とするもの 15　大豆もやしを主な原材料とするもの
	ステアリドン酸産生	1　だいずを主な原材料とするもの（脱脂されたことにより，上欄にあげる形質を有しなくなったものを除く） 2　1にあげるものを主な原材料とするもの
とうもろこし		1　コーンスナック菓子 2　コーンスターチ 3　ポップコーン 4　冷凍とうもろこし 5　とうもろこし缶詰およびとうもろこしびん詰 6　コーンフラワーを主な原材料とするもの 7　コーングリッツを主な原材料とするもの（コーンフレークを除く） 8　調理用のとうもろこしを主な原材料とするもの 9　1から5までにあげるものを主な原材料とするもの
	高リシン	1　とうもろこしを主な原材料とするもの（上欄にあげる形質を有しなくなったものを除く） 2　1にあげるものを主な原材料とするもの
ばれいしょ		1　ポテトスナック菓子 2　乾燥ばれいしょ 3　冷凍ばれいしょ 4　ばれいしょでん粉 5　調理用のばれいしょを主な原材料とするもの 6　1から4までにあげるものを主な原材料とするもの
なたね	エイコサペンタエン酸(EPA)産生 ドコサヘキサエン酸(DHA)産生	1　なたねを主な原材料とするもの（上欄にあげる形質を有しなくなったものを除く） 2　1にあげるものを主な原材料とするもの
綿実		
アルファルファ		アルファルファを主な原材料とするもの
てんさい		調理用のてんさいを主な原材料とするもの
パパイヤ		パパイヤを主な原材料とするもの

［食品表示基準別表第16〜18より著者作成］

産生なたね）の加工食品について「○○遺伝子組換え」（○○は形質）などと表示する．これらをまとめて**表 6-5** に示す．

なお，主な原材料（上位3位以内かつ5％以上）ではないものは表示対象とはな

表 6-6 原料原産地名の表示

義務表示の対象	国内で製造または加工された加工食品（一部対象外）
対象原材料	使用した原材料に占める重量の割合が最も高い原材料（それ以外の原材料は任意）
表示の原則	国別重量順表示（国産品の場合は国産，輸入品の場合は原産国名）．国産の場合は地名でもよい．原産地が 3 つ以上の場合は，多い順に 2 つ以上表示し，残りは「その他」と表示できる
中間加工原材料	対象原材料が加工食品である場合は製造地表示（国産の場合は国内製造地，輸入品の場合は原産国名＋製造地）．その原材料に占める重量の割合が最も高い生鮮食品の名称と原産地表示でも可
順序が変動する場合	使用実績に基づき，割合の高い順に「又は」を用いて表示できる．この場合，使用割合が 5％未満の原産地については「(5％未満)」と表示する．また，外国 3 ヵ国以上の場合は「輸入」（原材料が生鮮食品の場合），「外国製造」（原材料が加工食品の場合）と，まとめて表示できる．国産と外国 3 ヵ国以上の場合は，多い順に「国産又は輸入」または「輸入又は国産」などと表示できる
特に定めのある加工食品	別表第 15 の 1 にあげるもの：製造地表示は認められない．原材料に占める重量の割合が最も高い生鮮食品の名称と原産地を表示 別表第 15 の 2（農産物漬物）：農産物または水産物の上位 4 位かつ 5％以上のものについて表示 別表第 15 の 3（野菜冷凍食品）：野菜の上位 3 位かつ 5％以上のものについて表示 別表第 15 の 4（うなぎ加工品）：原産地を表示 別表第 15 の 5（かつお削りぶし）：ふしの原産地について製造地表示 別表第 15 の 6（おにぎり）：のりの原産地を表示

［食品表示基準第 3 条第 2 項および別表第 15 を参考に著者作成］

らない．ただし，表示対象外の場合でも，遺伝子組換えでない農産物が原料ではない場合，「遺伝子組換えでない」などとは表示できない．また，対象農産物以外の農産物（こめ，こむぎなど）とその加工食品については，「遺伝子組換えでない」などの表示が禁止されている（基準第 9 条）．

7）原料原産地名および原産国名

これまで一部の加工食品のみ「対象加工食品」として，原料原産地名の表示が義務付けられていたが，2017（平成 29）年 9 月から，容器包装に入れられたすべての加工食品（飲食店，インストア加工，輸入品などを除く）について，対象原材料（重量の割合が最も高い原材料）の原料原産地名の表示が義務付けられた（基準第 3 条第 2 項）．対象原材料が生鮮食品の場合はその原産国名を，加工食品の場合はその製造地を表示するのが原則である．詳しくは**表 6-6** にまとめている．なお，加工食品そのものが輸入品である場合は，従来から，原産国名の表示が義務付けられている．

❷ 日本農林規格等に関する法律（農林水産省）

日本農林規格等に関する法律（JAS 法）は，農林物資の規格制度と，食品以外の農林物資の表示制度からなっている（第 1 条）．本法は 1950（昭和 25）年，「農林物資規格法」として制定され，1970（昭和 45）年に品質表示基準制度が加わったが，2015（平成 27）年の食品表示法の施行により，食品に関しては規格制度のみが残っていた．2017（平成 29）年，食の国際化に対応するため，「日本農林規格等に関する法律」と改められ，規格

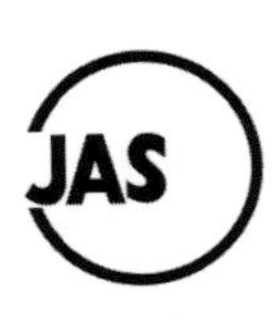

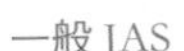
一般 JAS

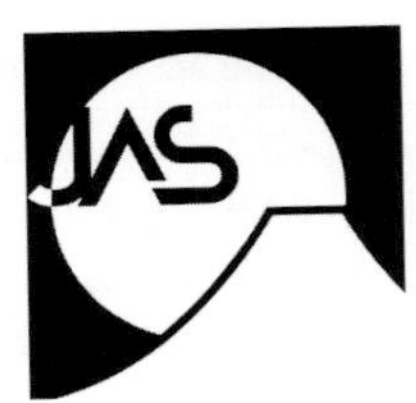

特色 JAS

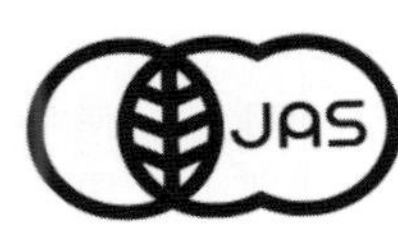

有機 JAS

図 6-3　JAS マークの種類

の対象が，モノ（農林水産物・食品）の品質のみから，モノの「生産方法」（プロセス），「取扱方法」（サービス等），「試験方法」などに拡大されるとともに，規格や認証の仕組みなどを拡充している．

a. JAS 規格

本法で定める規格は**日本農林規格**（Japan Agricultural Standard），あるいは **JAS 規格**と呼ばれる．「品位，成分，性能その他の品質」（法第2条第2項第1号）について規格が定められた一般 JAS 規格は，それぞれの品目ごとに，品質に関して製法や成分，添加物などについて基準が定められており，等級区分が定められているものもある．「生産工程」について規格が定められたものとして，有機農産物およびその加工品について定めた有機 JAS 規格，食品の生産情報（生産者，生産地，農薬および肥料の使用情報など）を消費者に正確に伝える生産情報公表 JAS 規格，その他生産の方法に特色があるものについて定められた特定 JAS 規格が，また，「流通工程」について規格が定められたものとして定温管理流通 JAS 規格があったが，生産情報公表 JAS 規格，特定 JAS 規格，定温管理流通 JAS 規格については，特色 JAS 規格に統合されている．また，「取扱方法」「試験方法」についても，JAS 規格が定められている．

JAS 規格が定められた品目について，その該当する JAS 規格に適合していると判定することを**格付**という．製品に **JAS マーク**を付けるためには，登録認定機関から，製造施設，品質管理，製品検査，生産行程管理などの体制が十分であると認定された認定事業者となる必要がある．認定事業者は，登録認定機関の定期的な監査を受けながら，格付を行い，JAS マークを付ける．ただし，格付は任意であり，JAS 規格が定められている品目でも，格付を行わず JAS マークを付けないで販売することができる．JAS マークの種類を**図 6-3** に示す．なお，従来の特定 JAS マークおよび生産情報公表 JAS マークは，特色 JAS マークに統合されている（旧マークは 2022（令和 4）年 3 月まで使用できる）．これら以外に試験方法 JAS マークも制定されている．

飲食料品の JAS 規格の一覧を**表 6-7** に示す．一般 JAS 規格は 2021（令和 3）年 10 月現在 38 品目が定められている．特色 JAS 規格は 13 品目が定められており，特色 JAS マークを付けることができる．有機 JAS 規格は 3 品目が定められており，有機 JAS マークを付けることができる．たとえば，「有機農産物」の場合，多年生作物は 3 年以上，その他は 2 年以上，農薬（特に認められたものを除く）や化学肥料を使用していない農地で栽培されたなどの条件を満たす必要がある．有機 JAS マークを付けていない農産物，加工食品，畜産物は，「有機」（あるいはオーガニックなど）と表示することができない．

表 6-7 飲食料品の JAS 規格一覧

一般 JAS 規格	農産物缶詰および農産物びん詰，畜産物缶詰および畜産物びん詰，水産物缶詰および水産物びん詰，豆乳類，にんじんジュースおよびにんじんミックスジュース，ハンバーガーパティ，チルドハンバーグステーキ，チルドミートボール，乾めん類，即席めん，植物性たん白，パン粉，農産物漬物，トマト加工品，ジャム類，削りぶし，煮干魚類，ぶどう糖，異性化液糖および砂糖混合異性化液糖，醸造酢，精製ラード，マーガリン類，ショートニング，食用精製加工油脂，そしゃく配慮食品，果実飲料，炭酸飲料，ベーコン類，ハム類，プレスハム，ソーセージ，マカロニ類，ドレッシング，風味調味料，乾燥スープ，ウスターソース類，しょうゆ，食用植物油脂
特色 JAS 規格	熟成ベーコン類，熟成ハム類，熟成ソーセージ類，手延べ干しめん，りんごストレートピュアジュース，地鶏肉，人工種苗生産技術による水産養殖産品，障害者が生産行程に携わった食品，持続可能性に配慮した鶏卵・鶏肉，生産情報公表牛肉，生産情報公表豚肉，生産情報公表農産物，生産情報公表養殖魚
有機 JAS 規格	有機農産物，有機加工食品，有機畜産物

［農林水産省ホームページ「JAS 一覧」http://www.maff.go.jp/j/jas/jas_kikaku/kikaku_itiran2.html（最終アクセス 2021 年 10 月 9 日）を参考に著者作成］

❸ 食品衛生法および乳等省令（厚生労働省）

食品衛生法（最終改正 2018（平成 30）年 6 月）は，「公衆衛生の見地から」「飲食に起因する衛生上の危害の発生を防止」（第 1 条）するために制定された，わが国の食品衛生行政の根幹をなす法律である．また，食品，添加物，天然香料，器具，容器包装，食品衛生などについて法律上の定義が与えられている（第 4 条）．「公衆衛生の見地から」「食品若しくは添加物の製造，加工，使用，調理若しくは保存の方法につき基準を定め，又は販売の用に供する食品若しくは添加物の成分につき規格を定めることができる」（第 13 条）とし，この基準規格（**食品，添加物等の規格基準**）に合わないものは販売等を行うことができない．なお，食品の表示については，規定が食品表示法に移管されている．

また，食品衛生法に基づく省令である**乳及び乳製品の成分規格等に関する省令**（乳等省令）は，乳および乳製品に関する品質規格を定めたものである．本省令では，乳および乳製品の定義を定めている（省令第 2 条）．なお，表示については，規定が食品表示法に移管されている．

❹ 健康増進法（厚生労働省）

健康増進法は，栄養改善法に代わって 2003（平成 15）年に施行された法律であり，「国民の健康の増進の総合的な推進に関し基本的な事項を定めるとともに，国民の栄養の改善その他の国民の健康の増進を図るための措置を講じ，もって国民保健の向上を図ることを目的とする」（第 1 条）法律である．国民健康・栄養調査（第 10 ～ 16 条），食事摂取基準（第 30 条の 2），特別用途表示（第 26 ～ 33 条）など，国民の健康と栄養に関する事項が規定されている．なお，栄養表示基準については食品表示基準に統合されたが，特別用途食品（特定保健用食品を含む）については，食品表示基準のほか，「健康増進法に規定する特別用途表示の許可等に関する内閣府令」に従って表示する（第 4 章 7. 新規加工食品，

p.163参照）.

❺ その他の法律による表示

a. 不当景品類及び不当表示防止法（消費者庁）

不当景品類及び不当表示防止法（**景表法**）は，「不当な景品類及び表示による顧客の誘引を防止するため，一般消費者による自主的かつ合理的な選択を阻害するおそれのある行為の制限及び禁止について定めることにより，一般消費者の利益を保護することを目的とする」（第1条）法律であり，食品に限らず，すべての商品・サービスが対象となっている．本法では，実際よりも優良であると誤認させる（優良誤認）などのような不当な表示を禁止する（第5条）とともに，公正な競争を確保するための公正競争規約（第31条）を結ぶことを認めている（独占禁止法の例外規定）．この**公正競争規約**は，消費者庁および公正取引委員会の認定を受けて業界ごとに結ばれる自主規制であり，法令による規定ではカバーできない，詳細な表示基準を商品ごとに定めるものである．この公正競争規約に基づいて販売されている商品の中には，いわゆる**公正マーク**が表示されているものがある．

b. 計量法（経済産業省）

計量法は「計量の基準を定め，適正な計量の実施を確保し，もって経済の発展及び文化の向上に寄与する」ことを目的としている（第1条）．特定商品（精米，小麦粉，砂糖，茶，菓子類，牛乳，しょうゆ，食酢など）については，計量誤差の上限を定めるとともに，密封して販売するものについて正味量の表示を義務付けている（第12～13条，特定商品の販売に係る計量に関する政令）．また，施行令で定められた液状食品（牛乳，しょうゆ，食酢，飲料水，果実飲料，ビール，清酒など）については，定められた型式に適合する**特殊容器**（液体を一定の高さまで詰めると表記された体積になる透明または半透明の容器）に入れて販売することができる（第17条，第63条，施行令第8条）．特殊容器には「マルショーマーク」が表示されている．これらの容器は液体を一定の高さまで入れると表記した体積になるよう規格化されており，リサイクルびんとして利用されているものも多い．たとえば，ビール大びん（633 mL）は207 mm，清酒一升びん（1,800 mL）は283 mmまで内容物が充填されている．

c. 酒税法（国税庁）

酒税法では酒類の規格について定めている（第4章6. E. ⑦アルコール飲料（酒類），p.148参照）.

d. リサイクル関連の表示

資源の有効な利用の促進に関する法律（**リサイクル法**）により，分別回収の促進のための表示が義務付けられている「指定表示製品」のうち，食に関連するものとして，鋼（スチール）製もしくはアルミニウム製の缶（飲料または酒類が充填されたもの），ポリエチレンテレフタレート（PET）製の容器（飲料，しょうゆ，または酒類が充填されたもの，150 mL未満のものを除く），紙製もしくはプラスチック製の特定容器包装（ダンボール製

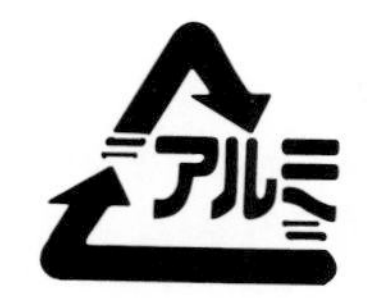

アルミニウム製の缶

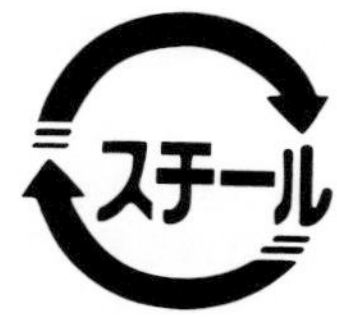

スチール製の缶

PETボトル

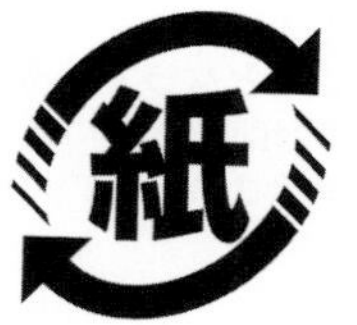

紙製容器

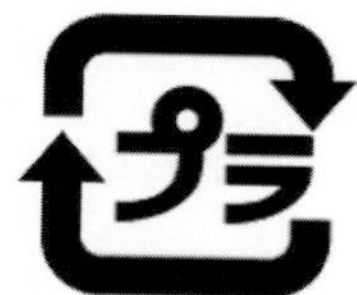

プラスチック製容器

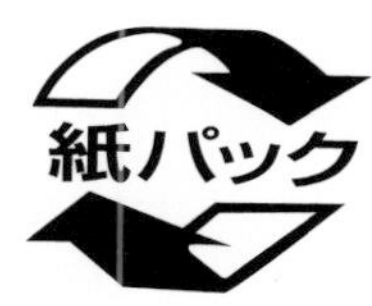

飲料を充填した
紙製容器（紙パック）

図 6-4 リサイクル関連の表示

容器包装，飲料または酒類を充填した紙製容器などを除く）がある．また，飲料を充填した紙製容器（紙パック）についても任意に表示が行われている．これらの表示を**図 6-4**に示す．

C 加工食品の安全性とその評価

加工食品の安全性は，安全な加工食品を製造するために法令で定められている規格・基準・表示などに関する多くの規制を遵守しているか，また，食品衛生法において製造者に義務付けている食品からの危害を防止するための種々の対策を確実に講じているかに依存する．また，加工食品に対する安心感は，製造者と消費者との信頼関係の上に成り立つものである．加工食品は生鮮食品と同様，保存，流通，あるいは調理の過程を経て消費者に届く．この過程においても，人体に危害を与えることになる種々の汚染，腐敗，化学的変化を伴うことがあり，これを防止するためにさまざまな方策がとられている．さらに，行政機関は，これらの安全施策が遵守されているかを常に点検・監視するシステムを設け，事故の防止，安全の確保に努めている．

❶ 食品添加物

食品添加物は，食品衛生法において「食品の製造の過程において又は食品の加工若しくは保有の目的で，食品に添加，混和，浸潤その他の方法によって使用する物をいう」（第4条第2項）と定義され，甘味料，着色料，保存料など，さまざまな添加物が使用されている（第2章J. 食品添加物による保存，p.30 参照）．食品添加物は，安全性と有効性を確認して厚生労働大臣が指定した**指定添加物**，1995（平成7）年の法改正以前に天然添加物として使用実績が認められた**既存添加物**，動植物から得られたものまたはその混合物で，食品の着香の目的で使用される**天然香料**，一般に食品として飲食に供されているものを添

表 6-8 食品添加物の分類とその例

分 類	説 明	添加物例
指定添加物	食品衛生法第 12 条に基づき，厚生労働大臣が定めたもの．安全性について，食品安全委員会の評価を受けて，個別に指定される 食品衛生法施行規則別表第 1 に収載されており，これ以外のものは使用できない	ソルビン酸 キシリトール
既存添加物	1995（平成 7）年に食品衛生法が改正され，指定の範囲が化学的合成品のみから天然物を含むすべての添加物に拡大されたとき，すでにわが国において広く使用されており，長い食経験があるものについては例外的に，法改正以降もその使用，販売等が認められることとなっている 食品衛生法及び栄養改善法の一部を改正する法律附則第 2 条に定める「既存添加物名簿」に収載されており，これから消除されたものは使用できない	クチナシ色素 柿タンニン
天然香料	動植物から得られる天然の物質で，食品に香りを付ける目的で使用されるもの．基本的にその使用量はごくわずかであると考えられる（食品衛生法第 4 条第 3 項） 消費者庁通知「食品衛生法に基づく添加物の表示等について」別添添加物 2-2 に記載されているが，記載されていなくても使用できる	バニラ香料 カニ香料
一般飲食物添加物	一般に飲食に供されているものであって添加物として使用されるもの（食品衛生法第 10 条） 消費者庁通知「食品衛生法に基づく添加物の表示等について」別添添加物 2-3 に記載されているが，記載されていなくても使用できる	いちごジュース 寒天

［厚生労働省ホームページ「食品添加物 よくある質問」http://www.mhlw.go.jp/stf/seisakunitsuite/bunya/kenkou_iryou/shokuhin/syokuten/qa_shohisya.html（最終アクセス 2022 年 1 月 26 日）より著者作成］

加物として使用する**一般飲食物添加物**に分類される．食品添加物の分類とその例を**表 6-8**に示す．表示については，食品表示基準および消費者庁通知「食品衛生法に基づく添加物の表示等について」に従う．

なお，新たに開発される添加物（天然香料，一般飲食物添加物を除く）の安全性は，天然や合成の区別なく，科学的なデータに基づき，食品安全委員会の行うリスク評価（食品健康影響評価）によって審議され，1 日摂取許容量（ADI）が設定された後，厚生労働省の薬事・食品衛生審議会において審議・評価され，厚生労働大臣の指定を受けて指定添加物となる．審議の概略を**図 6-5** に示す．

❷ 残留農薬

食糧生産に伴う農薬の使用については，農薬取締法によって定められた安全使用基準を遵守することが求められている．食品における**残留農薬**の検出や安全性評価基準は，食品添加物と同様の方式で科学的データに基づいて設定される．また，**ポジティブリスト制度**により，残留基準が設定されていない農薬が 0.01 ppm 以上含まれる食品の流通は禁止されている．

なお，収穫後の農作物における病害虫の発生や発芽を防止するために用いられる農薬を**ポストハーベスト農薬**という．諸外国では一般的であるが，わが国では，農薬としてではなく，食品添加物としての扱いとなる．たとえば，かんきつ類やバナナには防カビ剤の使用が認められている．

化学物質の同定

↓ 規格の設定：純度・性状・不純物等による物質の同定

実験動物等を用いた毒性試験結果

↓ 無毒性量（no observed adverse effect level, NOAEL）：何段階かの異なる投与量を用いて毒性試験を行ったとき，有害な影響が観察されなかった最大の投与量（mg/kg 体重/日）
毒性試験：亜急性毒性試験および慢性毒性試験，1 年間反復投与毒性/発がん性併合試験，生殖毒性試験，遺伝毒性試験等

ADI（1 日摂取許容量）の設定

↓ 1 日摂取許容量（acceptable daily intake, ADI）：人が生涯その物質を毎日摂取し続けたとしても，健康への悪影響がないと推定される 1 日当たりの摂取量（mg/kg 体重/日）．下記の式で求められる．

ADI＝NOAEL/安全係数（※）

（※）安全係数：ある物質について，人への 1 日許容摂取量を設定する際に，通例，動物における無毒性量に対してさらに安全性を考慮するために用いる係数

ADI を超えないように使用基準を設定

↓

安全性の確保

図 6-5 食品添加物の安全性の評価

［厚生労働省ホームページ「食品添加物 よくある質問」http://www.mhlw.go.jp/stf/seisakunitsuite/bunya/kenkou_iryou/shokuhin/syokuten/qa_shohisya.html（最終アクセス 2022 年 1 月 26 日）より引用］

❸ 残留動物医薬品

家畜や養殖魚の生育を促進し，病気を防ぐため，抗生物質，ホルモン剤，栄養剤などの医薬品が使用される場合がある．これらの医薬品が食品に残留すると，消費者が予期せぬ形で医薬品を摂取してしまい危険である．わが国においては，「食品，添加物等の規格基準」で，「食品は，抗生物質又は化学的合成品たる抗菌性物質を含有してはならない．ただし，次のいずれかに該当する場合にあっては，この限りでない」と規定されており，抗生物質および合成抗菌剤については，残留基準が設定されている．また，合成型ホルモン剤についても残留基準が設定されている．しかし，ホルモン剤の使用については，国によって基準がまちまちであり，わが国では成長促進目的の使用が禁止されているが，アメリカやオーストラリアでは認められている．

❹ 輸入食品

わが国の食糧自給率は熱量ベースで約 40％となっており，輸入食品なしでは日本人は生きていくことができない．したがって，輸入食品の安全性を確保するため，輸入者はそ

表 6-9　食中毒の原因

分類			例
化学的	化学物質		ヒ素，農薬など
生物的	細菌性	毒素型	黄色ブドウ球菌，ボツリヌス菌など
		感染型	カンピロバクター，病原性大腸菌，サルモネラ菌，腸炎ビブリオ菌など
		代謝産物型	ヒスタミン（魚中の遊離ヒスチジンがヒスタミン産生細菌による脱炭酸を受けて生成）
	ウイルス性		ノロウイルス，A 型肝炎ウイルス，E 型肝炎ウイルスなど
	その他の微生物	原虫など	クリプトスポリジウム，クドア・セプテンプンクタータ
		寄生虫	アニサキスなど
	自然毒	植物性	毒きのこ，じゃがいも緑化部など
		動物性	ふぐ毒，貝毒など

のつど，輸入届出をすることが食品衛生法第 27 条に定められている．届出を受けた検疫所では，食品衛生監視員による審査，あるいは残留農薬，残留動物医薬品，食品添加物などの検査が行われ，食品衛生法に適合しないものについては輸入を差し止めている．なお，食品表示基準により，輸入食品は，加工食品，生鮮食品，いずれの場合も原産国を表示する．

❺ 食中毒

食中毒は，病原菌による細菌性・ウイルス性食中毒のほか，自然毒や化学毒によるものがある（**表 6-9**）．細菌性食中毒の原因としては，カンピロバクターと病原性大腸菌が多くを占めている．ウイルス性食中毒の原因の多くはノロウイルスによるものである．

自然毒としては，魚毒（ふぐ）やきのこ毒による死亡事故が発生している．行政面では，食品衛生法に基づいて各都道府県・政令指定都市などの保健所に配置される食品衛生監視員が食品衛生規格・基準の遵守の監視に当たっている．一方，製造業者は，食品衛生法などに基づいて食品衛生管理者，食品衛生責任者の配置を義務付けられ，自主的に食中毒などの発生防止に努めるよう定められている．

❻ HACCP と安全性の確保

アメリカ航空宇宙局（NASA）によって，宇宙食の微生物管理を目的として確立されたシステムである **HACCP**（**Hazard Analysis and Critical Control Point**，危害分析重要管理点，ハサップと読む）は，食品による事故を科学的衛生管理により未然に防止するための最も優れた方策とされ，加工食品の生産現場へのシステムの導入が推奨されている．病原性微生物，腐敗・変敗，異物・有害・有毒物質混入の防止，化学物質などの成分規格の違反防止などの食品衛生の一般的原則をその管理対象としている．HACPP はもともと宇宙食の安全性を確保するために開発されたが，食品の安全性を科学的に確保する方法として認められ，世界中で利用されている．

表 6-10 HACCP の手順と原則

手順 1：HACCP チームを編成する
手順 2：特徴を確認する
手順 3：使用方法を確認する
手順 4：製造工程一覧図などを作成する
手順 5：製造工程一覧図などを現場で検証する
手順 6：危害（Hazard）を分析（Analysis）する（原則 1）
手順 7：重要管理点（Critical Control Point）を設定する（原則 2）
手順 8：許容限界（Critical Limit）を確立する（原則 3）
手順 9：測定（モニタリング）方法を確立する（原則 4）
手順 10：許容限界逸脱時の是正措置を確立する（原則 5）
手順 11：検証方法を確立する（原則 6）
手順 12：記録の維持管理方法を確立する（原則 7）

表 6-11 食品中の放射性セシウム濃度に関する基準

食　品	基　準
ミネラルウォーター類，原料に茶を含む清涼飲料水，飲用に供する茶	10 Bq/kg
乳，乳飲料，乳児用食品	50 Bq/kg
上記以外の食品	100 Bq/kg

［食品，添加物等の規格基準および乳及び乳製品の成分規格等に関する省令より著者作成］

HACCP は 12 の手順と 7 つの原則からなる（**表 6-10**）．従来の品質管理手法が，最終製品の抜き取り検査によってその製造が衛生的であったことを確認するものであるのに対し，HACCP では，あらかじめその食品の製造における危害（Hazard，食品衛生上の問題点）を予測しておき（HA，危害分析），それらの危害の除去に必要な工程（CCP，重要管理点）を常時管理し，記録する．これにより，全品の安全性を科学的に確保できる．

2018（平成 30）年に改正された新しい食品衛生法では，「食品衛生上の危害の発生を防止するために特に重要な工程を管理するための取組（小規模な営業者（中略）その他政令で定める営業者にあつては，その取扱う食品の特性に応じた取組）」（第 50 条の 2 第 1 項第 2 号）として，「HACCP に基づく衛生管理」（小規模事業者では「HACCP の考え方を取り入れた衛生管理」）を行うことが定められている．

❼ アレルギー食品に関する規定

B. ① a. 4）特定原材料（p.191）を参照.

❽ 放射性物質に関する規定

食品中の**放射性物質**については，食品，添加物等の規格基準および乳及び乳製品の成分規格等に関する省令（乳等省令）において，放射性セシウム（セシウム 134 および 137 の合計）の基準値が規定されている（**表 6-11**）．この値は，国際食品規格委員会（コーデックス委員会）の指標である 1,000 Bq/kg よりもはるかに厳しいものとなっている．

⑨ 食品安全委員会

食品安全委員会は，食品安全基本法の規定に基づき，2003（平成15）年7月，内閣府に設置された．食品安全委員会は，国民の健康の保護が最も重要であるという基本的認識のもと，規制や指導等のリスク管理を行う関係行政機関から独立して，科学的知見に基づき客観的かつ中立公正にリスク評価を行う機関である．

食品安全委員会の第一義的な役割はリスク評価である．リスク評価とは，リスク（食品を食べることによって有害な要因が健康に及ぼす悪影響の発生確率と程度）を科学的知見に基づいて客観的かつ中立公正に評価することである．リスク評価は化学物質や微生物などの要因ごとに行われ，その結果に基づき，食品の安全性の確保のため講じるべき施策について，内閣総理大臣を通じて関係各大臣に勧告を行う．また，リスク評価の内容などに関して，リスクコミュニケーション（消費者，食品関連事業者など関係者相互間における幅広い情報や意見の交換）を行っている．

⑩ 国際食品規格委員会

国際食品規格委員会（Codex Alimentarius Commission，CAC）は，1963（昭和38）年，国連食糧農業機関（FAO）と世界保健機関（WHO）が合同で国際的食品規格を作成するために設けた政府間組織であり，**コーデックス委員会**とも呼ばれる．国際食品規格委員会の目的は，国際的な食品基準を定めることで消費者の健康を守ること，および基準の共通化により貿易の公正さを図ることである．

国際食品規格委員会で定められる**コーデックス規格**そのものには強制力がないが，食品貿易に関する紛争が生じた際，世界貿易機関（WTO）はコーデックス規格を判断基準として裁定を行う．したがって，各国の食品に関する規格もコーデックス規格に準じることが求められるため，コーデックス規格は各国の食品産業に与える影響が大きい．

練習問題

(1) 食品の表示に関する記述である．正しいのはどれか．1つ選べ．

① さばを原材料とする食品には，アレルギー物質を含む食品に関する表示が義務付けられている．

② 食物アレルギーを引き起こすことが明らかな特定原材料として，6品目が定められている．

③ らっかせいを原材料とする食品には，アレルギー物質を含む旨の表示をすることが推奨されている．

④ 加工食品には，賞味期限または消費期限のいずれかを表示することが義務付けられている．

⑤ 賞味期限は，品質が急速に劣化しやすい食品に表示される．

(2) 栄養表示に関する記述である．正しいのはどれか．1つ選べ．

① すべての加工食品について，表示が義務付けられている．
② ナトリウムは，食塩相当量として表示する．
③ たんぱく質，脂質，炭水化物，ナトリウム，熱量の順に表示する．
④ 食物繊維は炭水化物に含まれない．
⑤ ソルビトールは糖質に含まれる．

(3) 食品添加物についての記述である．正しいのはどれか．1つ選べ．

① 食品添加物は，食品表示法によって定義される．
② 加工助剤の表示は，省略できない．
③ キャリーオーバーの表示は，省略できない．
④ 栄養強化の目的で使用した添加物については，表示が免除される．
⑤ 着色の目的で使用したいちご果汁については，表示が免除される．

練習問題解答

●第２章　食品保存（貯蔵）の原理

(1) ③

① 進みやすい.

② 進みにくい.

④ 30 〜 60 %

⑤ 進みにくい.

(2) ②

① pH の変化によっても変性する.

③ アスコルビン酸オキシダーゼではなくポリフェノールオキシダーゼの作用による.

④ 低温障害を起こす.

⑤ 腐敗はたんぱく質が，変敗は糖質や脂質が，微生物によって分解，変質することをいう.

(3) ④

① 1/3 〜 1/2 に低下する.

② 腐敗細菌には 10 °C以下を好むものもある.

③ 通常，−2 〜 −0.5 °Cで氷結する.

⑤ ブランチングにより，酵素を失活させてから冷凍する.

(4) ④

① 水と溶質の全モル数に対する水のモル数である.

② 0.50 以下

③ 0.65 〜 0.85

⑤ 凍結しない.

(5) ①

② 起こる.

③ 阻止されない.

④ 増加する.

⑤ 水分活性は低くなる.

(6) ③

① 滅菌は完全に無菌状態にし，殺菌は有害な微生物を殺す.

② 酸性食品は，強い殺菌条件を必要としない.

④ 超高温殺菌で製造される.

⑤ 過酸化水素が用いられる.

(7) ④

① 低濃度の酸素が必要である.

② ある程度の気体透過性が必要である.

③ 窒素や二酸化炭素に置換

⑤ 嫌気性細菌には無効である.

第３章　食品加工の原理

(1) ④

① 細菌ではなく酵母

② カビではなく細菌（納豆菌）

③ 細菌・酵母ではなく酵母・カビ（コウジカビ）

⑤ 酵母ではなく細菌（乳酸菌）

(2) ⑤

① 酵母ではなくカビ

② キウイフルーツではなくパパイア

③ リパーゼではなくプロテアーゼ

④ ナリンギナーゼは苦味成分の分解除去，果皮の分解はペクチナーゼ

(3) ⑤

① 食品の品質変化は大きい．

② 野菜の酵素を失活させるために，ブランチングを行う必要がある．

③ 水のみを膜浸透させて濃縮する技術である．

④ 食品の内部から加熱する．

第４章　食品の加工

1. 農産物加工

(1) ②：歩留まりが高いとは，精白が進んでいないことである．精白によりビタミン B_1 は 1/5，ビタミン B_2 は 1/2 に減少する．

① 低アミロース米の米飯は，高アミロース米の米飯に比べて冷えても硬くならない．

③ 古米臭は，米脂質（＋リパーゼ）→ 脂肪酸（＋リポキシゲナーゼ）→ アルデヒド，カルボニル化合物であり，代表的な臭いは，ヘキサナールである．

④ 道明寺粉はもち米を蒸して乾燥粉砕したものであり，アミロペクチン 100 % である．

⑤ ビーフンは，うるち米から作られる．

(2) ②：二条おおむぎでは少ない．

① 遺伝疾患ではない．

③ 灰分（色）で等級を決める．

④ グルテニンとグリアジン，グリシニンは大豆グロブリンである．

⑤ 小麦粉中のグルテンを加工したものである．

(3) ③

① 糸引き納豆は納豆菌（細菌；*Bacillus natto*）による発酵である．

② すべての豆乳はおからを除いて製造する．

(4) ②

③ 福神漬は，なたまめのさやを塩漬けにして刻んだものである．

④ らっかせいは，日本食品標準成分表では種実類に分類される．

(5) ④

① 脱脂大豆のたんぱく質を等電点沈殿させ，たんぱく質含量が約 90 % に濃縮されたものは分離大豆たんぱく質である．

② 大豆たんぱく質の主成分はグリシニンと β-コングリシニンである．

③ 豆腐製造に使用する凝固剤の1つである「すまし粉」は $CaSO_4$ で，2価のカルシウムイオンにより凝固を行う．

(6) ④

① わらびもち粉はさつまいもから作られる．

② こんにゃくの主成分はグルコマンナンであるが，$MgCl_2$ でなく $Ca(OH)_2$（石灰乳）などのアルカリを加えて加熱するとゲル化する．

③ さつまいもを蒸し切干にすると麦芽糖の白粉が生成する．

⑤ ポテトチップを作るとき，じゃがいもを低温貯蔵すると還元糖が増加し褐変しやすくなるため，加工前に約20℃で2～3週間常温処理し還元糖を減少させておく．

(7) ①

② 濃縮トマトのうち，無塩可溶性固形分が24％未満のものをトマトピューレ，24％以上のものをトマトペーストという．

③ かんぴょうはゆうがおの果肉を細長く削り乾燥したものである．

④ 肉厚でかさの開きが少ない乾しいたけが「どんこ」で，肉薄でかさの開いたものが「こうしん」である．

⑤ 凍結乾燥野菜のほうが熱風乾燥野菜に比べ色，香りがよく，多孔質のため復元性に優れている．

(8) ②

① 10％以上100％未満

③ ペクチナーゼを使用する．

④ 水溶性タンニンの不溶化である．

⑤ ペクチンは酸と糖の存在下でゲル化する．

2. 畜産物加工

(1) ④：ハムやソーセージに肉製品特有の淡赤色を与えるために亜硝酸ナトリウムが発色剤として用いられる．

① ベーコン，ハム，ソーセージの原料肉として最も多く用いられているのは豚肉である．

② 肉の復元ではなく，肉の熟成という．

③ 水分活性を低下させ，保存性を高めることが目的である．

⑤ ハムやベーコン用原料肉の切れ端を寄せ集めてハムに似せて作った製品は，プレスハムである．

(2) ②

① 加熱凝固が始まる温度は卵白が約60℃，卵黄は約65℃で，卵白のほうが低い．

③ 卵の賞味期限は生で食べられる期限．賞味期限が切れたパック卵は加熱して食べる．

④ ピータンはアヒルの卵を石灰や木灰と泥で覆い熟成して作られる．ゆでる必要はない．

⑤ マヨネーズは植物油と食酢に卵黄（または全卵）と食塩やマスタードなどの香辛料を加えて乳化させた，水中油滴型乳化食品である．

(3) ②：乳糖はラクターゼで分解される．

① わが国で飼育されている乳牛の大部分はホルスタイン種である．

③ 牛乳類の均質化処理は，製品中の乳脂肪分の分離を予防する目的がある．

④ パスチャリゼーションは，低温長時間（LTLT）殺菌のことである．

⑤ 牛乳とは，生乳を無調整のまま，63 °C，30 分以上の殺菌条件で殺菌され容器に詰めたものである.

(4) ④

① プレーンヨーグルトは，砂糖や香料を一切加えずに原料乳を乳酸発酵させただけのものである.

② バターの構造は，連続相である脂肪中に塩分などを含む水相が分散した W/O 型エマルションである.

③ 乳固形分が最も多いのはアイスクリーム（15 % 以上）である.

⑤ クリーム（乳製品）は，「生乳，牛乳，特別牛乳又は生水牛乳から乳脂肪分以外の成分を除去したもの」である.

(5) ③

① プロセスチーズとはナチュラルチーズを粉砕し乳化剤を加えて加熱融解後，固めたものである.

② 凝乳酵素であるレンニンを含む酵素剤をレンネットという．キモシンはレンニンの別名である.

④ モッツァレラチーズは非熟成のフレッシュチーズであり，微生物は用いない.

⑤ ナチュラルチーズの製造中に得られる非凝乳成分はカードではなくホエー（乳清）である.

(6) ③

① チェダーは軟質ではなく硬質に分類される.

② カマンベールは硬質ではなく軟質に分類される.

④ マスカルポーネは軟質の非熟成のフレッシュチーズであり，微生物は用いない.

⑤ 微生物は用いない.

3. 水産物加工

(1) ⑤

① 赤身魚に多い（身の赤さはミオグロビンに由来する).

② 代表的な不飽和脂肪酸である EPA，DHA はいずれも n–3 系列の不飽和脂肪酸である.

③ 魚類でも死後硬直は生じる.

④ 結合組織は畜肉に多いため，畜肉のほうが魚肉よりも硬い.

(2) ④：水産缶詰は注入する調味液の種類により，水煮，油漬け，味付け，トマト漬けが生産される.

① 殺菌せず，自己消化と微生物の酵素作用で作られる.

② すじこはさけやますの卵巣から作る．卵巣をほぐし粒状にしたものがいくらである.

③ かまぼこの原料には，白身魚のほうがゲル形成性がよく適している.

⑤ かつお節の製造工程は，なまり節，荒節，裸節の順である.

(3) ③

① こんぶ表面の白い粉はマンニトールで，甘味を示す糖アルコールである.

② てんぐさは紅藻類である.

④ 寒天の主成分はアガロースとアガロペクチンであり，食物繊維成分でもある.

⑤ 寒天ゲルの融解温度は一般に 85 °C以上であり，室温では融解しない.

4. 油　脂

(1) ②

① 酸価として規制されている.

③ 硬化油は水素添加酵素を用いないで化学的に合成する.

④ リポキシゲナーゼではなくリパーゼ

⑤ ステアリン酸ではなくオレイン酸

(2) ⑤

① ごま油は，圧搾法による.

② 大豆油は，抽出法による.

③ ラードは，煮取り法による.

④ 硬化油は，水素を添加することで固体化する.

(3) ③

① 脱ガム過程でリン脂質は除去される.

② 0 °C付近に冷却する.

④ 不飽和結合が飽和化されるので融点は上昇する.

⑤ 大豆油のほうが，リノール酸やα-リノレン酸がパーム油より多いのでヨウ素価は高い.

(4) ⑤：クリームは水中油滴型（O/W）エマルションでバターは油中水滴型（W/O）エマルションである.

5. 多 糖 類

(1) ②

① キサンタンガムは植物ではなく，微生物由来の多糖類である.

③ アミロペクチンはグルコースがα-1, 4 グリコシド結合で直鎖状に連なったところどころに，α-1, 6 グリコシド結合の分岐を持つ.

④ 糊化開始温度は，デンプンの種類によって変化する.

⑤ もち米のデンプンはアミロペクチンがほぼ 100 % である.

(2) ③

① ペクチンは，pH 3 付近の酸性条件下が最もゼリー化しやすい.

② カラギーナンは，紅藻類のつのまたなどの海藻から抽出される多糖で，微生物由来ではない.

④ シクロデキストリンはグルコースが環状になったマルトオリゴ糖である.

6. 調味料および嗜好食品

(1) ①：米麹，麦（大麦）麹，大豆麹にだいずを加えて発酵熟成させたものが，それぞれ米みそ，麦みそ，豆みそである.

② 米麹の割合が高くなると必然的にだいずの割合が低くなる. みその着色は主にだいず由来であるから，米麹の割合が高くなると白みそタイプとなる.

③ コウジカビには，デンプンを糖化するため高いアミラーゼ活性と，たんぱく質を分解しペプチドやアミノ酸を生成し，味などに寄与させるため高いプロテアーゼ活性が求められる. リパーゼ活性も必要ではあるが，プロテアーゼ活性ほど重要ではない.

④ 酵母や乳酸菌は高塩濃度下でも生育する *Zygosaccharomyces rouxii* や *Tetragenococ-*

cus halophilus が用いられる．

⑤ 酵母の作用によりエタノールやエステル類が生成され，乳酸菌の作用により有機酸が生成される．

(2) ③：コウジカビ *Aspergillus oryzae*，酵母 *Zygosaccharomyces rouxii*，乳酸菌 *Tetragenococcus halophilus* は，みそと同じである．コウジカビに関しては類縁の *Aspergillus sojae* が用いられる場合がある．

① しょうゆは，だいずとこむぎを用いて麹を作り，高塩濃度環境下で酵母，乳酸菌により発酵，熟成を経て作り出される液体調味料である．

② しょうゆは日本農林規格（JAS 規格）により濃口，淡口，たまり，白，再仕込みに分類される．

④ 酵母 *Zygosaccharomyces rouxii* の働きにより，4-ヒドロキシ-2-エチル-5-メチル-3(*2H*)-フラノン（HEMF）というしょうゆ独特の香気成分が生成する．

⑤ 淡口しょうゆは，色，香りやうま味を抑えて製造されるため，濃口しょうゆと比べてもろみの食塩濃度を約 1 割ほど高めて微生物の発酵を抑えるようにしている．

(3) ②：米麹に含まれるコウジカビ *Aspergillus oryzae* が生産するアミラーゼにより，米デンプンをデキストリン，マルトオリゴ糖そしてブドウ糖に変換（糖化）するので，甘味を呈する．

① 本みりんは，蒸したもち米と米麹を混合し，焼酎またはアルコールを加えて，糖化熟成させたものである．

③ 酵母 *Saccharomyces cerevisiae* により糖をアルコール発酵するには，米デンプンを糖化する必要がある．よって，コウジカビ *Aspergillus oryzae* により米デンプンを糖化し，酵母 *Saccharomyces cerevisiae* により糖をアルコール発酵し，得られたアルコールを酢酸菌 *Acetobacter aceti* などにより酸化発酵させるという 3 種類の微生物の働きが必要である．

④ 深部発酵法ではタンク内に酸素を送り込み，激しく撹拌しながら酢酸菌の酸化発酵を促す．

⑤ とんかつソースのほうが不溶性固形物を多く含んでいる．

(4) ④

① ショ糖は非還元性の二糖類である．

② 精製糖は車糖とザラメ糖に分類される．車糖はショ糖のたねを多く加え急速冷凍して製造される．一方，ザラメ糖はたねを少なくして時間をかけて冷却し製造される．よって，車糖のほうが結晶が小さく，ザラメ糖のほうが結晶が大きい．

③ ショ糖は，甘蔗（さとうきび）やビート（てんさい，砂糖だいこん）に多く含まれている．日本では甘蔗は沖縄で，ビートは北海道で主に栽培される．

⑤ 車糖には，湿潤性保持と固結防止のために転化糖溶液（ビスコ）が加えられる．

(5) ⑤

① 転化糖は，ブドウ糖と果糖の比率が 1：1 である．

② パラチノースは，スクロースの結合様式を α-1, 6 結合に変換したもので還元性を有する．

③ フルクトオリゴ糖は，小腸で消化吸収されにくいオリゴ糖である．

④ 乳果オリゴ糖は，その分子構造にショ糖と乳糖の部分構造を有する．

(6) ④：トレハロースは，デンプンにマルトオリゴシルトレハロース合成酵素とトレハロース遊離酵素を作用させて製造される．α-1, 1 結合であるので非還元糖である．

① カップリングシュガーは，デンプンとショ糖の混合液にシクロデキストリン合成酵素を作用させて製造される．ショ糖（スクロース）のグルコース側に数個のグルコースがα-1, 4 結合した構造を有する．

② シクロデキストリンは，デンプンにシクロデキストリン合成酵素を作用させて製造され，ブドウ糖がα-1, 4 結合した環状オリゴ糖である．ブドウ糖がα-1, 6 結合した環状オリゴ糖にはシクロデキストランと呼ばれる環状オリゴ糖が開発されている．

③ 包接作用を利用して，苦味や不快臭のマスキング，香料の安定化，難溶あるいは不溶物質の可溶化や徐放助剤（わさび成分などに利用）などの食品素材に開発されているのはガラクトオリゴ糖ではなく，シクロデキストリンである．

⑤ 乳果オリゴ糖には，虫歯抑制効果がない．難消化性で整腸作用がある．

(7) ②：魚肉冷凍すり身や畜肉加工品など幅広く使用される．

① ソルビトールはグルコースを還元して得られる．

③ キシリトールは溶解時に吸熱反応が起こり，冷涼感がある．

④ キシリトールは非う蝕性を有する．

⑤ エリスリトールは酵母による発酵法にて製造される．

(8) ③

① ステビオシドは，テルペノイド配糖体である．

② グリチルリチンは，グリチルリチン酸のグルクロン酸配糖体である．

④ アスパルテームは，アスパラギン酸とフェニルアラニンのメチルエステルが縮合したジペプチドである．

⑤ スクラロースは，ショ糖の 3 つのヒドロキシ基を選択的に塩素置換した化合物である．

(9) ①

② グルタミン酸ナトリウムは，*Corynebacterium* 属などのグルタミン酸生産菌による発酵法で主に製造される．

③ 相乗効果である．

④ こんぶのうま味成分はグルタミン酸ナトリウムである．

⑤ かつお節のうま味成分はイノシン酸ナトリウムである．

(10) ④

① わが国では 1997（平成 9）年に専売制度は廃止されている．

② 塩化ナトリウム（NaCl）

③ 海水に直流電流を通すことにより，交互に配列した陽・陰イオン交換膜の間にナトリウムイオンと塩素イオンが濃縮される．

⑤ にがりは，豆乳を固める豆腐製造に用いられる．

(11) ⑤：酸化防止剤にはローズマリー，セージ，セイヨウワサビ抽出物製剤，日もち向上剤にはとうがらしやわさびの抽出物製剤が利用されている．

① 香辛料として利用される植物部位は，種子と果実だけでなく，花，蕾，葉茎，樹皮，根茎など，植物のあらゆる部位が利用されている．

② ブレンドスパイスは，互いの香りを弱めあってマイルドな味を形成することができる．

③ オレオレジンは天然香辛料の有機溶剤抽出によって得られる．水蒸気蒸留によって得

られるのは，精油（エッセンシャルオイル）である．

④ コーティング粉末型の香辛料抽出物製剤は熱に安定で，水分散性も高い．

(12) ⑤：日本酒，ビール，老酒，ワインは醸造酒，ウイスキー，ブランデー，焼酎は蒸留酒，梅酒はリキュールである．

(13) ③

① ポリフェノールオキシダーゼの作用を利用しているのは，発酵茶である．

② 発酵茶の発酵とは，ポリフェノールオキシダーゼによるポリフェノールの酸化をいう．

④ コーヒーの色はポリフェノールの分解重合とメイラード反応により生じる．

⑤ コーヒーのカフェイン含量は焙煎によりほとんど変わらない．

(14) ③

① あずきあんは，あずきの子葉細胞に囲まれたデンプン粒子が凝集したものである．

② 黄味あんとは，生あんに卵黄を加えた加工あんの一種である．

④ あんの原料には，炭水化物含量の高い豆類が用いられる．

⑤ 青酸を含むビルマ豆を用いる場合は，製造許可が必要であるが，使用可能である．

7. 新規加工食品（特別用途食品，保健機能食品など）

(1) ②

① 特別用途食品には，病者用食品と特定保健用食品以外に，妊産婦・授乳婦用粉乳，嚥下困難者用食品，乳児用調整粉乳がある．

③ イワシペプチドやカゼインペプチドは，血圧が高めの人の食品である．

④ がん予防効果を表示できる食品はない．

⑤ 2001（平成 13）年に創設され，一般食品と保健機能食品（特定保健用食品と栄養機能食品）を区別するために制定された．

(2) ①

② 本文 p.170 参照

③ 水溶性ビタミンも過剰摂取の注意喚起義務はある．

④ 含まれていても基準値に満たなければ，ゼロと表示可能である．

⑤ 栄養機能食品は，保健機能食品の 1 つである．

●第5章 包　装

(1) ①

② アルミニウム蒸着フィルムはマイクロ波を通さない．

③ ポリプロピレンフィルムの酸素遮断性は低い．

④ ポリエチレンフィルムは匂いを透過させる．

⑤ 青果物包装には，酸素透過性の高いフィルムが適切である．

(2) ④：ワンピース缶というものはない．

(3) ①

② 食塩に含まれる塩素がダイオキシンの原因となりうる．

③ ポリブチレンサクシネートなど，石油由来の化学合成品もある．

④ 非生分解性のバイオマスプラスチックも多数ある．

⑤ 高温で焼却すれば問題ない．

●第６章　加工食品の規格・表示と安全性

(1) ④

① 推奨されている.

② 7品目

③ 義務付けられている.

⑤ 消費期限

(2) ②

① 免除される場合がある.

③ 熱量，たんぱく質，脂質，炭水化物，ナトリウムの順に表示する.

④ 含まれる.

⑤ 含まれない.

(3) ④

① 食品衛生法によって定義される.

② 省略できる.

③ 省略できる.

⑤ 一般飲食物添加物として表示が必要である.

索　引

き

く

け

こ

さ

し

す

せ

そ

た

ち

P

Q

R

S

T

U

V

W

X

Z

新しい食品加工学（改訂第3版）―食品の保存・加工・流通と栄養

2011年1月5日	第1版第1刷発行	編集者 髙村仁知，森山達哉
2016年2月10日	第1版第6刷発行	発行者 小立健太
2017年12月15日	第2版第1刷発行	発行所 株式会社 南 江 堂
2020年1月20日	第2版第3刷発行	〒113-8410 東京都文京区本郷三丁目42番6号
2022年3月25日	第3版第1刷発行	☎(出版)03-3811-7236 (営業)03-3811-7239
2024年2月10日	第3版第2刷発行	ホームページ https://www.nankodo.co.jp/

印刷・製本 壮光舎印刷
装丁 渡邊真介

Textbook of Current Food Processing

Printed and Bound in Japan
ISBN978-4-524-22851-5